改訂第2版

Practical Guide to Ventricular Assist Device
for Treatment Team

補助人工心臓治療チーム実践ガイド

■ 監修
許　俊鋭　東京都健康長寿医療センター センター長

■ 編集
絹川弘一郎　富山大学大学院医学薬学研究部 内科学第二教授
遠藤美代子　東京大学医学部附属病院看護部 看護師長
柏　公一　東京大学医学部附属病院医療機器管理部 人工心肺担当主任
天尾　理恵　東京大学医学部附属病院リハビリテーション部 主任

MEDICAL VIEW

本書では，厳密な指示・副作用・投薬スケジュール等について記載されていますが，これらは変更される可能性があります。本書で言及されている薬品については，製品に添付されている製造者による情報を十分にご参照ください。

Practical Guide to Ventricular Assist Device for Treatment Team-2nd edition
（ISBN 978-4-7583-1951-5 C3047）

Chief Editor: Shunei Kyo
Editors: Koichiro Kinugawa, Miyoko Endo, Koichi Kashiwa, Rie Amao

2014. 4. 1　1st ed
2018. 11. 10　2nd ed

©MEDICAL VIEW, 2018
Printed and Bound in Japan

Medical View Co., Ltd.
2-30　Ichigayahonmuracho, Shinjuku-ku, Tokyo, 162-0845, Japan
E-mail　ed@medicalview.co.jp

序文

　わが国の人工心臓の開発は1958年の東京大学木本外科渥美和彦らの研究に始まる。東大型補助人工心臓（VAD）は1980年にはヤギにおいて288日の当時の世界最長生存記録を達成し，同年5月，筆者らは三井記念病院においてヒトにおける本邦最初の臨床応用を実施した。

　当時の日本では，心臓移植の代替治療としての人工心臓の開発という研究者の壮大な夢とは裏腹に，臨床では心臓手術後の体外循環離脱困難症例に対して自己心機能の回復を目指して緊急避難的に使用するのが最大の目的であった。一方，欧米では1982年に完全置換型人工心臓（TAH）Jarvik 7を用いたdestination therapy（DT）が行われ，歯科医師Barney Clark氏は112日生存し，米国ではその後も心臓移植へのブリッジ（BTT）と並行して本来の開発目的であった心臓移植代替治療としての人工心臓開発が営々として続けられた。

　1980年初頭に免疫抑制剤シクロスポリンAが臨床導入され，心臓移植が飛躍的に増加するとともに，VADによるBTTの有効性が広く認識されだした。1990年代に入り第一世代の拍動流植込型LVAD（Novacor®，HeartMate®VE）がBTTデバイスとして広く世界に普及し，長期成績の向上とともに心臓移植代替治療としての植込型LVADの価値が再評価された。2001年に報告されたREMATCH studyの結果，「心臓移植非適応症例においても植込型LVADは内科治療より有効である」ことが証明され，米国で2002年にHeartMate®VEを用いたDTが保険償還された。2000年以降，第二・第三世代の連続流植込型LVADが臨床導入され治療成績が飛躍的に向上していくなかで，2010年にHeartMate II®がDTデバイスとして保険償還された。また，HeartMate II®でポンプ血栓が問題となったが，2015年10月にポンプ血栓頻度が劇的に減少したHeartMate 3™がCEマークを取得し，2017年8月に短期補助LVAD（BTT・BTR適応）としてFDA承認を取得した。日本にも近い将来導入される予定である。

　植込型LVADを装着してQOLの高い社会生活を実現するためには，単に自宅に戻るだけでなく，通常の社会生活を送ることが重要である。心臓外科医の役割は主として植え込み手術を問題なく実施することに限定されるようになり，以後の退院トレーニングから在宅治療，社会復帰には循環器内科医・看護師・臨床工学技士・理学療法士・その他広範な職種の医療関係者がチームとしてかかわるようになった。良いチームを構成することが治療成績を左右することが明らかになり，人工心臓管理技術認定士（VADコーディネーター）の役割が飛躍的に大きくなった。

　循環器内科医のVADに対する考え方も，10年前の「心臓移植のチャンスがほとんどないからVADを植え込んでも仕方がない」という意見は少数派となり，「移植まで長期待機が必要だから植込型VAD治療によりQOLの高い生活を患者さんに提供すべきだ」という意見が多数派を占めるようになった。さらに欧米では2010年以降，高齢者を中心とした移植非適応症例においても，内科治療よりも社会復帰可能な植込型LVADによるDTを選択する患者が急速に増加し，最近のINTERMACS Registryでは50%前後がDT症例である。

　2005年に出版した「補助循環マスターポイント100」は日本の心臓移植治療の進行とともに好評を博し，2008年には改訂第2版「補助循環マスターポイント102」を出版した。2007年に

関連学会が厚生労働省に「ニーズの高い医療機器」として迅速な本邦導入を要請した植込型LVADも，2011年のEVAHEART®，DuraHeart®をスタートに，2014年までにHeartMate Ⅱ®，Jarvik 2000®の4機種が保険償還された。その後，体外設置型VAD AB5000，小児用VAD Berlin Heart EXCOR®，経皮的LVAD IMPELLA®が承認され，HeartWare HVAD®も製造販売承認待ちである。中長期ECMOシステムCardioHelpや国立循環器病研究センターとニプロ（株）で共同開発した体外設置型連続流VADシステム「BR16010」も臨床治験に入っている。2010年にHeartMate Ⅱ®のDT適応が米国でFDA承認され保険償還されたが，日本においても2016年9月に臨床治験が始まった。まさに，機械的補助循環の領域は日進月歩の状況である。

　2014年に「実践！補助人工心臓治療チームマスターガイド」を出版したが，世界の機械的補助循環システム・治療戦略は想像を絶する速度で進歩し，4年を経て既に多くの記載が改訂を必要とするようになった。補助人工心臓システムも13年前の「補助循環マスターポイント100」出版時には想像もつかなかったようなハイスピードで進歩している。そのなかで本邦開発のサンメディカル社のEVAHEART®とテルモ社のDuraHeart®は，世界で最も普及しているHeartMate Ⅱ®やHVAD®に勝るとも劣らない治療成績を達成している。当初から世界市場を目指したDuraHeart®は残念ながら2017年3月で新規症例に対する供給を中止した。日本が誇るべき植込型LVADの1つが市場から撤退したことは臨床医としても，また，日本の植込型LVAD開発を推進してきた研究者としての立場からも極めて残念なことである。一方，EVAHEART®は数々の改良を経て小型のEVAHEART®2が開発され，2017年末に製造販売承認を受け，米国臨床治験もスタートしようとしている。

　本書が重症心不全に苦しまれている多くの患者さん達の救命とQOLの高い社会生活の達成に少しでもお役に立つことができれば，著者全員の無上の喜びである。心より患者さん達の快癒を願って序文とさせて頂きたい。

2018年10月

東京都健康長寿医療センター　センター長

許　俊鋭

執筆者一覧

■監修
許　俊鋭　　東京都健康長寿医療センター センター長

■編集
絹川弘一郎　富山大学大学院医学薬学研究部 内科学第二教授
遠藤美代子　東京大学医学部附属病院看護部 看護師長
柏　公一　　東京大学医学部附属病院医療機器管理部 人工心肺担当主任
天尾理恵　　東京大学医学部附属病院リハビリテーション部 主任

■執筆者（掲載順）
許　俊鋭　　東京都健康長寿医療センター センター長
絹川弘一郎　富山大学大学院医学薬学研究部 内科学第二教授
柏　公一　　東京大学医学部附属病院医療機器管理部 人工心肺担当主任
山根隆志　　神戸大学大学院工学研究科 教授
小野　稔　　東京大学大学院医学系研究科心臓外科学 教授
遠藤美代子　東京大学医学部附属病院看護部 看護師長
田倉智之　　東京大学大学院医学系研究科医療経済政策学 特任教授
西村　隆　　東京都健康長寿医療センター心臓外科 部長
木下　修　　東京大学大学院医学系研究科心臓外科学 特任講師
岡崎千津　　東京大学医学部附属病院看護部
天尾理恵　　東京大学医学部附属病院リハビリテーション部 主任
加賀美幸江　東京大学医学部附属病院看護部 副看護師長
久保田　香　大阪大学医学部附属病院移植医療部
堀　由美子　国立循環器病研究センター看護部・移植部 副看護師長
今村輝彦　　シカゴ大学循環器内科
山中源治　　東京女子医科大学病院看護部VAD管理看護師・急性重症患者看護CNS
新田大介　　シカゴ大学循環器内科
平田康隆　　東京大学大学院医学系研究科心臓外科学 准教授
縄田　寛　　東京大学大学院医学系研究科医療品質評価学講座 特任准教授
寒河江　磨　北海道大学病院ME機器管理センター 臨床工学技士
大岡智学　　北海道大学病院手術部（循環器外科） 診療講師
南　茂　　　大阪大学医学部附属病院医療技術部臨床工学部門臨床工学部 技士長
山崎健二　　北海道循環器病院先進医療研究所 所長
北原大翔　　シカゴ大学心臓胸部外科
太田壮美　　シカゴ大学心臓胸部外科 准教授
松宮護郎　　千葉大学大学院医学研究院心臓血管外科 教授
近藤智勇　　国立循環器病研究センター臨床工学部
林　輝行　　国立循環器病研究センター臨床工学部 技士長
戸田宏一　　大阪大学大学院医学系研究科心臓血管外科学 准教授
中川俊一　　コロンビア大学成人緩和医療科 アシスタント・プロフェッサー
堂前圭太郎　大阪警察病院心臓血管外科 医長
澤　芳樹　　大阪大学大学院医学系研究科心臓血管外科学 教授

目次

改訂第2版　補助人工心臓治療チーム実践ガイド

序文 ………………………………………………………………… 許　俊鋭　iii
Introduction ● 人工心臓開発の歴史 ……………………………… 許　俊鋭　xii

I　補助人工心臓の基本知識を理解する！

❶ 心不全の理解と基本治療 ………………………………………… 絹川弘一郎　2
心臓の生理学と心不全／心不全の分類／心不全に対する薬物療法の基礎／心不全に対する非薬物療法の基礎

❷ 補助循環の位置づけ
①重症心不全治療の中での補助循環の位置づけ ………………… 許　俊鋭　13
②補助循環の種類と臨床使用の歴史 ……………………… 許　俊鋭，柏　公一　14

❸ 補助人工心臓の開発と原理 ……………………………………… 山根隆志　25
完全置換型人工心臓と補助人工心臓／血液ポンプの基礎理論／拍動流ポンプ／連続流ポンプ：遠心ポンプと軸流ポンプ／その他の補助人工心臓ポンプ

❹ 補助人工心臓治療の社会基盤・施設認定基準を知る
①補助人工心臓治療関連学会協議会の設立経緯と役割 …………… 許　俊鋭　34
②植込型補助人工心臓にかかわる開発・審査のガイドライン ……… 山根隆志　37
③体外設置型補助人工心臓(成人用)の施設認定・保険償還 ……… 許　俊鋭　40
④植込型補助人工心臓の施設認定・実施医認定・保険償還 ……… 許　俊鋭　42
⑤小児補助人工心臓の施設認定・実施医認定・保険償還 ………… 小野　稔　47
⑥人工心臓管理技術認定士(VADコーディネータ)資格と役割 …… 許　俊鋭　50
⑦補助人工心臓治療チーム ……………………………………… 遠藤美代子　52
⑧INTERMACS，J-MACSレジストリー設立経緯と意義，役割 …… 許　俊鋭　54
⑨在宅安全管理ガイドライン …………………………………… 許　俊鋭　57
⑩補助人工心臓治療と医療経済 ………………………………… 田倉智之　60

❺ 補助人工心臓の種類 ……………………………………………… 許　俊鋭　62
人工心臓の定義・分類／完全置換型人工心臓(TAH)／体外設置型補助人工心臓／植込型補助人工心臓／経皮的補助人工心臓

Ⅱ 補助人工心臓の適応・装着手技・周術期管理を理解する！

❶ 補助人工心臓の適応

- ①適応疾患 ……………………………………………………… 絹川弘一郎　70
- ②補助人工心臓適応に関する重症度分類 …………………… 絹川弘一郎　73
- ③急性心不全に対する適応条件と適応除外条件 …………… 絹川弘一郎　76
- ④慢性心不全に対する適応条件と適応除外条件 …………… 絹川弘一郎　79
- ⑤右心不全 ……………………………………………………… 絹川弘一郎　84

❷ 人工心臓手術の周術期（術前・術後）管理

- ①右心不全管理 ……………………………………………………… 西村　隆　86
- ②呼吸不全管理 ……………………………………………………… 西村　隆　87
- ③腎不全管理 ………………………………………………………… 西村　隆　88
- ④肝不全管理 ………………………………………………………… 西村　隆　89
- ⑤糖尿病 ……………………………………………………………… 西村　隆　90
- ⑥感染対策 …………………………………………………………… 木下　修　91
- ⑦抗血栓・出血傾向対策 …………………………………………… 木下　修　92
- ⑧脳血管障害（脳梗塞・頭蓋内出血）…………………………… 木下　修　95
- ⑨精神的サポート ………………………………………………… 遠藤美代子　97

❸ 植込型補助人工心臓装着手術（総論）………………………… 小野　稔　99

術前準備／麻酔／術中モニター／体外循環／装着手術の基本手技／VAD装着時の同時手術／体外循環離脱／閉胸

❹ 心臓移植手術時の補助人工心臓脱着手技 …………………… 小野　稔　107

手術準備／麻酔／術中モニター／体外循環／手術アプローチ／心臓移植／体外循環離脱／補助人工心臓デバイス摘出／ドライブライン出口部の処置／閉胸

❺ 補助人工心臓装着・交換手術における体外循環のポイント
…………………………………………………………………………… 柏　公一　113

❻ 体外設置型補助人工心臓の患者トレーニング・長期院内管理の要点
…………………………………………………………………………… 柏　公一　115

❼ 創部管理・ドライブライン管理・メンタルヘルスケア

- ①創部管理における看護師の役割：機器管理と安全の確保 … 遠藤美代子　117
- ②ドライブラインの管理 ………………………………………… 遠藤美代子　120
- ③QOLの向上とメンタルヘルスケア …………………………… 遠藤美代子　123
- ④小児における補助人工心臓装着患者の看護 ……… 岡崎千津，遠藤美代子　126

⑧ リハビリテーション ..... 天尾理恵　131

VAD装着患者のリハビリテーション総論／術後急性期・亜急性期のリハビリテーション〜周術期離床から日常生活動作自立に向けて〜／植込型VAD装着患者の退院に向けたリハビリテーションプログラム／植込型VAD患者の退院後のフォローアップ／小児VAD患者のリハビリテーション／VAD離脱に向けたリハビリテーション

⑨ 植込型補助人工心臓患者の退院に向けての準備と実際

①在宅療養環境の確認	柏　公一	142
②外出プログラム	遠藤美代子	144
③外泊プログラム	遠藤美代子	146
④機器取扱いトレーニング	柏　公一	148
⑤創部管理トレーニング	遠藤美代子	149
⑥自宅復帰プログラムの特徴と療養支援の実際		
事例①東京大学医学部附属病院	加賀美幸江	152
事例②大阪大学医学部附属病院	久保田　香	156
事例③国立循環器病研究センター	堀　由美子	160

⑩ 遠隔期（退院後遠隔期）合併症と対策

①右心不全管理	西村　隆	165
②不整脈対策	西村　隆	166
③大動脈弁逆流	今村輝彦	168
④肺高血圧管理	西村　隆	170
⑤腎不全管理	西村　隆	171
⑥肝機能障害管理	西村　隆	173
⑦糖尿病	西村　隆	174
⑧感染対策	木下　修	175
⑨ポンプ血栓	今村輝彦	177
⑩消化管出血	今村輝彦	178
⑪脳血管障害（脳梗塞・頭蓋内出血）	木下　修	179

⑪ 植込型LVAD症例の在宅治療のQOL向上に向けて

①通勤・就職	遠藤美代子	180
②通学・就学	山中源治	182
③航空機を用いた旅行	遠藤美代子	185
④スポーツはどこまで可能か	天尾理恵	186
⑤運転（自動車，自転車，オートバイ）	堀　由美子	188
⑥食事，禁酒，禁煙に関する事項	堀　由美子	189
⑦入浴・シャワー浴	久保田　香	191

⑧夫婦生活 ……………………………………………………… 久保田　香　193

⑫ Bridge to recovery　補助人工心臓離脱

①Bridge to recovery 離脱基準 …………………… 新田大介, 絹川弘一郎　195
②LVAD weaningの実際と離脱に向けた駆動補助"off test"
　…………………………………………………… 新田大介, 絹川弘一郎　198
③体外設置型補助人工心臓離脱手術 ……………………………… 木下　修　202
④定常流植込型補助人工心臓離脱手術 …………………………… 小野　稔　204
⑤離脱後の心不全治療 ……………………………… 新田大介, 絹川弘一郎　206

⑬ 補助人工心臓治療成績

①急性心不全における補助人工心臓治療成績 …………………… 許　俊鋭　207
②心臓移植ブリッジにおける補助人工心臓治療成績 ……… 絹川弘一郎　210
③Destination Therapyにおける欧米の植込型LVAD治療成績 … 絹川弘一郎　213

⑭ 小児における補助人工心臓治療 ……………………………… 平田康隆　215

小児に用いられる補助人工心臓デバイス／適応と手術タイミング／植え込み手術のポイント／周術期管理／合併症対策／治療成績

III　補助人工心臓の特徴と各セットアップ・管理のポイント！

❶ ニプロ補助人工心臓（東洋紡，国立循環器病研究センター型）

①システムの特徴 ……………………………………………… 許　俊鋭　222
②植え込み手術時のデバイスセットアップ ……………………… 許　俊鋭　224
③植え込み手術のポイント ……………………………………… 縄田　寛　225
④ポンプ駆動のポイント ………………………………………… 許　俊鋭　228
⑤機器管理のポイント（チェックリスト）……………………… 縄田　寛　231

❷ AB5000

①システムの特徴 ……………………………………………… 寒河江　磨　232
②植え込み手術時のデバイスセットアップ ……………………… 寒河江　磨　234
③植え込み手術のポイント ……………………………………… 大岡智学　235
④ポンプ駆動のポイント ………………………………………… 大岡智学　236
⑤機器管理のポイント …………………………………………… 寒河江　磨　237

❸ Berlin Heart EXCOR®

①システムの特徴 ……………………………………………… 柏　公一　239
②植え込み手術時のデバイスセットアップ ……………………… 柏　公一　241

③植え込み手術のポイント ……………………………………平田康隆　242
　　④ポンプ駆動のポイント …………………………………………平田康隆　244
　　⑤機器管理のポイント（チェックリスト）………………………柏　公一　245

❹ EVAHEART®・EVAHEART®2
　　①システムの特徴 ……………………………………………………南　茂　247
　　②植え込み手術時のデバイスセットアップ …………………………南　茂　252
　　③植え込み手術のポイント ……………………………………山崎健二　256
　　④機器管理のポイント（チェックリスト）…………………………南　茂　262

❺ HeartMate Ⅱ®
　　①システムの特徴 ……………………………………………………柏　公一　268
　　②植え込み手術時のデバイスセットアップ …………………………柏　公一　270
　　③植え込み手術のポイント ……………………………………小野　稔　272
　　④ポンプ駆動のポイント …………………………………………小野　稔　274
　　⑤機器管理のポイント（チェックリスト）…………………………柏　公一　275

❻ HeartMate3™
　　①システムの特徴 …………………………………………北原大翔，太田壮美　277
　　②植え込み手術時のデバイスセットアップ ………………北原大翔，太田壮美　279
　　③植え込み手術のポイント ………………………………北原大翔，太田壮美　281
　　④ポンプ駆動のポイント …………………………………北原大翔，太田壮美　285
　　⑤植え込み後患者のチェック（外来）……………………北原大翔，太田壮美　287

❼ Jarvik 2000®
　　①システムの特徴 …………………………………………………松宮護郎　288
　　②植え込み手術時のデバイスセットアップ ………………………松宮護郎　290
　　③植え込み手術のポイント ………………………………………松宮護郎　291
　　④ポンプ駆動のポイント …………………………………………松宮護郎　292
　　⑤機器管理のポイント（チェックリスト）………………………松宮護郎　293

❽ Heartware HVAD®
　　①システムの特徴 …………………………………………近藤智勇，林　輝行　294
　　②植え込み手術時のデバイスセットアップ ………………近藤智勇，林　輝行　296
　　③植え込み手術のポイント ………………………………………戸田宏一　299
　　④ポンプ駆動のポイント …………………………………………戸田宏一　301
　　⑤機器管理のポイント ……………………………………近藤智勇，林　輝行　302

❾ IMPELLA®
　　①システムの特徴 …………………………………………………許　俊鋭　304

②植え込み手術時のデバイスセットアップ ……………………西村　隆　306
③植え込み手術のポイント …………………………………………西村　隆　307
④ポンプ駆動のポイント ……………………………………………西村　隆　309
⑤機器管理のポイント ………………………………………………西村　隆　310

Ⅳ 人工心臓治療の今後の課題について

❶ 完全埋込型LVAD（fully implantable LVAD）の開発 …… 許　俊鋭　314

❷ Destination Therapy の臨床導入
～わが国における植込型補助人工心臓DT適応適正化の考え方～ ………… 戸田宏一　316

❸ 植込型LVAD：終末期医療・緩和医療 ………………………… 中川俊一　320

❹ 補助人工心臓と再生治療 ……………………………… 堂前圭太郎，澤　芳樹　324

付録●HeartMate Ⅱ®のトレーニング用資料 …………………………… 328
索引………………………………………………………………………………… 338

Introduction

人工心臓開発の歴史

表1 人工心臓開発の歴史

年	内容
1935年	大西洋横断飛行で有名なリンドバーグが人工心臓の原型を開発
1958年	Kolffの指導のもと，阿久津が世界初の人工心臓をイヌに植え込む．1.5時間の生命維持に成功
1962年	米国で人工心臓が国家プロジェクトとして開始
1963年	DeBakeyによりLiottaが開発した補助人工心臓の臨床応用開始
1967年	南アフリカで世界初の心臓移植
1969年	LiottaとDeBakeyの開発した完全置換型人工心臓をCooleyが初めて人に使用．移植心臓が見つかるまでのつなぎ（心臓移植へのブリッジ）
1978年	能勢らの完全置換型連続流人工心臓でウシが3カ月生存．連続流の可能性が真剣に議論されるようになった
1980年	三井記念病院で国内初の補助人工心臓（東大型）の植え込み
1981年	阿久津型の完全置換型人工心臓をCooleyがブリッジ使用として本格臨床応用
1982年	DeVriesが完全置換型人工心臓（Jarvik 7）で永久使用の臨床試験（5例）
1988年	米国でImplantable TAH（植込型完全置換型人工心臓）開発プロジェクト開始
1995年	通産省・厚生労働省の「体内埋込型人工心臓システム」プロジェクト開始
1997年	日本で臓器移植法施行
2001年	米国で完全置換型人工心臓（AbioCor）が世界ではじめて臨床使用
2002年	FDAが補助人工心臓の永久使用（destination therapy）を条件付きで承認

　19世紀末，Stephen Pagetは「どんなに知識・技術が進歩しても心臓は手術治療することができない臓器である」と推測した．この頃多くの医学者や一般市民は，心臓は触れてはいけない臓器と考え，心臓手術は不可能と考えていた．しかし，シカゴ大学で血管吻合の基礎的研究を行い血管吻合技術を確立したAlexis Carrelは，1905年に成犬の頸部に子犬の心臓を移植し，心拍動の回復を見，心臓移植の後にハートビートの回復を証明した．さらに，Carrelは1907年に成猫の頸部に子猫の心肺を移植し，今日の心臓移植・心肺移植の基礎を築いた．Carrelはこれらの業績により1912年にノーベル賞（医学生理学賞）を受賞した．また，Carrelは，Spirit of St. Louisで有名なCharles Augustus Lindberghとともに臓器保存の研究を行い「The Culture of Organs」を共同執筆した．さらに，今日の人工心肺の原型であるCarrel-Lindbergh Perfusion Pump **図1** を完成させ，開心術に大きく門戸を開いた．

　血管吻合と心臓移植の可能性を追求することにより，心臓は修復や置換が可能な臓器であることが示された．同時にCarrel-Lindbergh Perfusion Pumpを生み出すことで機械的補助循環の概念を創出したことは，今日の開心術を可能とする基本的技術を完成させたと

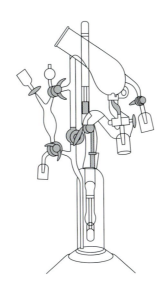

図1 Carrel-Lindbergh Perfusion Pump, 1935

もいえる。開心術は弁置換や冠動脈血行再建，先天的な心臓壁欠損や構造異常を外科的に修復する技術である。開心術においては，心臓に対する外科的手術操作に伴い自己心肺機能が停止するため，自然心肺によって維持されていた全身の呼吸循環を代替する手段（機械的補助循環）が必要となる。

　機械的補助循環と人工弁や人工血管などの人工物を用いた心臓修復技術は，20世紀半ばから臨床導入され20世紀末にはほぼ完成の域に達した。こうした心臓移植による心臓置換の概念と，人工物を用いた心臓の外科的修復という2つの概念の究極に位置する治療が人工心臓治療である。もちろん現時点での人工心臓は開発途上にあり，実際に実用化されている主な人工心臓は自己心（特に右心）と協調して全身循環を補助する左心補助人工心臓である。自然心では当然のことと考えられる多くの機能が，人工心臓においてはいまだ完成の域に達していない。補助人工心臓症例の10年以上の長期生存がようやく達成されたばかりで，それ以上の長期生存の達成は今後の課題である。

　米国では全人口の2.8％，600万人が心不全に罹患している。年間110万人が心不全の急性増悪で入院し，28万人が心不全のため死亡している。年間400億ドルが心不全治療に費やされ，今後心不全罹患率ならびに心不全に対する医療費は増加していくと予測される。また，日本でも人口の1.6％に当たる200万人の心不全患者がおり，NYHA Ⅲ～Ⅳ度の症例の年間死亡率は21％であり，毎年20万人が心疾患で死亡している。年間の再入院率は35％に及ぶ。

　それゆえ，より有効かつ効率のよい心不全治療戦略が開発されなければならない。心臓移植は究極の心不全治療戦略ではあるが，脳死ドナー心の提供が必要時に常に得られるとは限らず，その絶対数も極端に制限されている。末期的心不全患者が適切な時期に必ず治療を受けることができる医療環境を構築することがわれわれの使命であり，21世紀の挑戦である。世界の人工心臓開発は人工臓器の父とよばれたW.Kolffやアメリカ心臓外科の創

成期を担ったM. DeBakey，D.Cooleyが積極的に推し進めたが，阿久津哲造や能勢之彦ら日本人研究者 図2 の貢献がきわめて大きい．また，日本の人工臓器の父とよばれ東大型補助人工心臓の開発者の渥美和彦は臨床使用に耐えられる補助人工心臓を開発し，1994年に高野久輝の開発した東洋紡（国循型，現ニプロ）VADとともに多施設臨床治験を経て製造販売承認・保険償還までの臨床導入を進めた功績はきわめて大きい．

1990年代に第1世代拍動流植込型LVAD（HeartMate®IP, HeartMate®VE・XVE, Novacor®LVAD）が臨床導入され，主として心臓移植へのブリッジデバイスとして普及した．一方，1982年に完全置換型人工心臓（TAH）Jarvik 7 図3 を用いたdestination therapy（DT）が行われ，本来の人工心臓開発目的であった心臓移植代替治療としての人工心臓開発が営々として続けられた．2000年になって第2世代連続流植込型LVAD（EVAHEART®, DuraHeart®, HeartMateⅡ®, Jarvik 2000®, HVAD®）が臨床導入されデバイスの耐久性が飛躍的に向上し，最長5～10年の長期生存が達成されるようになった．2010年にHeartMateⅡ®は良好な長期耐久性から心臓移植の代替治療としてDT適応が承認され，心臓移植の代替と成り得る植込型LVADの地位を確立した．最近のINTERMACS Registryでは50％程度の症例がDT適応である．現在，われわれが直面している主な課題は，血栓塞栓症，感染症，右心不全，出血傾向であり，これらの課題の解決が長期耐久性の向上と患者のQOLの改善に密接に結びついている．

2018年の時点で日本の植込型LVAD（Primary LVAD）症例の3年生存率は80％を越えている 図4 ．現在のシステムで平均5年生存を達成する日がまもなくやってくるであろう．世界は，ドライブラインを必要としない経皮的エネルギー伝送装置を用いた完全埋込型LVAD（fully implantable LVAD）の開発に向かって競争が激化しており，筆者は完全埋込型LVADの臨床導入は2025年と予測している．完全埋込型LVADの臨床導入により平均10年以上の生命予後の改善が実現し，デバイスのパーツの交換を行うことで最長20年生存が

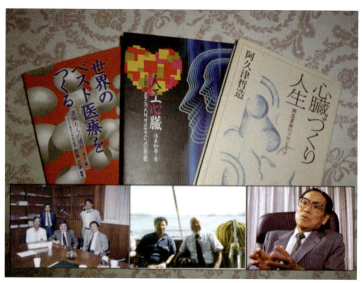

図2 左から，人工心臓開発で世界に貢献した能勢之彦氏，渥美和彦氏，阿久津哲造氏

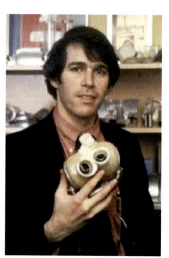

図3 Robert JarvikとJarvik7

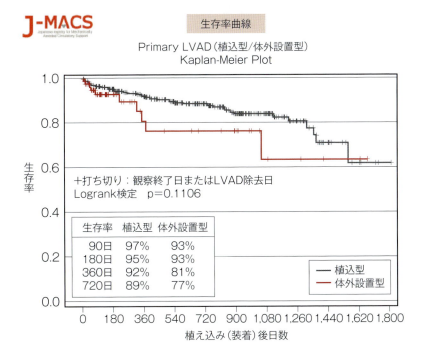

図4 J-MACS Registryに登録された植込型LVADおよび体外設置型LVAD（Primary LVAD）の治療成績

達成されると予測される．本書は，植込型LVADが心臓移植と同等の末期心不全治療戦略に組み込まれた21世紀のマイルストンを記録するとともに，生命予後においては心臓移植を凌駕する植込型LVAD開発の次の10年に向かっての出発を記念する独立宣言として位置付けられる．人工心臓が心臓移植に従属する時代はまもなく終焉を迎える．人工心臓がまさに末期心不全の究極的治療としての地位を確立する日が目前に迫っている．

（許　俊鋭）

第 I 章

補助人工心臓の基本知識を理解する！

I 補助人工心臓の基本知識を理解する！

1 心不全の理解と基本治療

心臓の生理学と心不全

心拍出量は一回心拍出量と心拍数の積であり、一回心拍出量を規定する重要な3つの概念といえば、前負荷と後負荷と収縮力である。前負荷は心室の拡張末期容積であり、Frank-Starlingの法則で説明される 図1 。(左)心室の一回拍出量SVは拡張末期容積Vdの関数であり、生理的範囲内では単調増加の1次関数である、$SV = Vd - (V_0 + Pe/Ees)$というのがそれである。通常、拡張末期容積を測定することは拡張末期圧Pdよりも困難であるので、しばしば拡張末期圧で代用される。拡張期圧容積関係は指数関数的[すなわち高容積領域で線形性を喪失する、図1a のPd＝f(Vd)のf]であるので、一回拍出量と拡張末期圧との関係はその逆関数(f^{-1})として対数関数的曲線となる。ここでEesというのは収縮力の指標とされるもので、収縮力が増加すればStarlingの曲線は上方にシフトし同じ前負荷でもより大きな心拍出量が得られることを示している。

逆に、収縮機能低下症例においてStarlingの曲線は下方にシフトする。拡張機能障害の著しい場合、すなわちfの傾きが急峻である場合その逆関数としてf^{-1}はきわめて平坦な曲線となる。つまり、両者においてある心拍出量を得ようとすると正常より高い拡張末期圧が必要となることを意味し、容易に肺うっ血を生じる理由となる。うっ血症状をきたすような充満圧の上昇なしには、全身組織の需要に見合うだけの心拍出量を維持できない状態という心不全の定義に合致する訳である。

後負荷は厳密には左室壁応力であるが、単純化して大動脈圧とすることが多い。これは

a：圧－容積関係

傾き Ea (後負荷)　傾き Ees (収縮力)

Pe
Pd
Pd＝f (Vd)
V_0　V_1Ve　Vd

$SV = Vd - Ve$
　　$= Vd - (V_0 + Pe/Ees)$
　　$= f^{-1}(Pd) - (V_0 + Pe/Ees)$
$Ea = Pe/(Vd-Ve) = Pe/SV$

b：Frank-Starlingの心臓法則

一回拍出量

Ees↑ Pe↓
正常
Ees↓ Pe↑

f (V_0+Pe/ Ees)
Pd (左室拡張末期圧)

$SV = Vd (V_0 + Pe/Ees)$
　　$= f^{-1}(Pd) - (V_0 + Pe/Ees)$

一回拍出量

Ees↑ Pe↓
正常
Ees↓ Pe↑

V_0+Pe/Ees
Vd (左室拡張末期容積)

図1 心臓の生理学（前負荷）

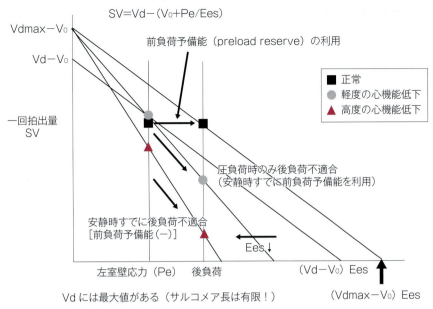

図2 心臓の生理学（後負荷）

Peに当たる．もう少し精密化すると後負荷も前負荷に依存するため，EaとしてPeをSVで除したものを後負荷とするのが良いとされる．図2に示すように正常心機能例では後負荷が増大したとき（血圧が上がったとき），前負荷予備能preload reserveを使って心拍出量を保とうとする．この前負荷予備能は前述のStarlingの法則の応用であり，より多くの心拍出量を得るために前負荷を動員するということである．しかし，一定の心機能障害が存在すると安静時に前負荷予備能を使い切っており，後負荷があがると心拍出量はむしろ低下してしまう．これを後負荷不適合afterload mismatchとよぶ．この場合重要なのは前負荷Vdには一定の限界Vdmaxがある，つまり無限に心臓は大きくならないという明白な事実である．さらに著しい心機能障害が存在する場合は安静時からすでに後負荷不適合であり，後負荷が増大するとより一層心拍出量が低下する．以上のことより心機能障害例での血圧コントロールがいかに重要かわかる．

心不全の分類

（日本循環器学会/日本心不全学会合同　急性・慢性心不全診療ガイドライン2017年改訂版 http://www.j-circ.or.jp/guideline/pdf/JCS2017_tsutsui_h.pdfを参照のこと）

オーバーラップのある分類

　急性心不全と慢性心不全は一見分かれているようで，多くの急性増悪は慢性心不全の状態から発生する．左心不全と右心不全もどちらか単独ということもあり得るが，両者を伴うことが多い．ただし，両者を伴うという場合は必ず左心不全優位で二次的な右心不全となる．

NYHA分類

最も古い心不全の分類法はニューヨーク心臓協会（New York Heart Association：NYHA）分類であろう。表1に示すように無症状のものをⅠ度とし，症状が重くなるに従ってⅡ-Ⅳ度に分類する。おおむね，階段を普通に登ることができる場合はⅠ度と思って良いが，階段で症状があるというとⅡ度になる。さらに平地を通常歩行して症状が出る場合はⅢ度である。安静にしても症状が出ることがあり家のなかの日常活動でも症状が出る場合をⅣ度とよぶ。この重症度は予後とも相関することが古くから知られている。

ステージ分類

アメリカ心臓協会（American Heart Association：AHA）において心不全の進展度合いを症状出現以前にさかのぼって定義したものをステージ分類とよび，表2に示す。ステージAは心不全とはいえないし，器質的心疾患も明らかでないが，心不全のハイリスク群と思われる群である。ここに列挙したようなリスクのある患者に対する予防が重要視されるようになったため，定義が追加されたと思われる。ステージBもやはり心不全とはいえないものの，すでに器質的心疾患が存在し，その基礎疾患に応じた治療が望まれる。主としてここは陳旧性心筋梗塞でいまだ心不全を発症していない患者を想定している。ステージC以降が心不全であるが，ステージCは現在症状を有する者も以前症状があって現

表1 NYHA心機能分類

Ⅰ度	心疾患を有するが，そのために身体活動が制限されることのない患者 　通常の活動では疲労・動悸・呼吸困難・狭心症状はきたさない
Ⅱ度	心疾患を有し，そのために身体活動が軽度から中等度制限される患者 　安静時無症状だが，通常の活動で疲労・動悸・呼吸困難・狭心症状をきたす
Ⅲ度	心疾患を有し，そのために身体活動が高度に制限される患者 　安静時無症状であるが，通常以下の身体活動で疲労・動悸・呼吸困難・狭心症状をきたす
Ⅳ度	心疾患を有し，そのために非常に軽度の身体活動でも愁訴をきたす患者 　安静時においても心不全あるいは狭心症状を示すことがあり，少しの身体活動でも愁訴が増加する

NYHA: New York Heart Association

表2 心不全のステージ分類

Stage A	Stage B	Stage C	Stage D
・器質的心疾患なし ・心不全の症状なし ・心不全高リスク	・器質的心疾患あり ・心不全の症状・徴候なし	・器質的心疾患あり ・心不全の既往または現症あり	・難治性心不全
・高血圧 ・動脈硬化性疾患 ・糖尿病 ・肥満 ・メタボリックシンドロームあるいは ・心毒性のある薬剤の使用歴 ・心筋症の家族歴	・心筋梗塞既往者 ・左室肥大および駆出率低下を含む左室リモデリング ・無症候性弁膜症	・器質的心疾患の診断が確定 ・心不全の症状・徴候あり	・安静時に著明な症状 ・GDMT下にもかかわらず繰り返し入院

GDMT：guideline-directed medical therapy，ガイドラインによる治療

在は無症状の者もともに含まれる。すなわち，NYHA I度からIV度までがすべて含まれるステージとなる。このステージCは治療戦略の違いにより，さらに左室駆出率によりheart failure with reduced ejection fraction（HFrEF，40％未満），heart failure with mid-range ejection fraction（HFmrEF，40〜49％），heart failure with preserved ejection fraction（HFpEF，50％以上）に分けられる。ステージDは主としてHFrEFの患者を対象とした考え方であるが，これまで知られたどのような薬物治療と非薬物治療を駆使してもNYHA III度以上の症状から改善しないものであり，難治性の心不全である。このステージDが補助人工心臓治療のターゲットであることはいうまでもない。

Forrester分類とNohria-Stevenson分類

元来は急性心筋梗塞後の血行動態を右心カテーテルにより測定したものを分類したのがForrester分類であるが，最近では急性心不全の血行動態の把握のためにも使用されている。横軸に肺動脈楔入圧をとり，18mmHgを基準に分ける。縦軸に心係数をとり，2.2L/min/m²を基準に分けると，あわせて4つの群が分別できる 図3 。急性心不全の多くはうっ血を呈し，II群に属している。スワンガンツカテーテルを使用せず身体所見から同様に分類する方法をNohria-Stevenson分類とよび，図4a に示す。Forrester II群はNohria-Stevensonのwet and warmに相当する。

クリニカルシナリオ（CS）

救急受診時にファーストタッチでどう行動するかの指針を与えるために，来院時血圧で140mmHg以上をCS1，100〜139mmHgをCS2，99mmHg以下をCS3，急性冠症候群をCS4，右心不全をCS5とするものである。図4b にCS1〜3における対応を示す。

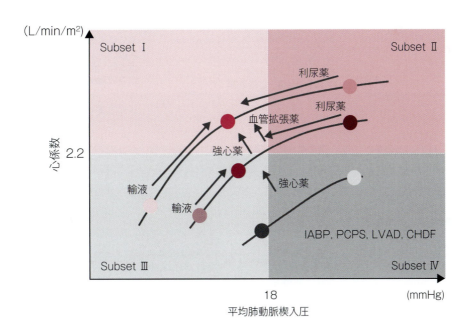

IABP：大動脈バルーンパンピング，PCPS：経皮的心肺補助，LVAD：左室補助人工心臓，CHDF：持続的血液濾過透析

図3 Forrester分類とFrank-Starling曲線の重ね合わせ

心不全に対する薬物療法の基礎

（日本循環器学会/日本心不全学会合同　急性・慢性心不全診療ガイドライン2017年改訂版　http://www.j-circ.or.jp/guideline/pdf/JCS2017_tsutsui_h.pdfを参照のこと）

　急性心不全の治療は血行動態の安定が第一である。図4cに示すような急性期の血行動態に基づいた治療が最近改定されたガイドラインにおいて推奨されている。急性心不全の70%はうっ血を主体としているため，前負荷軽減によるうっ血治療は重要であり，利尿薬が第一選択となることは多い。ここでいう利尿薬は（静注）フロセミドが主体であるが，近年トルバプタンも使用可能である。トルバプタンの急性うっ血に対する有効性は各種ランダム化比較試験で立証されている。心機能がやや低下している場合，単純に利尿薬で前負荷を落とすと心拍出量が低下してしまうことがある 図5 。そのため，後負荷も合わせて低下させて心拍出量の低下を起こしにくいようにする必要がある 図6 。特に一定以上血圧が高い場合には血管拡張薬による後負荷軽減療法が重要である。血管拡張薬は硝酸薬または心房性利尿ペプチドが使用されている。硝酸薬としてはニトログリセリンのスプレーが多用されるが，静注製剤もある。心房性利尿ペプチドのカルペリチド（hANP）の

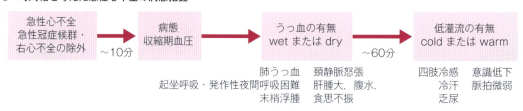

（「急性・慢性心不全診療ガイドライン」（2017年改訂版）より引用改変）

図4 急性心不全の初期対応から急性期病態に応じた治療の基本方針

使用も多い．Forrester分類の4群に属する場合，うっ血治療は利尿薬では著しい心拍出量低下を招くだけで無意味であり，まずは心機能を増加させる必要がある．そのため，強心薬が必要となる 図7 。強心薬はドブタミン，ドパミン，PDE Ⅲ阻害薬（ミルリノン，オ

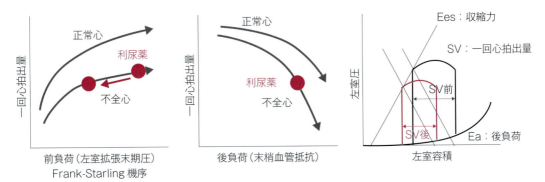

図5 一回心拍出量に与える利尿薬の効果
前負荷軽減による一回心拍出量低下を伴う．血圧も低下する．

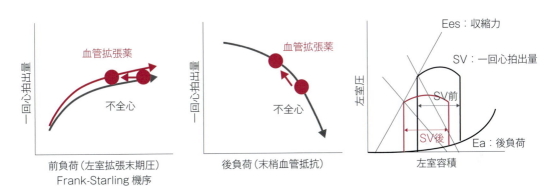

図6 一回心拍出量に与える血管拡張薬の効果
後負荷軽減により，一回心拍出量が増加し，前負荷軽減による一回心拍出量低下を補う．ただし，血圧の低下は避けられない．

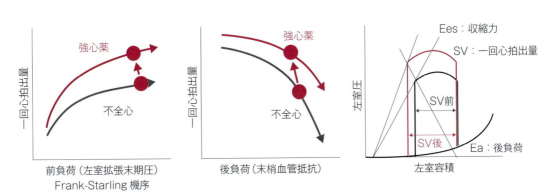

図7 一回心拍出量に与える強心薬の効果
収縮力増強により同じ前負荷・後負荷でも一回心拍出量の増加が得られる．血圧も上昇する．

ルプリノン)などがある。急性心不全の治療としては最終的にForrester分類の1群にもっていくのが目標であり，Forrester分類とFrank-Starling曲線を重ねあわせた 図3 はその理解に役立つと思われる。各薬剤の推奨度とエビデンスレベルは 表3 を参照のこと。

慢性心不全治療の基本は急性期とは異なり，長期予後の改善が主たる目標となる。最近改定されたわが国のガイドラインに心不全のステージ分類と左室駆出率に基づいた薬物治療の指針が出ている 図8 。元来薬物治療のエビデンスが集積されているのは左室駆出率が40％未満の収縮不全HFrEFに限られる。補助人工心臓装着患者は大部分HFrEFと考えられるので，ここではHFrEFについて述べるにとどめる(推奨度とエビデンスレベルは 表4 を参照)。HFrEFに対する有効性はアンジオテンシン変換酵素(ACE)阻害薬やアンジオテンシンⅡ受容体拮抗薬(ARB)についてはクラスエフェクトがあるとされる。ACE阻害薬のなかで心不全に対して保険適応のあるものはエナラプリルまたはリシノプリルである。ARBはわが国においてカンデサルタンのみ心不全に保険適応となっているものの，他のARBも一定の頻度で使用されているのが実情である。一方でβ遮断薬の場合はクラスエフェクトがないことが分かっており，カルベジロールまたはビソプロロールを使用すべきである(もう1つエビデンスがあるコハク酸メトプロロールはわが国では販売されていな

表3 急性心不全に使用する薬剤の推奨とエビデンスレベル

	推奨クラス	エビデンスレベル	Minds推奨グレード	Mindsエビデンス分類		推奨クラス	エビデンスレベル	Minds推奨グレード	Mindsエビデンス分類
利尿薬					**血管拡張薬**				
ループ利尿薬					硝酸薬				
急性心不全における体液貯留に対する静注および経口投与	Ⅰ	C	B	Ⅱ	急性心不全や慢性心不全の急性増悪時の肺うっ血に対する投与	Ⅰ	B	A	Ⅱ
1回静注に抵抗性のある場合の持続静脈内投与	Ⅱa	B	B	Ⅳb	ニコランジル				
バソプレシンV₂受容体拮抗薬(トルバプタン)					急性心不全や慢性心不全の急性増悪時の肺うっ血に対する投与	Ⅱb	C	C1	Ⅱ
ループ利尿薬をはじめとする他の利尿薬で効果不十分な場合の体液貯留に対しての投与(高ナトリウム血症を除く)	Ⅱa	A	B	Ⅱ	カルペリチド				
					非代償性心不全患者での肺うっ血に対する投与	Ⅱa	B	B	Ⅱ
低ナトリウム血症を伴う体液貯留に対しての投与	Ⅱa	C	C1	Ⅱ	難治性心不全患者での強心薬との併用投与	Ⅱa	B	C1	Ⅱ
MRA					重篤な低血圧，心原性ショック，急性右室梗塞，脱水症患者に対する投与	Ⅲ	C	C2	Ⅵ
ループ利尿薬により利尿効果減弱の場合の併用投与	Ⅱb	C	C1	Ⅲ	カルシウム拮抗薬				
腎機能が保たれた低カリウム血症合併例に対する投与	Ⅱa	B	B	Ⅱ	高血圧緊急症に対するニフェジピンの舌下投与	Ⅲ	C	D	Ⅳb
腎機能障害，高カリウム血症合併例に対する投与	Ⅲ	C	D	Ⅵ	**強心薬・昇圧薬**				
サイアザイド系利尿薬					ドブタミン				
フロセミドによる利尿効果減弱の場合の併用投与	Ⅱb	C	C1	Ⅲ	ポンプ失調を有する肺うっ血患者への投与	Ⅱa	C	B	Ⅱ

(「急性・慢性心不全診療ガイドライン」(2017年改訂版)より引用改変)

い)。上記の薬剤を組み合わせても有症状の患者にはミネラルコルチコイド受容体拮抗薬（MRA，スピロノラクトンまたはエプレレノン）が適応となる。ACE阻害薬（忍容性が低い場合はARBに変更可能）・β遮断薬・MRAの3剤併用が現在のHFrEFに対する標準的薬物治療であり，いずれも推奨度クラスI/エビデンスレベルAである。現在，わが国において保険償還されていないもののすでに海外でのエビデンスがあり，海外のガイドラインでは推奨されているものにsacubitril（ネプリライシン阻害薬）/valsartan（ARB）（推奨度クラスI/エビデンスレベルB）とivabradine（洞結節Ifチャネル阻害薬）（推奨度クラスIIa/エビデンスレベルB）がある。 表4 に示されているが，経口強心薬，カルシウム拮抗薬，I群抗不整脈薬，α遮断薬の使用についてはそれぞれ留保が付いている場合もあるが，HFrEFに対してはクラスIIIすなわち使用すべきでない可能性が高いことを念頭に置くべきである。

心不全に対する非薬物療法の基礎

（日本循環器学会/日本心不全学会合同　急性・慢性心不全診療ガイドライン2017年改訂版 http://www.j-circ.or.jp/guideline/pdf/JCS2017_tsutsui_h.pdfを参照のこと）

	推奨クラス	エビデンスレベル	Minds推奨グレード	Mindsエビデンス分類
ドパミン				
尿量増加や腎保護効果を期待しての投与	IIb	A	C2	II
ノルアドレナリン				
肺うっ血と同時に低血圧を呈する患者へのカテコラミン製剤との併用投与	IIa	B	B	III
PDEIII阻害薬				
非虚血性のポンプ失調と肺うっ血に対する投与	IIa	A	B	II
虚血性のポンプ失調と肺うっ血に対する投与	IIb	A	B	II
心拍出量の高度低下に対してのドブタミンとの併用投与	IIb	C	C1	IVb
心拍数調節薬				
ジギタリス				
頻脈誘発性の心不全における心房細動の心拍数コントロール目的での投与	I	A	B	II
ランジオロール				
頻脈誘発性心不全における心房細動の心拍数コントロール目的での投与	I	C	B	II

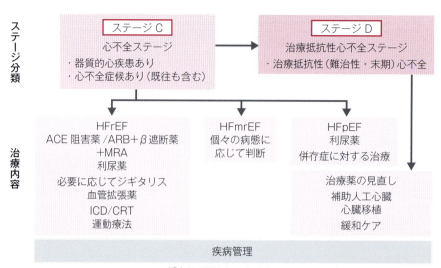

（「急性・慢性心不全診療ガイドライン」（2017年改訂版）より引用改変）

図8 心不全治療アルゴリズム

HFrEF（LVEF＜40％）：収縮不全が主体。現在の多くの研究では標準的心不全治療下でのLVEF低下例がHFrEFとして組み入れられている。

HFmrEF（40％≦LVEF＜50％）：境界型心不全。臨床的特徴や予後は研究が不十分であり，治療選択は個々の病態に応じて判断する。

HFpEF（LVEF≧50％）：拡張不全が主体。診断は心不全と同様の症状を来たす他疾患の除外が必要である。有効な治療が十分には確立されていない。

表4 HFrEFにおける治療薬の推奨とエビデンスレベル

	推奨クラス	エビデンスレベル	Minds推奨グレード	Mindsエビデンス分類		推奨クラス	エビデンスレベル	Minds推奨グレード	Mindsエビデンス分類
ACE阻害薬					**ループ利尿薬，サイアザイド系利尿薬**				
禁忌を除くすべての患者に対する投与（無症状の患者も含む）	I	A	A	I	うっ血に基づく症状を有する患者に対する投与	I	C	C1	Ⅲ
ARB					**バソプレシンV₂受容体拮抗薬**				
ACE阻害薬に忍容性のない患者に対する投与	I	A	A	I	ループ利尿薬をはじめとする他の利尿薬で効果不十分な場合に，心不全における体液貯留に基づく症状の改善を目的として入院中に投与開始	Ⅱa	B	B	Ⅱ
ACE阻害薬との併用	Ⅱb	B	C2	Ⅱ					
β遮断薬									
有症状の患者に対する予後の改善を目的とした投与	I	A	A	I	**炭酸脱水素酵素阻害薬・浸透圧利尿薬など**				
無症状の左室収縮機能不全患者に対する投与	Ⅱa	B	A	Ⅱ	ループ利尿薬，サイアザイド系利尿薬，MRA以外の利尿薬	Ⅱb	C	C2	Ⅲ
頻脈性心房細動を有する患者へのレートコントロールを目的とした投与	Ⅱa	B	B	Ⅱ	**ジギタリス**				
MRA					洞調律の患者に対する投与（血中濃度0.8ng/mL以下に維持）	Ⅱa	B	C1	Ⅱ
ループ利尿薬，ACE阻害薬がすでに投与されているNYHA心機能分類Ⅱ度以上，LVEF＜35％の患者に対する投与	I	A	A	I	頻脈性心房細動を有する患者に対するレートコントロールを目的とした投与	Ⅱa	B	B	Ⅱ

（「急性・慢性心不全診療ガイドライン」（2017年改訂版）より引用改変）

心臓再同期療法（cardiac resynchronization therapy：CRT）はわが国において標準的薬物治療によってもNYHA Ⅲ度以上の重症度を有する心不全で左室駆出率（left ventricular ejection fraction：LVEF）が35％以下，かつQRS幅が120 msec以上の心室内伝導障害を有する症例に保険適応とされている．しかし，各臨床試験の結果，最近改定された心不全のガイドラインは 図9 のように書き換わってきており，基本的にはより軽症状であっても完全左脚ブロックの症例には積極的に適応とすることが推奨されている．なお，心エコーによる同期不全はレスポンダーの指標にならないことはさまざまな試験でほぼ一致した見解であり，同期不全はQRS幅により決定されるべきである．

植込型除細動器（implantable cardioverter defibrillator：ICD）の予後改善効果は不整脈死を予防することで確立されている．一次予防としての適応はわが国では明確でない．わが国の一次予防としての保険償還要件は非持続性心室頻拍が確認され，かつ電気生理学的検査により心室頻拍（VT）または心室細動（VF）が誘発される患者となっているが，ガイドライン上は冠動脈疾患または拡張型心筋症に基づくLVEF 35％以下の慢性心不全患者で十分な薬物治療を行ってもNYHAクラスⅡ〜Ⅲの心不全症状を有する場合は一次予防としてICDの適応がある（非持続性心室頻拍があれば推奨クラスⅠ/エビデンスレベルA，なければ推奨クラスⅡa/エビデンスレベルB）．CRTの適応がある場合はほとんどの場合上記の一次予防の条件に合致するのでCRT-Dとして植え込みが施行されることが多い．

慢性心不全患者，特にHFrEF患者において運動リハビリは症状や運動耐容能の改善効

	推奨クラス	エビデンスレベル	Minds推奨グレード	Minds エビデンス分類
経口強心薬				
QOLの改善，経静脈的強心薬からの離脱を目的とした短期投与	Ⅱa	B	C1	Ⅱ
β遮断薬導入時の投与	Ⅱb	B	C1	Ⅱ
無症状の患者に対する長期投与	Ⅲ	C	D	Ⅲ
アミオダロン				
重症心室不整脈とそれに基づく心停止の既往のある患者における投与	Ⅱa	B	C1	Ⅱ
硝酸イソソルビドとヒドララジンの併用				
ACE阻害薬，あるいはARBの代用としての投与	Ⅱb	B	C2	Ⅱ
その他				
カルシウム拮抗薬の，狭心症，高血圧を合併していない患者に対する投与	Ⅲ	B	C2	Ⅱ
Vaughan Williams分類Ⅰ群抗不整脈薬の長期経口投与	Ⅲ	B	D	Ⅲ
α遮断薬の投与	Ⅲ	B	D	Ⅱ

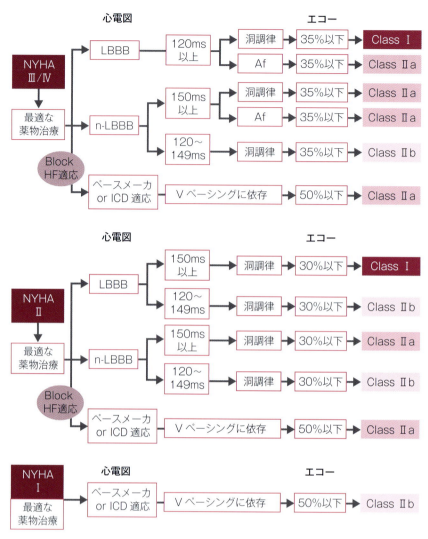

LBBB：左脚ブロック，Af：心房細動

図9 心臓再同期療法の推奨クラス

果のみならず予後を改善することも示されているため，可能なかぎりすべての患者に適応となる（推奨クラスI/エビデンスレベルA）。運動療法が心不全に有効である機序はさまざまな仮説があるが，末梢の筋肉代謝の改善なども重要と考えられる。

　HFrEF患者においては中枢性無呼吸を合併していることが多いが，adaptive servo ventilation（ASV）を中枢性無呼吸の治療デバイスとして位置付けることは近年SERVE-HF試験により否定的である。欧米のガイドラインではクラスIIIの扱いになっているが，わが国のデータを鑑みると必ずしもそのような見解をとるべきではないという意見が強く，ガイドラインでは前負荷軽減によるうっ血治療により症状改善を目的として使用する前提でASVが推奨されている（推奨クラスIIa/エビデンスレベルB）。

（絹川弘一郎）

2 補助循環の位置づけ

①重症心不全治療の中での補助循環の位置づけ

　心不全および循環不全に起因した呼吸不全を伴う心不全状態を「呼吸・循環不全」とよぶが，補助循環を要する多くの急性重症心不全は「呼吸・循環不全」に陥っている．検査データ的には動脈血酸素飽和度の低下および酸血症がみられ，血圧や心拍出量などの循環器系パラメーターの低下＝低心拍出量症候群（low output syndrome：LOS）を伴っている．呼吸不全の原因としては種々の病態が考えられる．心疾患に基づく呼吸不全の多くはうっ血性心不全であるが，一部に肺血流減少性の先天性心疾患に起因した呼吸・循環不全がある．さらに肺自体に高度の換気障害が生じる各種肺炎や敗血症などに起因したショック肺，広範囲肺塞栓症は低酸素血症のために二次的に高度心不全を惹起する．また，LOSによる末梢循環不全のために全身的な低酸素状態を惹起した呼吸・循環不全もある．いずれにしても心機能を改善し肺うっ血を解消し，さらに心拍出量を増加させることによって呼吸・循環不全を解決することが原則である．

　それぞれの呼吸・循環不全病態と程度に応じて，薬物治療や機械的補助循環を含めたどのような循環補助法を選択するかは十分検討すべきである．「心不全に対して，一次的に心臓のポンプ機能を補助・代行し，心臓のポンプ失調の回復を待つ方法」を循環補助と言う．循環補助の第一選択は薬物療法であるが，心原性ショックを含む重症心不全が薬物治療抵抗性となった場合や，最大限の人工呼吸器療法に対しても呼吸不全が治療抵抗性となった場合には，心臓移植や機械的補助循環（assisted circulation）が必要となる．

（許　俊鋭）

I 補助人工心臓の基本的知識を理解する！

2 補助循環の位置づけ

②補助循環の種類と臨床使用の歴史

機械的補助循環の種類

　機械的補助循環法のなかには，圧補助法であるIABP（intra-aortic balloon pumping）と流量補助法である静-動脈バイパス（veno-arterial bypass：VAB）・補助人工心臓（ventricular assist system：VAS，または，ventricular assist device：VAD）・完全置換型人工心臓（total artificial heart：TAH）などがあり，心臓移植も一種の循環補助法と考えて良い。

　一方，ECMO（extracorporeal membrane oxygenation）は「重症呼吸不全に対して膜型肺を用いた体外循環により一時的に呼吸補助を行い，機能障害に陥った生体肺機能の回復を待つ方法」と定義される。ECMOに静-動脈バイパス（VAB）方式を用い経皮的カニュレーションにより実施した場合にはPCPS（percutaneous cardio-pulmonary support）とも呼称され，呼吸補助と同時に循環補助が可能である。呼吸不全を伴った循環不全に対する呼吸・循環補助も「広義のECMO」と呼ぶ場合もある。一方，心不全を合併しない純粋の呼吸不全に対するECMOは，静-静脈バイパス（V-V bypass）方式が採用され良好な血液酸素加を得て心機能の改善にも貢献するが，直接的な循環補助ではない。

補助循環の発展と臨床使用の歴史　表1

▲ IABP, VAB, ECMO（PCPS）の臨床応用

　機械的補助循環の最初の成功例は，急性心筋梗塞後の心原性ショック症例に対し人工心肺装置を用いて補助循環（VAB）を行い，生存例を得た1957年のStuckeyの報告である[1]。カウンターパルセーションを補助メカニズムとするIABPの最初の成功例は1968年にKantrowitzが報告した[2]。IABPやVABなどの機械的補助循環法は従来主として外科領域（あるいは外科医の援助の下で内科領域）で行われてきたが，1980年にBregmanによりSeldinger法を応用した経皮的挿入法[3]が開発され，内科における心筋梗塞に起因する心原性ショック症例や経皮的冠動脈形成術（PTCA）施行時の血行動態維持にもIABPは積極的に用いられるようになった。また，経皮的IABPと同じ手法により1983年 Phillipsは経皮的カニュレーションシステムを用いた静-動脈バイパス（VAB）法（PCPS）を開発した[4]。PCPSは重症のballoon angioplastyやballoon valvuloplasty施行中の循環補助として，あるいは心原性ショックや心停止症例の心甦生時の補助として，IABPと同様あるいはIABPと併用して今日多用されている。

表1 各種補助循環治療の開発の歴史

1 IABP（大動脈バルーンパンピング）

1961年	Clauss, Harken	IABPの概念[5]
1962年	Moulopoulos	IABPの臨床応用[6]
1968年	Kantrowitz	最初の成功例[2]
1980年	Bregman	経皮的IABP[3]

2 VAB（静－動脈バイパス），PCPS・ECMO（経皮的心肺補助装置）

1957年	Stuckey	最初のVAB生存例[1]
1983年	Phillips	PCPSの開発[4]
2011年	Philipp	CARDIOHELP：ultra-compact mobile ECMO[7]

3 VAB（PCPS, ECMO）＋左心ベント

1984年	Eugene	ECMO+in-line LV venting[8]
1992年	許 俊鋭	経皮経心房中隔的左房脱血管挿入法[9]
2018年	Patel	ECPELLA[10]

4 VAD（補助人工心臓）

1963年	Liotta & DeBakey	空気駆動型VAD[11]
1980年	三井記念病院	東大型VADの臨床応用[12]
1984年	Portner	Novacor LVAS[13]
1986年	Frazier	HeartMate IP LVAS[14]
1991年	Frazier	HeartMate XVE(VE)LVAS[14]
2000年	Westaby	Jarvik 2000の臨床応用[15]
2001年	Rose	Destination Therapy HeartMate XVE LVAS[16]
2001年	Griffith	HeartMate II LVAS 開発[17]
2004年	Nojiri, Schima	DuraHeartの臨床応用[18]
2005年	山崎健二	EVAHEARTの臨床応用[19]
2008年	Slaughter	HeartMate II LVAS FDA承認[20]（2010年）
2014年	Thoratec社	HeartMate 3 CE Mark Trial[21] CE Mark取得（2016年）

5 経皮的左心バイパス

1962年	Dennis	頸静脈・経心房中隔approach[22]
1990年	Frazier	Hemopump臨床導入[23]
1992年	Kyo	経皮的経心房中隔左心バイパス[24]
2003年	Vranckx	TandemHeart 臨床導入[25]
2003年	Meyns	Impella臨床導入[26]
2015年	Thoratec社	HeartMatePHP™ CE Mark 取得[27]

6 TAH（完全置換型人工心臓）

1969年	Liotta-Cooley	TAHの臨床応用[28]
1982年	DeVries	Jarvik 7 TAH の臨床応用112日の長期生存[29]
2001年	Dowling	AbioCor Fully Implantable TAHの臨床応用[30]

補助人工心臓（VAD）・完全置換型人工心臓（TAH）の開発と臨床応用 図1

　臨床における最初のVAD補助の試みは1963年にLiottaにより報告[11]され，最初の成功例は1965年にSpencerにより報告[31]された。DeBakeyは1971年にprototypeの空気圧駆動型VADの開発と長期生存例を報告[32]したが，1970年代の長期生存に関する臨床成績は不良であった。1980年代に入りサイクロスポリンの臨床導入により心臓移植が普及するとともにドナー心不足が深刻となった。TAHやVADが心臓移植へのbridge（橋渡し）として使用され始め，臨床的にきわめて有効であることが証明された。1980年に三井記念病院で渥美和彦が開発した東大型VAD症例が日本の最初の臨床例である[12]。

　TAHのbridge使用は1969年のCooleyの報告[28]が最初であり，1985年にCopelandが世界最初のTAH（Jarvik-7）bridge使用の成功例を報告した[33]。VASのbridge使用は1978年のCooleyとNormanがThermedics社製VASを用いたのが最初である[34]。1990年代に第1世代植込型補助人工心臓（HeartMate® XVEやNovacor®）などによる心臓移植へのブリッジ使用が確立された。TAHによる長期在宅治療（半永久使用，destination therapy：DT）は1982年のDeVriesのJarvik-7 TAHが最初[29]であり，2001年にはドライブラインの無い完全埋込みTAH AbioCor®の臨床応用が始まった[30]が，残念ながら長期成績が不良のため中止となった。

　LVADによるDTは2002年のHeartMate® XVEの保険償還がスタートである[16]。2000年に入り，補助人工心臓は第1世代から第2世代・第3世代の定常流ポンプを用いた植込型補助人工心臓［Jarvik 2000®[15]，HeartMate Ⅱ®[17]，DuraHeart®[18]，EVAHEART®[19]］などが開発・臨床導入され，長期耐久性を含め飛躍的にその臨床成績は向上した。そのなか，2010年に HeartMate Ⅱ®がDT適応でFDA承認を取得した[20]。

　HeartMate® XVEなどの第1世代植込型LVADは，重さが1kg以上あり大きいためにポンプ本体は腹部に設置した。第2世代植込型LVADは100〜500g程度の重さであり，胸腔内にポンプ本体が置けるため手術が容易となり侵襲も少なくなった。何よりも拍動流ポンプから連続流ポンプになることにより小型化され，さらにポンプの耐久性が飛躍的に向上した。また，第2世代植込型LVADはインペラを支えるため接触軸受機構を用いていたが，その部分に熱を持ち血栓形成や長期間使用による摩耗が問題となっていた。それに対してDuraHeart®は磁気浮上による非接触軸受機構となっていて熱や摩耗の問題が無くなり，ポンプ本体としては良好な長期耐久性が獲得され，その後のHVAD®やHeartMate 3™の開発に継承された。HeartMate 3™は2016年秋にCE Markを取得し，さらに2017年8月に短期補助LVAD（BTT・BTR適応）としてFDA承認を取得した。EVAHEART®と全く同じ機構・性能を持ち小型化をめざしたEVAHEART® 2（容積26%，重量37% 削減）は2017年11月に承認され小柄な症例に対する植え込みも容易になった。世界の植込型LVAD開発競争は，より長期間の補助が可能となるために耐久性の良い小型LVADポンプの開発 図2 へ向かうとともに，最大の課題であるドライブラインの存在に関連した感染回避のために完全埋込型LVADシステム開発に向かうものと予測される。

②補助循環の種類と臨床使用の歴史

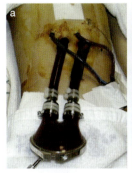 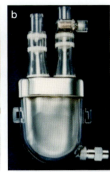 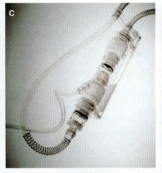 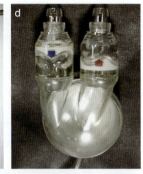

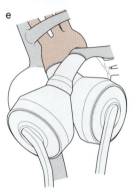 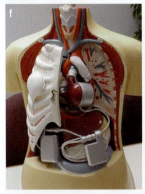 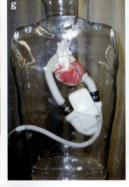 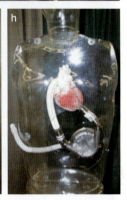

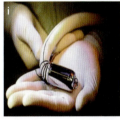 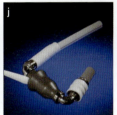 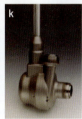 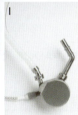 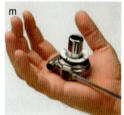

図1 日本および世界で使用されてきた主な（補助）人工心臓システム

a：NIPRO VAD（ニプロ社）
b：ゼオンVAD
c：BVS5000（ABIOMED社）
d：AB5000（ABIOMED社）
e：SynCardia TAH（SynCardia社）
f：AbioCor®（ABIOMED社）
g：Novacor® LVAD（World Heart社）
h：HeartMate® XVE LVAD（Thoratec社）
i：Jarvik2000®（Jarvik社）
j：HeartMate Ⅱ®（Thoratec社）
k：EVAHEART®（サンメディカル研究所）
l：DuraHeart®（テルモ社）
m：HVAD®（HeartWare社）

Ⅰ 補助人工心臓の基本的知識を理解する！

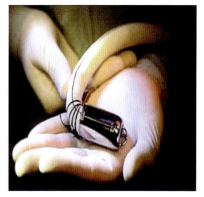
Jarvik2000®(25cc, 90g)

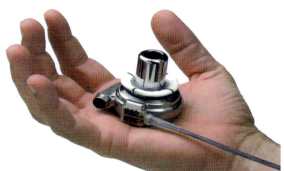
HVAD®(145g)

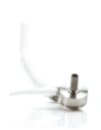
HeartMate3™
(200g, 88cc)

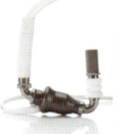
HeartMate II®
(340g, 114cc)

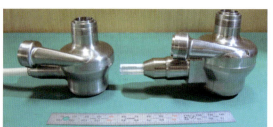
EVAHEART®2　　　　EVAHEART®
(265g)　　　　　　　(420g)

図2 小型植込型LVADの開発

経皮的補助循環(ECMO, PCPS, TandemHeart™, IMPELLA®, Protec Duo™)の進歩と将来展望

　心停止を含む心原性ショック症例に対しては迅速な補助循環の導入が必須であり, 1980年初頭にIABPやECMOもSeldinger法を用いた経皮的システムが開発され, 内科医にも迅速な補助循環の実施が可能になった。こうした経皮的補助循環は6時間使用で承認された短期使用の補助循環システムと考えられている **図3** 。CardioHelpが開発されるまでECMO(PCPS)システムは回路の組み立ては各施設で行い, ショック症例の救急救命のためには回路のセットアップ時間を短縮することが最大の課題であった。また, 製造販売承認条件が6時間ポンプであったため, 6時間以上の使用は禁忌とされ, 中長期使用は医師の責任とされ臨床使用上に大きな問題があった。非常にコンパクトなポンプ・酸素加装置一体型ECMOシステム CardioHelpの開発[7]により, ECMOシステムも新たなる発展が始まった。補助開始に要する時間の短縮が図られ, さらにCardioHelp装着患者の飛行機やヘリコプターによる移送がきわめて容易になったこと, システムとして中長期使用の安全性・信頼性が担保されたことである。より素早い補助循環開始と適切な専門病院への速やかな移送が患者の救命率を向上させる結果となった。

　開胸操作を用いない経皮的左心バイパス法(VAD)は1962年にDennisらが頸静脈・経心房中隔穿刺左房カニュレーションによる臨床例を報告した[22]。Dennisの方法は迅速な施行

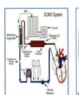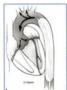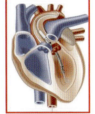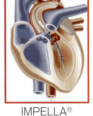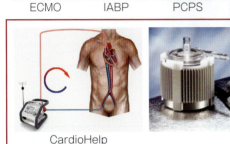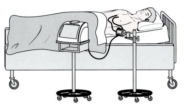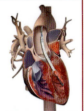

図3 短期使用の補助循環システム開発の歴史

が困難とされてきた左心バイパス法を内科医にも開胸操作にもよらず装着可能とした臨床的意義は大きかったが，心房中隔穿刺の技術的困難性とリスクを克服することができず広く臨床的普及はみなかった。1992年日本でも経食道エコーガイドによる経皮的経心房左心バイパス[24]が開発され，VAB（ECMO）施行時の左心ベントとしても利用された[9]が製品化には至らなかった。

2000年になり，経皮的左心バイパス法も実用的なSeldinger法による経心房中隔左房脱血を行うTandemHeart™が開発された **図4**[25]。もう1つの経皮的左心バイパス法として大腿動脈より逆行性に経大動脈弁経由で左室に挿入するカテーテル型Hemopump™が1988年に開発され[23]，臨床試験が行われた。Hemopump™は駆動モーターが体外に設置される軸流ポンプであり21〜24Frとカニューレサイズが太かった。溶血や機械的故障の問題のため一般的普及をみず，その後継機器としてモーターを軸流ポンプカテーテル先端の回転羽根車に近接して設置するIMPELLA®がABIOMED社により開発され，実用化された[26]。IMPELLA 2.5® **図4** はHemopump™と比較して，カニューレサイズ（13Fr）が細く，心臓カテーテル検査の技術があればSeldinger法によりきわめて容易に経皮的左心バイパスが実施できることが最大の利点である。IMPELLA 2.5®は補助流量に限界があるが，外科的に大腿動脈切開で挿入するIMPELLA 5.0®や開胸下に挿入するIMPELLA 5.0®/LD®は補助流量も十分に確保できる。さらに右心補助用のIMPELLA RP®も含め今後循環器内科医が補助循環管理に習熟することでさらにIMPELLA®の治療成績が向上するものと考えられる。IMPELLA 2.5®およびIMPELLA 5.0®は2017年9月に日本でも保険償還されるようになった。TandemHeart™とIMPELLA®を比較した場合，心房中隔穿刺を必要としないことやカニューレサイズが細いこと（13Fr vs 17Fr），体外循環ボリュームを必要

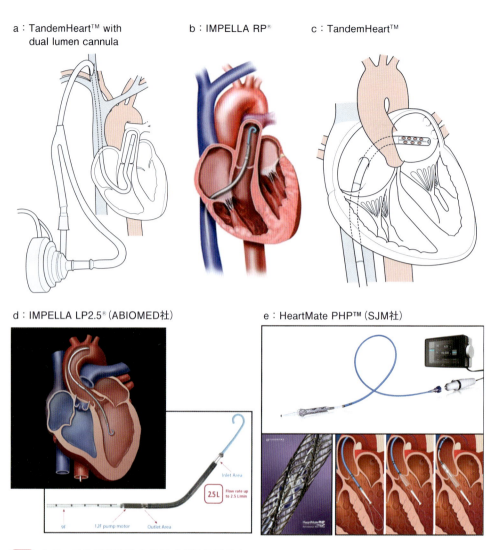

図4 カテーテル型経皮的左心バイパスシステム

としないことなどの理由により補助流量に限界があるものの，今後はIMPELLA®が経皮的LVADとして普及するものと考えられる。

また類似のThoratec社のHeartMate PHP™[27]も2015年にCE Markを取得していて，同じサイズの太さでIMPELLA®より高流量が確保される **図4**。近い将来，IMPELLA®やHeartMate PHP™が十分な補助流量が確保され，経皮的補助人工心臓と呼称しても良い時代がやってくるものと期待される。IMPELLA®類似の経皮的LVADシステムの改良が進み十分な流量が確保された時点で，短期VADから植込型LVADへのBTB（bridge to bridge）は，開胸手術を必要とする体外設置型VADから経皮的LVADシステムの役割に移行するものと考えられる。

経皮的挿入による右心補助は先に述べたIMPELLA RP®以外に，TandemHeart Protek Duo™（29 Fr. Dual lumen cannula）の右心補助システムが欧米で使用されている。Protek Duo™ cannulaは右房から脱血し主肺動脈に送るシステムであり最大3.9L/minの右心補助が行える **図4**。

文献

1) Stuckey JH, Newman MM, Dennis C, et al: The use of the heart-lung machine in selected cases of acute myocardial infarction. Surg Forum 8: 342-344, 1957.
2) Kantrowitz A, Tjonneland S, Freed PS, et al: Initial clinical experience with intra-aortic balloon pumping in cardiogenic shock. JAMA 203: 135, 1968.
3) Bregman D, Casarella WJ: Percutaneous intra-aortic balloon pumping: Initial experience. Ann Thorac Surg 29: 153-155, 1980.
4) Phillips SJ, Ballentine B, Slonine D, et al: Percutaneous initiation of cardiopulmonary bypass. Ann Thorac Surg 36: 223-225, 1983.
5) Clauss RH, Birtwell WC, Albertal G, et al: Assisted circulation. I. The arterial counterpulsator. J Thorac Cardiovasc Surg 41: 447-458, 1961.
6) Moulopoulos SD, Topaz SR, Kolff WJ: Extracorporeal assistance to the circulation and intraaortic balloon pumping. Trans Am Soc Artif Intern Organs 8: 85-89, 1962.
7) Philipp A, Arlt M, Amann M, et al: First experience with the ultra compact mobile extracorporeal membrane oxygenation system Cardiohelp in interhospital transport. Interact Cardiovasc Thorac Surg 12: 978-981, 2011.
8) Eugene J, McColgan SJ, Moore-Jeffries EW, et al: Cardiac assist by extracorporeal membrane oxygenation with in-line left ventricular venting. Trans Am Soc Artif Intern Organs 30: 99-102, 1984.
9) 許　俊鋭, 元山　猛, 尾本良三, ほか: 開心術後重症心不全症例と心原性ショックを伴った非手術症例に対する補助循環治療. 人工臓器 22: 286-291, 1993.
10) Patel SM, Lipinski J, Al-Kindi SG, et al: Simultaneous Venoarterial Extracorporeal Membrane Oxygenation and Percutaneous Left Ventricular Decompression Therapy with Impella Is Associated with Improved Outcomes in Refractory Cardiogenic Shock. ASAIO J 2018 Feb 27
11) Liotta D, Hall CW, Henly WS, et al: Prolonged assisted circulation during and after cardiac or aortic surgery. Prolonged partial left ventricular bypass by means of intracorporeal circulation. Am J Cardiol 12: 399, 1963.
12) 古田昭一, 鰐淵康彦, 井野隆史, ほか: 補助人工心臓の臨床. 人工臓器 10: 657-660, 1981.
13) Starnes VA, Oyer PE, Portner PM, et al: Isolated left ventricular assist as bridge to cardiac transplantation. J Thorac Cardiovasc Surg 96: 62-71, 1988.
14) Gemmato CJ, Forrester MD, Myers TJ, et al: Thirty-five years of mechanical circulatory support at the Texas Heart Institute: an updated overview. Tex Heart Inst J 32: 168-177, 2005.
15) Westaby S, Banning AP, Jarvik R, et al: First permanent implant of the Jarvik 2000 Heart. Lancet 356: 900-903, 2000.
16) Rose EA, Gelijns AC, Moskowitz AJ, et al: Long-term use of a left ventricular assist device for end-stage heart failure. N Engl J Med 345: 1435-1443, 2001.
17) Griffith BP, Kormos RL, Borovetz HS, et al: HeartMate Ⅱ left ventricular assist system: from concept to first clinical use. Ann Thorac 71: S116-120, 2001.
18) Nishinaka T, Schima H, Roethy W, et al: The DuraHeart VAD, a magnetically levitated centrifugal pump: the University of Vienna bridge-to-transplant experience. Circ J 70: 1421-1425, 2006.
19) Yamazaki K, Saito S, Kihara S, et al: Completely pulsatile high flow circulatory support with a constant-speed centrifugal blood pump: mechanisms and early clinical observations. Gen Thorac Cardiovasc Surg 55: 158-162, 2007.
20) Slaughter MS, Rogers JG, Milano CA, et al; HeartMate Ⅱ Investigators; Advanced heart failure treated with continuous-flow left ventricular assist device. N Engl J Med 361: 2241-2251, 2009.
21) Zimpfer D, Netuka I, Schmitto JD, et al: Multicentre clinical trial experience with the HeartMate 3 left ventricular assist device: 30-day outcomes. Eur J Cardiothorac Surg 50: 548-554, 2016.
22) Dennis C, Hall DP, Moreno JR, et al: Left atrial cannulation without thoracotomy for total left heart bypass. Acta Chir Scand 123: 267-279, 1962.
23) Frazier OH, Wampler RK, Duncan JM, et al: First human use of the Hemopump, a catheter-mounted ventricular assist device. Ann Thorac Surg 49: 299-304, 1990.
24) Kyo S, Motoyama T, Miyamoto N, et al: Percutaneous introduction of left atrial cannula

25) Brinkman WT, Rosenthal JE, Eichhorn E, et al: Role of a percutaneous ventricular assist device in decision making for a cardiac transplant program. Ann Thorac Surg 88: 1462-1466, 2009.
26) Meyns B, Dens J, Sergeant P, et al: Initial experiences with the Impella device in patients with cardiogenic shock-Impella support for cardiogenic shock. Thorac Cardiovasc Surg 51: 312-317, 2003.
27) Van Mieghem NM, Daemen J, den Uil C, et al: Design and principle of operation of the HeartMate PHP (percutaneous heart pump). EuroIntervention 13: 1662-1666, 2018.
28) Cooley DA, Liotta D, Hallman GL, et al: Orthotopic cardiac prosthesis for two-staged cardiac replacement. Am J Cardiol 24: 723-730, 1969.
29) Joyce LD, DeVries WC, Hastings WL, et al: Response of the human body to the first permanent implant of the Jarvik-7 Total Artificial Heart. Trans Am Soc Artif Intern Organs 29: 81-87, 1983.
30) Dowling RD, Gray LA Jr, Etoch SW, et al: Initial experience with the AbioCor implantable replacement heart system. J Thorac Cardiovasc Surg 127: 131-141, 2004.
31) Spencer FC, Eiseman B, Trinkle JK, et al: Assisted circulation for cardiac failure following intra-cardiac surgery with cardiopulmonary bypass. J Thorac Cardiovasc Surg 49: 56, 1965.
32) DeBakey ME: Left ventricular bypass pump for cardiac assistance. Clinical experience. Am J Cardiol 27: 3-11, 1971.
33) Copeland JG, Levinson MM, Smith R, et al: The total artificial heart as a bridge to transplantation: A report of two cases. JAMA 256: 2991, 1986.
34) Norman JC, Brook MI, Cooley DA, et al: Total support of the circulation of a patient with post-cardiotomy stone-heart syndrome by a partial artificial heart (ALVAD) for 5 days followed by heart and kidney transplantation. Lancet 1 (8074): 1125-1127, 1978.

（許　俊鋭）

左心ベントの併用

PCPS＋左心ベント

　PCPSは逆行性に送血されるため，後負荷が増大する．左心系の圧が上昇すると肺うっ血に陥るため，積極的に後負荷を軽減することを考慮しなければならない症例もある．後負荷の軽減に有効とされるIABPとの併用については，PCPSを単独で施行するよりも圧が軽減されるという実験的な報告もあり[1]，いくつかの施設では左室の後負荷および肺うっ血の軽減を目的としてIABPをPCPSと一緒に使用しているようだが，ルーチンに併用することを裏付けるような決定的なデータはない[2,3]．左心系を減圧し，肺うっ血に陥るのを防ぐ最も有効な方法は，何かしらの方法で左心系の血液を脱血することである．東京大学医学部附属病院では人工心肺で使用しているベントカニューレもしくは脱血カニューレ（16Frもしくは18Fr）を肋間開胸下で左心系に挿入し，PCPS脱血回路の枝管に接続して管理することもある．

Central ECMO（＋左心ベント）

　PCPSの欠点としては，ほとんどの症例で挿管管理，鎮静が必要であり，股関節の屈曲が制限されるために積極的なリハビリテーションが行えない，心機能回復時に自己肺での酸素加能が悪い場合は上肢が低酸素状態に陥る（central hypoxia）などが挙げられる．また，送脱血カニューレのサイズは大腿動静脈の太さに依存してしまうため，全身状態を改善させるために必要な流量が確保しにくい場合もある．これらの欠点を補う方法がcentral

カニュレーション方式のECMO（central ECMO）であり，開胸下で送血，脱血カニューレをそれぞれ上行大動脈，右房に挿入する［成人症例では，ニプロVAD送血カニューレ（人工血管部分を上行大動脈に縫着），先端がL字に曲がっている人工心肺用の脱血カニューレを使用］。使用する回路はPCPSで使用する回路と同じである。しかし，central ECMOも左室の後負荷を増大させるため[4]，必要に応じて脱血カニューレ（16Frもしくは18Fr）を左心系に挿入し，脱血回路に接続して管理する必要がある場合もある[5] 図1 。Central ECMO装着後は，自己心機能の回復もしくは次の循環補助法にステップアップするまでリハビリテーションを進める。リハビリテーションを行う際には，酸素需要の増大およびカニューレの貫通部や回路の不具合には十分に注意を払うことが必要である。

ECPELLA

2017年にFDAによりIMPELLA®はハイリスクPCI（PTCA）に加えて心原性ショックに対する短期使用補助循環デバイスとして承認された。Patelは心原性ショック症例においてVA-ECMOを施行した症例で，VA-ECMO+IMPELLA（ECPELLA）とした症例は30日死亡率が低く，カテコラミン使用量も低いことを報告し，経皮的補助人工心臓を用いた積極的な左心ベントの臨床的有効性を明らかにした[6]。

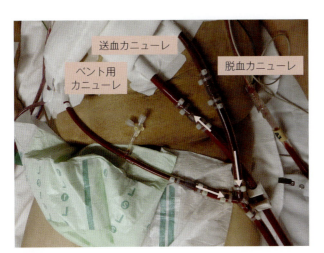

図1 Central ECMO+左心ベント
脱血カニューレと左心ベント用に挿入したカニューレをYコネクターに接続し，脱血回路につなげる。

文献

1) 高本真一, 木本誠二：心臓性ショック犬における大動脈バルーンパンピングと酸素化装置のないV-Aバイパス併用法の血行動態に及ぼす効果. 日胸外会誌 27: 902-909, 1979.
2) Ma P, Zhang Z, Song T, et al: Combining ECMO with IABP for the treatment of critically Ⅲ adult heart failure patients. Heart Lung Circ 23: 363-368, 2014.
3) Cheng R, Hachamovitch R, Makkar R, et al: Lack of Survival Benefit Found With Use of Intraaortic Balloon Pump in Extracorporeal Membrane Oxygenation: A Pooled Experience of 1517 Patients. J Invasive Cardiol 27: 453-458, 2015.
4) Sauren LD, Reesink KD, Selder JL, et al: The acute effect of intra-aortic balloon counterpulsation during extracorporeal life support: an experimental study. Artif Organs 31: 31-38, 2007.
5) Eugene J, McColgan SJ, Moore-Jeffries EW, et al: Cardiac assist by extracorporeal membrane oxygenation with in-line left ventricular venting. Trans Am Soc Artif Intern Organs 30: 99-102, 1984.
6) Patel SM, Lipinski J, Al-Kindi SG, et al: Simultaneous Venoarterial Extracorporeal Membrane Oxygenation and Percutaneous Left Ventricular Decompression Therapy with Impella Is Associated with Improved Outcomes in Refractory Cardiogenic Shock. ASAIO J 2018.

（柏　公一）

I 補助人工心臓の基本知識を理解する！

3 補助人工心臓の開発と原理

完全置換型人工心臓と補助人工心臓

　人工心臓の技術開発の歴史は，1957年米国Cleveland Clinic病院でKolff-Akutsu博士の動物実験から始まったといえる。人工心臓の初めての臨床使用は1969年であったが，適切な抗血栓性材料の開発を待って，1981年から「完全置換型人工心臓」（Jarvik-7）の臨床試験が行われた。2006年には電気油圧式で完全置換型のABIOMED社AbioCor®が開発され，人道的承認（humanitarian device exemption：HDE）を受けたが，臨床使用は15例で止まっている。

　感染防止に有効な植込型の拍動ポンプ（Novacor®，HeartMate®VE）を，生体心臓を残したまま植え込む「補助人工心臓」（ventricular assist device：VAD）の臨床使用が1987年から始まり，適用症例は合計で6,000例を超え，以後，補助人工心臓が中心となった。これらは植込型補助人工心臓の第1世代とよばれ，いずれも体重80kg以上の患者を対象として，ポンプ重量1,000gを超す大型のものであった。

　1998年より，「回転型」（連続流ポンプ）の補助人工心臓が導入され，技術革新が起きた。機械接触軸受を採用したポンプで第2世代とよばれる。重量300g以下という小型の軸流型であるため，植え込みが容易なことと部品点数が少なく信頼性が向上した効果が大きい（Jarvik-2000®，HeartMateⅡ®，HeartAssist5®）。

　回転型になったことにより，副産物として「非接触軸受」を導入して超高耐久性を持たせることが可能になり，再び技術革新が起きた。これが第3世代であり，遠心ポンプ式（サンメディカル技術研究所EVAHEART®，テルモ社DuraHeart®，HeartWare社HVAD®）が中心であるが，その臨床試験が2004年から始まった。また小児用まで適用できる動圧軸受軸流ポンプが国立循環器病研究センターなどによりNEDO（New Energy and Industrial Technology Development Organization）プロジェクトで開発された。2017年には残念ながらDuraHeart®が製造中止となったが，それに替わって動圧軸受遠心式のHVAD®が臨床試験を実施している。

　これら第2世代，第3世代の補助人工心臓は，体内植込型で，退院ができる点が大きなメリットであり，コントローラ／バッテリ（8～10時間使用）はキャリーバッグで携行できシャワーも使える。海外での新規植え込みはほとんどすべて，これら回転型ポンプになっており，国内でも適用患者は退院，就労・就学復帰までできるようになっている。

　またポンプ選択については，米国レジストリーINTERMACS profileによれば，2008年までは拍動流型と連続流型の適用が半々であったが，臨床研究で生存率に差が認められたため，2010年以降の新規植え込みでは，ほとんどすべての患者に連続流型が使われる傾向となっている。

　以上を整理すると，人工心臓システムの外観は **図1, 2** のように変遷してきた。
①ガスボンベを使用し，病院でのみ使用される空気圧拍動型
②駆動ポンプを電動にし，機内持ち込みも可能なキャリー携行拍動型

第1世代（電磁式拍動型）

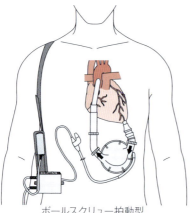

ボールスクリュー拍動型
（Thoratec社HeartMate®XVE）

第2世代（接触回転型）

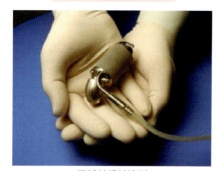

機械軸受軸流型
（JarvikHeart社 Jarvik 2000®）

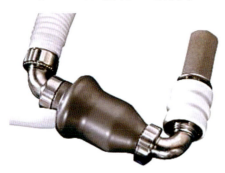

機械軸受軸流型
（Abbott/ニプロ社HeartMateⅡ®）

第3世代（非接触回転型）

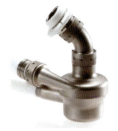

メカニカルシール遠心型
（サンメディカル技術研究所EVAHEART®）

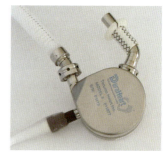

磁気軸受遠心型
（テルモ社DuraHeart®）

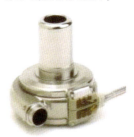

動圧軸受遠心型
（Medtronic/HeartWare社HVAD®，未承認）

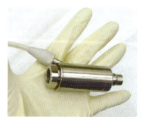

動圧軸受軸流型
（国循他NEDOプロジェクト研究，未承認）

図1 人工心臓の種類（第1世代から第3世代へ）

③植込み完全置換型
④電磁拍動型の植込みVAD
⑤接触回転型の植込みVAD
⑥非接触回転型の植込みVAD

3 補助人工心臓の開発と原理

a：体外設置型補助人工心臓
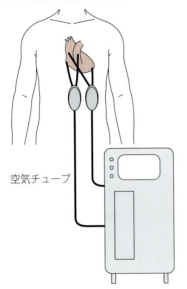
空気チューブ

b：キャリー携行型補助人工心臓
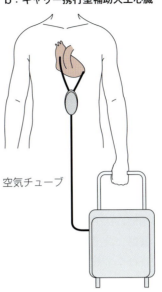
空気チューブ

c：完全置換型人工心臓
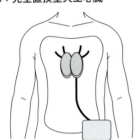

d：拍動植込型補助人工心臓
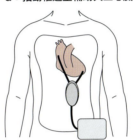

e：接触回転型補助人工心臓
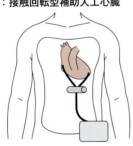

f：非接触回転型補助人工心臓
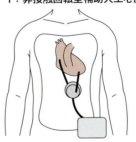

図2 人工心臓の種類と形態

I 補助人工心臓の基本的知識を理解する！

血液ポンプの基礎理論 1〜3)

使用する血液ポンプの形式は，弁が有るもの，弁が回転するもの，弁が無いものに大別され，列挙すると

　①拍動容積型（拍動流ポンプ）：弁があって往復運動により拍動流を生じるもの
　②回転容積型：小部屋に仕切ってバケツリレーするもの
　③回転速度型（連続流ポンプ）：弁が無くて回転運動で連続流を生じるもの

である。生じる血液流れの点からは，拍動流型（①,②）と連続流型（③）に大別される。このうち人工心臓ないし体外循環として実用化されたのは，ダイヤフラム式，プッシャプレート式，ローラーポンプ，遠心ポンプおよび軸流ポンプである 図3。

人工心臓に要求されるポンプ性能は，

　①左心補助には平均100mmHg（80〜120mmHg）の圧力上昇
　②右心補助には平均20mmHg（15〜25mmHg）の圧力上昇
　③血流量は全量補助であれば成人安静時5L/min（最小2〜最大10L/min）程度である。

> **Point** なお拍動流ポンプでは，一拍の拍出量がほぼ決まっているので，血液流量はポンプで決められる。しかし連続流ポンプは所定の圧力を発生するポンプなので，血液流量は生体の循環抵抗つまりその日の患者状態に依存する。

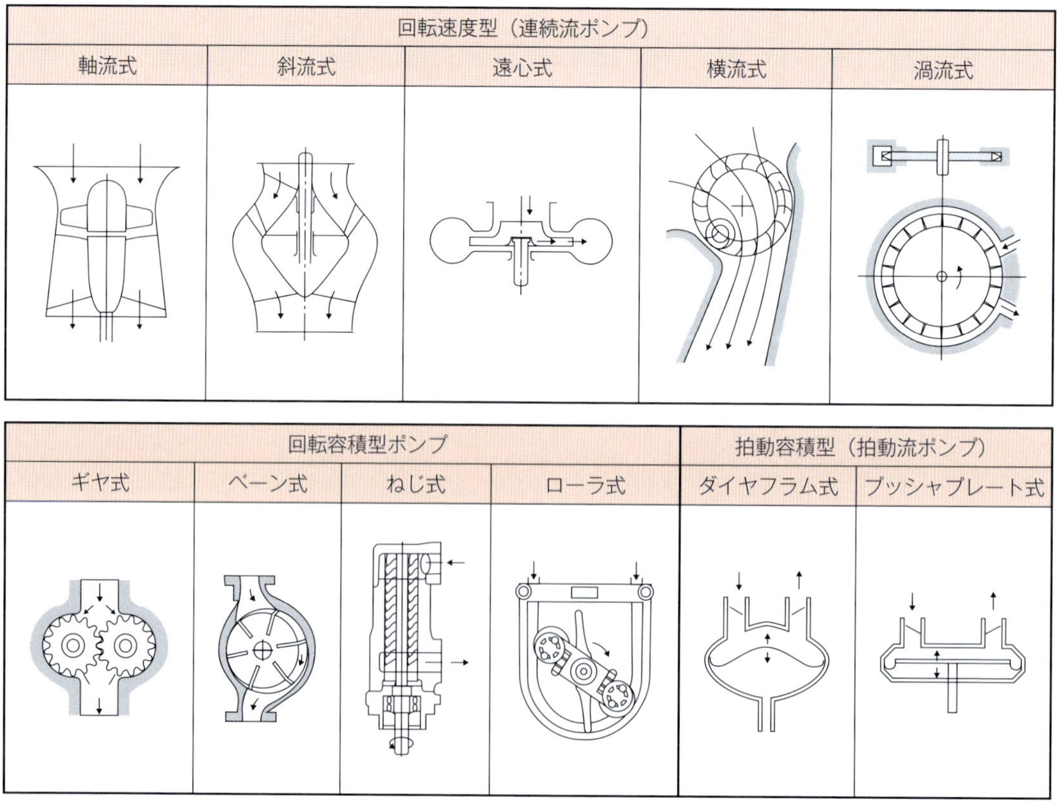

回転速度型（連続流ポンプ）				
軸流式	斜流式	遠心式	横流式	渦流式

回転容積型ポンプ				拍動容積型（拍動流ポンプ）	
ギヤ式	ベーン式	ねじ式	ローラ式	ダイヤフラム式	プッシャプレート式

図3 ポンプ形式の分類

拍動流ポンプ 図4

　拍動流ポンプ（拍動容積型）では，原理的に一拍の拍出量がほぼ決まっているので，血液流量はポンプが決めている．いわば拍動流ポンプは「定流量発生装置」と考えてよい．

　拍動流ポンプでは，ダイヤフラム式とプッシャプレート式が代表的である．ポリマー製の隔膜（ダイヤフラム）の裏側を気体や流体で押し引きすると，表側の血液は弁の開閉に応じて一方向に駆出される．プッシャプレート式は，隔膜の裏に金属製押し板（プッシャプレート）を押し当てて力をかける形式で，隔膜の耐久性が有利である．

　前述のように，補助人工心臓の第1世代は，拍動流ポンプ（Novacor®，HeartMate®VE）を，生体心臓を残したまま植え込んで感染防止を図るもので，臨床使用が1987年から始まり，適用症例は合計で6,000例を超えた．

　完全置換型拍動流ポンプの人工心臓の承認には時間を要し，2006年に隔膜を油圧で駆動する形式（AbioCor®）が米国承認を取得したが，適用症例数はその後伸びていない．

　ほかに体外循環用ではあるが，回転容積型の代表的なものとして，「ローラーポンプ」（チューブポンプ，Peristatic pump）があり，長年の臨床使用実績がある．心肺につながったチューブを2つ以上のローラーでしごく構造をしており，出てくる流れは拍動流となるので，拍動流ポンプとして分類しておく．

a：電気油圧式完全置換型
（ABIOMED 社 AbioCor®，
米国 HDE 承認）

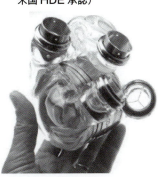

b：ボールネジを利用した
プッシャプレート式
（Thoratec社HeartMate®XVE）

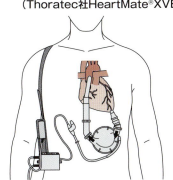

c：チューブをしごく
体外循環用ローラーポンプ

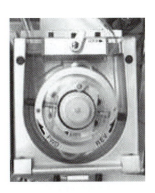

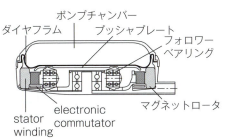

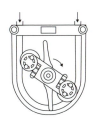

図4　拍動流ポンプ

連続流ポンプ：遠心ポンプと軸流ポンプ　図5　1～3)

　連続流ポンプ（回転速度型，Turbo pump）は基本的に一定圧力を発生するだけで，血液流量は生体の循環抵抗，つまりその日の生体状態に依存するため，たとえばポンプ流量には日内変動が現れる。いわば連続流ポンプは「定圧力発生装置」に相当する。かつて一定回転で使用するため脈が無くなるのではないかという懸念があったが，心臓と並列に補助人工心臓を装着することにより，弁の開閉に応じて流路抵抗が変化し，ポンプ圧力が一定であっても血流量は拍動流となることが臨床的に確認され，無拍動となる心配はまったく無いことが，使用上の安心感をもたらしている。

　連続流ポンプは，分類するとさらに遠心ポンプや軸流ポンプに分かれる。

　「遠心ポンプ」(Centrifugal pump)の原理は，旋回する流れでは外周が高圧に，中心が低圧になることを利用して流体を駆出するもので，必ずしも流線形の羽根は必要ない。遠心ポンプでは流量によらない旋回流が得られることから，流量によらず発生圧力が一定となる傾向がある。

　一方，「軸流ポンプ」(Axial-flow pump)は流線形の羽根によって流れの方向を曲げ，形成されるらせん流れで圧力が上がることを利用するものである。ただし流れの剥離を防止するため，若干高目の回転数が設定され，1万rpm程度で動作するものが多い。羽根の役

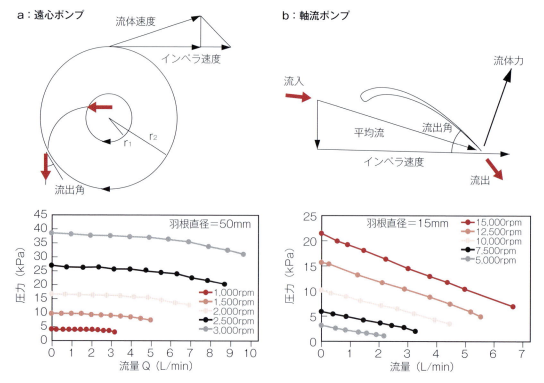

図5　連続流ポンプ－遠心ポンプと軸流ポンプ

割は飛行機の羽根と同様であり，流量が低い状態では相対流入角が大きいため，羽根に働く力も発生圧力も高いが，流量が上がると相対流入角が小さくなり，いわば風車の状態となって発生圧力が下がる．このため流量の増加とともに回転数を上げて，発生圧力を維持する必要が生じる．

いずれも，旋回流の発生による圧力上昇が共通原理であるため，設計では遠心型から軸流型まで連続的な設計が可能であり，中間形状はとくに「斜流ポンプ」と呼ばれることもある．

連続流ポンプに用いられる軸受の種類 図6 [4)]

1998年より軸流型（Jarvik 2000®，HeartMate Ⅱ®，DeBakey VAD）の臨床適用が始まり，軸流型の合計使用数はすでに27,000例を超えている．

第2世代の補助人工心臓は機械式軸受を採用しており，多くは貫通軸の無いシールレス・ポンプであり，軸流式ではダブルピボット軸受で羽根車を支持する形式が多い．

このほかに，補助循環用遠心ポンプでは，一点接触式のモノピボット軸受なども使用されている．

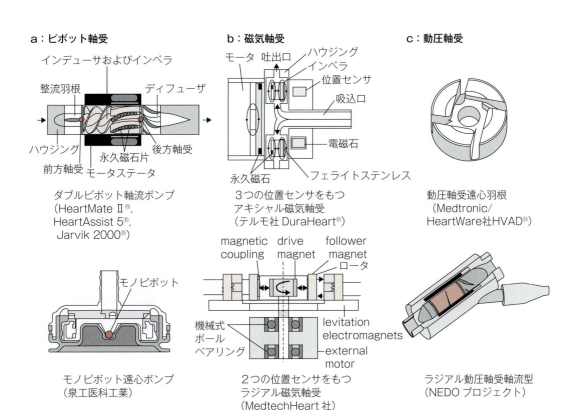

図6 軸受の種類

a：心内留置型ポンプ・カテーテル（ABIOMED社 IMPELLA2.5®/5.0®）

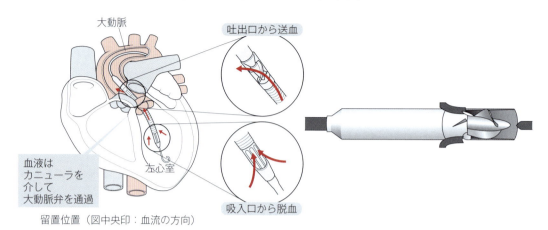

b：体外循環・右心用磁気軸受遠心ポンプ（Throratec社 CentriMag）

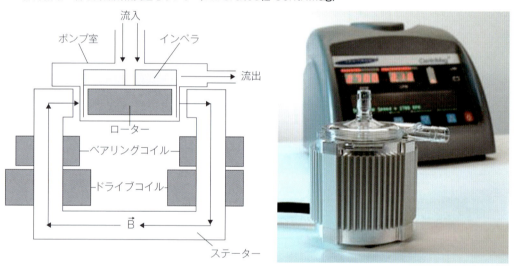

c：早期治療用遠心ポンプ（Circulite社 Synergy）

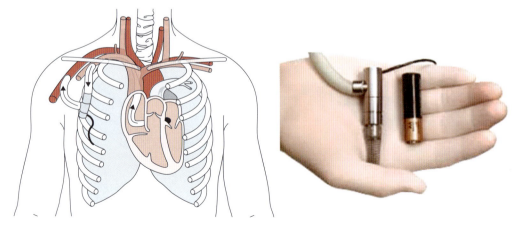

図7 その他の補助人工心臓ポンプ

第3世代補助人工心臓は非接触式軸受を採用しており，臨床適用は2004年から始まった(DuraHeart®, EVAHEART®)。長期植え込みに耐える軸受としては，磁気軸受と流体動圧軸受がある。

「磁気軸受」は位置センサによりインペラ位置を検出して，電磁石で一定位置に能動制御するものであり，隙間200μm以上を維持することが可能である。遠心ポンプと組合わせているものが多く(テルモ社DuraHeart®など)，方式としては回転軸方向制御方式(センサ3個)および半径方向制御方式(センサ2個)がある。

一方，「流体動圧軸受」の原理は，数10ミクロンオーダーの狭いくさび形隙間ないし矩形溝に入り込む流体が，潤滑理論により局所圧を発生して隙間を押し広げるものであり，センサレスで動作する。ただし溶血を回避できる50μm以上の隙間の維持が必要であり，臨床に到達している動圧軸受の多くは，永久磁石による磁気バランスと組合わせて構成されている(HeartWare社HVAD®など)。

軸受ではないが，羽根駆動軸とケーシング支持軸のわずかな隙間に冷却水を循環させて，血液と水の混合を遮断する「メカニカルシール」構造を採用した遠心ポンプの例(サンメディカル技術研究所EVAHEART®)がある。この場合，鏡面研磨した金属面が相対回転してその間に冷却水が循環しており，一方，モータ駆動軸は流体動圧軸受で非接触支持する構造をしている。

その他の補助人工心臓ポンプ

移植相当の重症心不全という診断が下される前に使用される，補助循環用ポンプも開発されている。長期補助人工心臓植え込みの診断が出るまでの循環補助(Bridge-to-decision)，いわば短期補助人工心臓として，海外では体外設置型の磁気軸受式遠心ポンプ(Thoratec社CentriMag)などが臨床使用され始めている。また救急の循環補助には心室に先端を挿入するカテーテル式の軸流ポンプ(ABIOMED社IMPELLA2.5®/5.0®)[5]が国内導入された。また，心疾患早期に鎖骨下に埋め込んで，部分循環補助する超小型遠心ポンプ(Circulite社Synergy)なども海外では臨床使用されている 図7 。

人工心臓は空気拍動型から始まり，植え込み可能な電磁拍動型となり心機能代替に必要なパワーが実現した。さらに連続流回転型が導入されたことにより，超小型化と非接触軸受による超高耐久性が実現された。ポンプメカニズムの進歩が患者のQOLを急速に改善し，夢を現実のものにしたといって過言ではない。

文献

1) T. Yamane: Mechanism of Artificial Heart. Springer 1-77, 2016.
2) 山根隆志: 連続流ポンプの原理. 医学の歩み Vol.262(1), 2017.
3) ターボ機械協会編: ターボポンプ新改訂版. 日本工業出版, 2007.
4) 山根隆志, 丸山 修, 西田正浩, 小阪 亮: モノピボット遠心血液ポンプの実用化開発－製品につながる医工連携とは－. 産業技術総合研究所シンセシオロジー Vol.5(1): 16-24, 2012.
5) 医薬品医療機器総合機構: IMPELLA循環補助用ポンプカテーテル，審査結果報告書 2016. 6. 29

(山根隆志)

I 補助人工心臓の基本的知識を理解する！

4 補助人工心臓治療の社会基盤・施設認定基準を知る

①補助人工心臓治療関連学会協議会の設立経緯と役割

　1997年に臓器移植法が制定され，わが国でも法制下の心臓移植が始まった。しかし，「脳死を人の死」と認めなかったためにドナー心の提供は極端に制限され，日本の心臓移植は2年以上にわたる移植待機が必要となり，必然的に90％の症例が補助人工心臓のブリッジ（bridge to transplantation：BTT）を要するようになった。2010年に臓器移植法が改正され心臓移植数は一定の増加を見，2017年には56例にまで増加した。しかしその一方，2018年2月の心臓移植登録者数は665名にのぼり，移植待機期間はさらに延長して3年を要するようになり，成人心臓移植症例のほとんどが補助人工心臓のブリッジを要する状況である。

　植込型BTTデバイスとして2004年にNovacor® LVADが保険償還されたが，社会基盤構築（実施施設・実施医の育成・保険償還制度）が不十分であったため，2年間でわが国の市場より撤退した[1]。これを受け，日本胸部外科学会を中心とする関連学会は第2・第3世代植込型LVADの早期臨床導入を最重要課題として多くの取り組みを開始し，厚生労働省・経済産業省と協力し2005〜2006年に開発・審査ガイドラインを作成した[2〜4]。さらに2010年に関連学会で構築した「植込型LVAD基準案策定委員会」は実施基準（2010.11.16案）を厚生労働省に提出し，［在宅治療安全管理基準］を提言した[5]。また，植込型LVAD在宅治療安全管理に必要な人的資源として，4学会1研究会認定の人工心臓管理技術認定士の認定が2009年から始まった。「植込型LVAD基準案策定委員会」は2010年以降，8学会・2研究会で構成される「補助人工心臓治療関連学会協議会」へと拡大発展を遂げた。2011年の

表1 植込型LVAD臨床導入への産官学の取り組み

1. 治験推進	開発・審査ガイドライン（H17,18）
2. 製造販売承認促進	ニーズの高い医療機器申請・認定（H19）
3. 在宅安全管理体制構築	植込型LVAD基準案策定・提言（H20） 人工心臓管理技術認定士認定（H21〜27，344名） 補助人工心臓治療ガイドライン（H23〜）
4. 補助人工心臓普及・推進	VAD研修コースの開催 （H21〜，東大・女子医大，国循，阪大，東北大，九大） 学会主導の実施施設認定（H23〜28，実施施設48，管理施設8）
5. 社会基盤の確立	「早期承認と在宅安全治療体制構築」陳情（H21〜） J-MACSレジストリーの構築（H22，PMDA）

EVAHEART®，DuraHeart®の保険償還とともに補助人工心臓治療関連学会協議会による植込型LVAD実施施設認定も始まった。2018年までの8年間に植込型LVAD実施施設48施設，管理施設8施設，小児VAD実施施設13施設を認定した 図1 。人的資源としては，植込型LVAD実施医127名，人工心臓管理技術認定士344名を認定し，きたるべき植込型LVADのDT適応承認に向けて社会基盤の強化を図ってきた 図2 。植込型LVAD実施施設認定・実施医認定および人工心臓管理技術認定士認定に必要な教育の場として，2009年以降，全国で5つの補助人工心臓研修コースが開催（東京大学・東京女子医科大学共催，国立循環器病研究センター主催，大阪大学主催，東北大学主催，九州大学主催）されている。植込型LVAD治療成績の検証と有害事象の検証，および将来の新しい植込型LVAD臨床導入を容易にする目的で2010年にPMDA主導でJ-MACSレジストリーが構築[6]されたが，2017年に日本胸部外科学会・補助人工心臓治療関連学会協議会に運営主体が移行した。

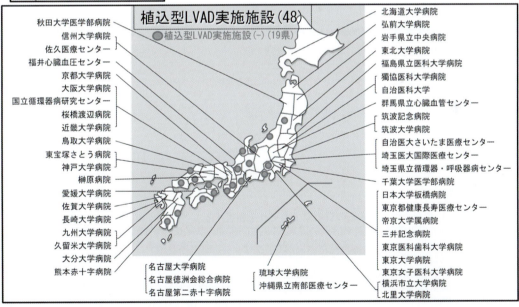

図1 認定された植込型LVAD実施施設，管理施設，小児VAD実施施設（2011〜2018年）
2018年の時点でなお19県で植込型LVAD実施施設はない。植込型LVAD管理施設を含めても15県で植込型LVAD治療拠点が県内に存在しない状況になっている。

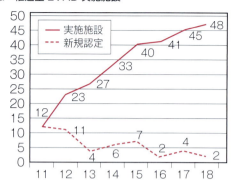
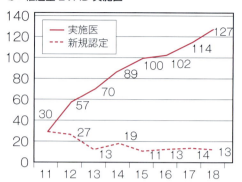
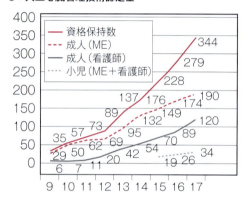

図2 植込型LVAD実施施設，実施医，人工心臓管理技術認定士の年次推移（2009～2018年）

文献

1) 許 俊鋭：循環器診療の質の向上とそれを阻害するもの 埋め込み型LVASの臨床導入：ノバコア保険償還の経緯と今後の課題. Cardiovascular Med-Surg 17: 87-91, 2005.
2) 次世代医療機器評価指標検討会（厚生労働省）／医療機器開発ガイドライン評価検討委員会（経済産業省）合同検討会について（http://www.aist.go.jp/pdf/aist_j/iryoukiki/2009/introduction-GuideLineAIST.pdf）
3) 経済産業省：体内埋め込み型能動型機器分野（高機能人工心臓システム）開発ガイドライン2007（http://www.meti.go.jp/policy/mono_info_service/service/iryou_fukushi/downloadfiles/200705-2.pdf）
4) 厚生労働省：次世代医療機器評価指標の公表について，次世代型高機能人工心臓の臨床評価のための評価指標. 薬食機発第0404002号，平成20年4月4日.
5) 補助人工心臓治療関連学会協議会：植込型補助人工心臓の使用に係る体制等の基準案について. 日本臨床補助人工心臓研究会HP（http://www.jacvas.com/application/2/standard）
6) 医薬品医療機器総合機構：トラッキング医療機器のデータ収集評価システム構築に関する検討について（https://www.pmda.go.jp/safety/surveillance-analysis/0009.html）

（許　俊鋭）

I 補助人工心臓の基本的知識を理解する！

4 補助人工心臓治療の社会基盤・施設認定基準を知る

②植込型補助人工心臓にかかわる開発・審査のガイドライン

　2006年，国内規制のために拍動植込型補助人工心臓Novacor®が日本を撤退して，わが国では植込型の空白期間が4年間続くことになった。そこで植込型人工心臓の審査のルールを構築するため，2007〜2008年に人工心臓の開発ガイドラインと臨床評価指標[1,2]が産学官の協力で定められた。その結果，撤退4年後にようやく新しい植込型補助人工心臓の国産2機種（EVAHEART®，DuraHeart®）が薬事承認された。海外機種（HeartMate II®, Jarvik 2000®）もわが国に再上陸し 表1 ，現在では年間140人の重症心疾患患者が補助人工心臓の治療を受けられるようになり，その多くは退院して在宅医療に移行するか心臓移植に至っている。

表1 植込型補助人工心臓4機種の承認までの足跡

2004	テルモ社DuraHeart®欧州治験開始（33例）
2005	サンメディカル社EVAHEART®国内治験開始（18例）
2007	医療ニーズの高い医療機器等の早期導入対象品目に
2007.5	経産省　高機能人工心臓開発ガイドライン制定
2008.4	厚労省　人工心臓の臨床評価指標通知発出
2008	DuraHeart®国内治験開始（6例）
2009.1	EVAHEART®承認申請
2009.9	DuraHeart®承認申請
2009	胸部外科学会等6学会1研究会による「植込型補助人工心臓実施基準案」作成
2010	植込型VAD実施基準管理委員会（施設・医師認定）設立
2010	人工心臓の早期承認及び保険収載の署名（7万人）
2010.2	ISO14708-5 Circulastory Support Devices制定
2010.12	EVAHEART®, DuraHeart®とも薬事承認
2012.11	HeartMate II® 薬事承認
2013.11	Jarvik 2000® 薬事承認

人工心臓の承認審査にあたって，有効性，安全性，品質に関してどのような項目を評価すべきか，記載した指標として医療機器ガイドラインがある。とくに審査前例のない新医療機器について，審査の評価指標を制定しようと，経済産業省と厚生労働省の合同事業として2005年度より次世代医療機器ガイドライン策定事業が始まった **図1**。

そのなかで体内植込型人工心臓に関しては，開発・審査の評価指標を定めることを目的として，日本胸部外科学会，日本人工臓器学会，（独）産業技術総合研究所，国立医薬品食品衛生研究所など，産学官の有識者（座長：許　俊鋭，松田　暉）を結集して検討を重ねた。

その結果，主として非臨床評価に関する

・経済産業省「体内埋め込み型能動型機器分野（高機能人工心臓システム）開発ガイドライン2007」2007年5月[1)]

および臨床評価に関する

・厚生労働省「次世代型高機能人工心臓の臨床評価のための評価指標」（薬食機発第0404002号2008年4月）[2)]

が策定された。この開発ガイドラインのうち，信頼性（耐久性試験）については，

「耐久性試験の試験条件と期間については，最低限80％ reliability，60％ confidence levelで6カ月の試験が必要であるが，国際ハーモナイゼーションの観点も勘案し，80％ reliability，80％ confidence levelで6カ月以上の試験について検討することを推奨する。なお試験はそのまま継続して，2年間以上実施することが望ましい。」

と定められ，動物実験（*in vivo*評価）については

「国際ハーモナイゼーションの観点を尊重し，動物実験の数量及び期間は特に指定しない。ただし使用目的に応じて，6頭60日以上ないし8頭90日以上の動物実験を行い，これをもって臨床試験に移行しても良いという十分な根拠を示せることが望ましい。」

とされた。評価指標通知では，臨床試験について，

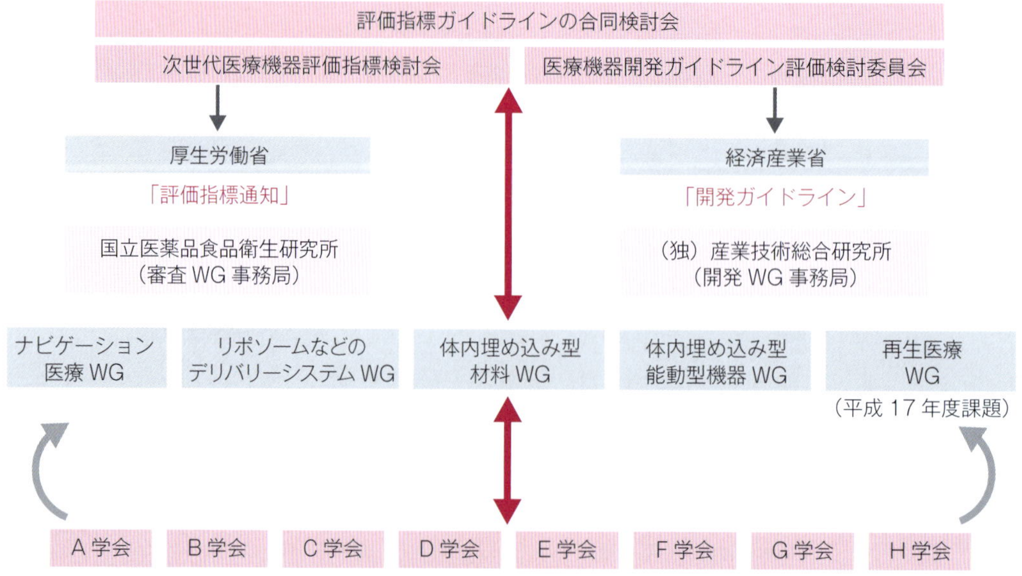

図1 医療機器開発ガイドライン・評価指標策定事業

「これまでの我が国での実績も考慮すると，症例数は当面安全性を考慮したFeasibility studyの性格を持つものは5例前後，Pivotal studyは15例前後が適切だと考えられる。また，治験実施期間としてFeasibility studyは植込み後3カ月を目安に評価を行うことが妥当と考えられ，Pivotal studyにおいては当面移植へのブリッジ（BTT）では植込み後6カ月の時点で，長期在宅使用（DT）では植込み後12カ月をエンドポイントに係る評価を行うことが妥当と考えられる。」

と具体的な目標値が定められ，開発者の目標設定が容易となった[3]。ただし学会が独断で症例数を決定したわけではなく，国内外の審査前例に基づいて決められたものである。

このガイドライン制定は，ISO 14708-5制定（2010年2月）や，FDA recommendation制定（2009年12月）に先んじること2年の時期であって，ガイドラインのみが人工心臓2機種の審査に間に合ったことから，その機動力を示すことにもなった 表1 。

この支援があったことにより，

① （株）サンメディカル技術研究所のEVAHEART®は，国内治験18例（うちピボタル試験15例）により，申請から24カ月で2010年12月に承認され，

② テルモ（株）のDuraHeart®は海外臨床試験33例および国内治験6例により，申請から15カ月で2010年12月に承認され，

③ ニプロ（株）のHeartMateⅡ®は海外臨床試験194例，国内治験6例により，申請から17カ月で2012年11月に承認され，

④ センチュリーメディカル（株）のJarvik 2000®は海外臨床試験24例，国内治験6例，および型式変更前臨床試験（参考資料）128例により，申請から3年で2013年11月に承認された。

このガイドラインには，トレーニングや在宅安全基準の考え方も含まれていることから，後に市販後の認定基準や患者基準を含む実施基準制定のもとにもなった 図2 。

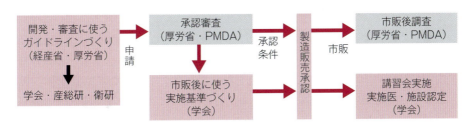

図2 新医療機器の承認にかかわる学会などの体制

文献

1) 経済産業省：体内埋め込み型能動型機器分野（高機能人工心臓システム）開発ガイドライン2007 2007年5月．
2) 厚生労働省：次世代医療機器評価指標の公表について，次世代型高機能人工心臓の臨床評価のための評価指標 薬食機発第0404002号，2008年4月4日．
3) Yamane T, Kyo S, Matsuda H, et al: Japanese Guidance for Ventricular Assist Devices/Total Artificial Hearts. Artificial Organs 34: 699-702, 2010.

（山根隆志）

Ⅰ 補助人工心臓の基本的知識を理解する！

4 補助人工心臓治療の社会基盤・施設認定基準を知る

③体外設置型補助人工心臓（成人用）の施設認定・保険償還

　体外設置型VADは1990年にゼオンVAD（東大型）と東洋紡VAD（現ニプロVAD，国立循環器病研究センター型）が，「開心術症例の体外循環離脱困難，術後低心拍出量症候群，その他の心原性循環不全」治療を目的に製造販売承認を受け，1994年に保険償還された。BVS5000およびAB5000（ABIOMED社）は，それぞれ2001年と2014年に製造販売承認・保険償還された 表1 。

　ともに急性心不全に対する短期補助を目的としたデバイスであり，2006年までは心臓移植へのブリッジ（BTT）使用が禁じられていた。しかし，2004年にBTT適応で保険償還されたNovacor®LVADが2年でわが国の市場を撤退したため，BTTデバイスが無くなったこと，2006年の時点で既に東洋紡VADが体外設置型ではあるが，BTTデバイスとして2年以上の補助が可能であることが明らかになっていたため，2006年にBTT使用禁止条項が外された。基本的には自己心機能の回復によるVAD離脱を目的としているため，VAD離脱まで病院内での管理を原則とし，患者は退院できない。

　施設認定には，年間心臓手術50例以上実施していて，1例以上のVAD治療経験を持つ心臓外科医1名を含む5名以上の心臓外科常勤医が必要である。また，心臓外科常勤医の内2名は5年以上の心臓外科臨床経験をもつことが求められている 表2 。現在全国でおよそ150施設が施設認定を受けている。参考のために材料費 表3 および禁忌・禁止事項 表4 を掲載する。

　問題は禁忌・禁止事項に「使用が30日以上に及ぶ場合は，30日毎にデバイス（補助人工心臓セット）を交換すること。」と記載されていることであり，30日以上使用してポンプに問

表1 保険償還　K 603 補助人工心臓（成人用）　（1日につき）

1	初日	54,370点
2	2日目以降30日まで	5,000点
3	31日目以降	4,000点

開心術症例の体外循環離脱困難，開心術症例の術後低心拍出量症候群，その他の心原性循環不全に対して補助人工心臓を行った場合に算定する。ただし，重症感染症，重症多臓器不全を合併する症例に対して行った場合は算定できない。

（平30保医発0305・1）

表2 （体外設置型）補助人工心臓に関する施設基準（成人用）

- ○心臓血管外科を標榜している病院である。
- ○開心術（冠動脈，大動脈バイパス移植術を含む）の症例が年間50例以上ある。
- ○常勤の心臓外科医が5名以上配置されており，このうち2名以上は心臓血管外科の経験5年以上有しており，1名は少なくとも1例以上の補助人工心臓の経験を有している。
- ○当該手術を行うために必要な次に掲げる検査等が，当該医療機関内で常時実施できるよう，必要な機器を備えている。
  - ア　血液学的検査
  - イ　生化学的検査
  - ウ　画像診断

（平30保医発0305・1）

表3 特定保険医療材料（材料価格）

129　補助人工心臓セット（成人用）
体外型（成人用）　　　3,210,000円

- a 当該材料の材料価格には，補助人工心臓血液ポンプ，送血用カニューレ，脱血用カニューレ，駆動用チューブ，スキンカフ，タイバンドおよびシリコン栓の材料が含まれ，別に算定できない。
- b 左心補助，右心補助についてそれぞれ一個を限度として算定できる。

表4 禁忌・禁止

1．適用対象（次の患者には使用しないこと）

- ○重症感染症，重症多臓器不全を合併する症例。
- ○医師が判断して最終的な救命が困難と判断する症例。

2．併用医療機器

- ○東洋紡製補助人工心臓駆動装置もしくはミユキエレックス（旧ボン電気）製（VCT-50等），泉工医科工業製補助人工心臓駆動装置（モバート）を必ず使用し，それ以外の駆動装置は使用しないこと。

3．使用方法

- ○使用が30日以上に及ぶ場合は，30日毎にデバイス（補助人工心臓セット）を交換すること。
- ○再使用，再滅菌しないこと。
- ○血液回路として本セット品以外の医療機器とは接続しないこと。
- ○人工血管にアルブミンを浸透させ，オートクレーブをかける方法は行わないこと。
- ○患者への装着終了後は，患者に対して心臓マッサージを行わないこと（脱血用カニューレが左心室の心筋等を損傷するおそれがある）。

（ニプロ補助人工心臓セット（添付文書），NIPRO医療関係者向け情報HPより引用）

題が生じた場合，禁忌・禁止事項に抵触する点である。逆に，30日毎にデバイスを交換した場合，ポンプ交換のリスクに加え膨大なコストが生じることと感染機会が増加することが大きな問題となる。この禁忌事項の早急な見直しが必要であることは筆者が機会あるごとに主張してきた点であるが改正の動きはない。

（許　俊鋭）

I 補助人工心臓の基本的知識を理解する！

4 補助人工心臓治療の社会基盤・施設認定基準を知る

④植込型補助人工心臓の施設認定・実施医認定・保険償還
（協議会認定基準と厚生局の基準）

　2004年のNovacor®保険償還時に定められた施設認定基準は，心臓移植へのブリッジ（BTT）適応ということにこだわるあまり，施設認定基準を著しく厳しくした[1]。それゆえ，当初認定されたのは当時の心臓移植実施認定施設7施設のうち2施設のみであった。結果，植込型LVAD治療の恩恵を受けられる機会が極端に制限されたのみならず市場が形成されなかったためビジネスとしても成立せず，2年を待たずNovacor®はわが国の市場から撤退した。以後，2011年にEVAHEART®，DuraHeart®が保険償還されるまでの5年間，日本では植込型LVADは使用できず，体外設置型VADにより数年におよぶBTT期間を克服することが強いられた。

　2005年から始まった第2・第3世代植込型LVAD臨床治験に対応して，日本胸部外科学会を中心に「植込み型人工心臓に係る体制等の要件策定委員会」が立ち上がり，2008年4月に発展的に「補助人工心臓治療関連学会協議会」が設立された。同協議会は，日本における植込型LVAD治療の普及と治療成績向上を目的として「植込型補助人工心臓」実施基準（2010.11.16案，**表1，2**）を厚生労働省に提案した[2]。実施基準には①適応基準，②実施施設認定基準，③実施医基準，④在宅治療安全管理基準の項目からなり，付録として「在宅治療安全管理基準に関する内容説明」，参考資料として「在宅治療安全管理基準の遵守に必要な体制のまとめ」，「在宅経過観察基準の例」が添付された。

実施施設基準

　「実施施設基準」は補助人工心臓治療関連学会協議会に設置された実施基準管理委員会により管理され，「植込型補助人工心臓実施施設・実施医」の認定実務は認定委員会が行っている。別に，厚生労働省は特掲診療料のなかの手術料算定の施設基準において，植込型補助人工心臓（非拍動流型）に関する施設基準（厚生局保険償還届出基準）を定めている。この2つの基準は2重構造になっていて，協議会が認定した施設がそれぞれの地方厚生（支）局に保険償還申請を出す仕組みになっている。すなわち，保険償還されるためには厚生局保険償還届出基準を満たす必要がある。協議会認定条件は，チーム医療と在宅安全管理体制，レジストリー，治療成績評価体制まで含んだ広範な植込型補助人工心臓治療をサポートす

表1 「植込型補助人工心臓」実施施設基準

	厚生局保険償還届出基準	関連学会協議会の実施施設基準
病院要件	心臓血管外科を標榜	心臓血管外科を標榜している心臓血管外科専門医認定修練基幹施設
開心術症例数	年間100例以上	年間100例以上
常勤医師	・心臓血管外科医5名以上 ・2名は心臓血管外科経験5年以上 ・1名は1例以上のVAD経験	・植込型LVAD実施医1名以上 ・人工心臓管理技術認定士1名以上 ・医療チーム（循環器内科医・看護師・臨床工学技士を含む）
VAD臨床経験	VAD装着手術が過去5年間5例以上，うち3例は過去3年以内，うち1例は90日以上の管理（ベッド外リハビリ）	VAD装着手術が過去5年間3例以上，うち1例は90日以上の管理（ベッド外リハビリ）
施設認定	関係学会（補助人工心臓治療関連学会協議会）が認定した施設	心臓移植実施認定施設，あるいは実施認定施設と密接に連携を取れる施設
VAD研修	所定研修修了常勤医2名	実施医基準 表2 に記載
検査機器 （常時実施可能）	・血液学的検査・生化学的検査 ・画像診断	規定なし （当然，実施可能である事が前提）
適応検討委員会	・循環器内科医を含めた委員会 ・統合的な治療・看護体制	・循環器内科医を含めた委員会 ・統合的な治療・看護体制
体外設置型VAD・設備	緊急時装着可能	・体外設置型VAD認定施設 ・緊急時装着可能
在宅治療管理体制	規定なし	体制が組め，緊急対応が取れる
J-MACS	規定なし	参加に同意
協議会による評価	規定なし	評価を受けることの同意

表2 「植込型補助人工心臓」実施医基準

(1) 心臓血管外科専門医，または日本胸部外科学会指導医，または日本心臓血管外科学会国際会員である。
(2) 日本胸部外科学会，日本心臓血管外科学会，日本人工臓器学会に所属している。
(3) 使用する植込型補助人工心臓システムについての研修プログラムを受講している。
(4) 術者または指導的助手として3例以上の補助人工心臓装着手術経験を持つ。
(5) 上記基準に基づき，補助人工心臓治療関連学会協議会植込型補助人工心臓実施基準管理委員会による認定を受けている。

る社会基盤の確立を目指したものであり，経験症例数の条件に限っては厚生局保険償還届出基準より緩和されている。また，2つの基準の「過去5年間の症例経験」が申請時期によって若干の差異が出ることや，心臓血管外科常勤医数が異なる点も注意を要する。

2018年2月の時点で植込型LVAD実施施設48施設，小児VAD実施施設13施設，植込型LVAD管理施設8施設，人工心臓管理技術認定士344名が認定され資格を所持している。しかし，2018年の時点でなお19県では植込型LVAD実施施設がない。植込型LVAD管理施設を含めても，15県で植込型LVAD治療拠点が県内に存在しない状況になっている（p.35 I-4-① 図1，2）。

保険償還

植込型補助人工心臓の保険償還は手術料（K604-2）と在宅指導管理料（C116）で規定され，デバイス価格は材料価格基準129で規定されている 表3 。2004年のNovacor®償還時に設けられたK604-1，C115（拍動流型）は削除された。K604-1とK604-2，およびC115とC116の大きな違いは91日目以後の指導管理料が，1カ月6万円（C115）から45万円（C116）に引き上げられ，十分な在宅安全管理料が支払われるようになったことである。また，もう1つの大きな変更点はK604-1で規定されていた算定要項「植込型補助人工心臓（拍動流型）の対象患者は，（社）日本臓器移植ネットワークに登録された心臓移植待機中の患者又は登録申請中である移植希望患者（全身状態の悪化等やむを得ない理由により当該手術を必要とする場合に限る）に限るものとする。」を削除したことである。すなわち，日本循環器学会心臓移植委員会が定めている基本原則を，救命のため緊急性がある場合は日本循環器学会心臓移植委員会への移植適応評価申請を省略してVAD植え込みを実施してよいとの考え方である 図1 。植込型LVAD材料価格はEVAHEART® 1,968万円，HeartMate II® 1,860万円である。

2014年4月に日本循環器学会（日循）心臓移植委員会は迅速な植込型LVAD治療の適応決定と植え込み手術実施を目的として，移植適応承認を得る前にINTERMACS Profile 2となった場合，救命のため日循の適応承認を待たずVADの植込を優先することが可能とする緩和措置（事後報告・事後検証システム）を発表した。移植適応の承認手続き中のクラッシュによりProfile 1となりPCPS依存状態に陥ることを回避するためである 図1，表4 。

また，各々の施設の植込型LVAD治療成績はJ-MACSへの全例登録義務により完全に透明化され，協議会により常に評価されるシステムが構築されている。適応が誤っていたり，治療成績が不良な場合には，当該施設は治療体制が改善されるまで植込型LVAD実施施設

表3 保険償還　K604-2 植込型補助人工心臓（非拍動流型）

（1日につき）
1　初日　　　　　　　　　　58,500点
2　2日目以降30日まで　　　　5,000点
3　31日目以降90日まで　　　 2,780点
4　91日目以降　　　　　　　 1,500点（在宅の場合はC116で規定され，45万円/月）

材料価格基準
129　補助人工心臓セット
（2）植込型（非拍動流型）
　①磁気浮上型　　　　　18,000,000円
　②水循型　　　　　　　18,600,000円
　③軸流型　　　　　　　18,600,000円
（3）水循環回路セット　　1,080,000円

(1) 植込型補助人工心臓（非拍動流型）は，心臓移植適応の重症心不全患者で，薬物療法や体外式補助人工心臓等の他の補助循環法によっても継続した代償不全に陥っており，かつ，心臓移植以外には救命が困難と考えられる症例に対して，心臓移植までの循環改善を目的とした場合に算定する。
(2) 外来で定期的な管理を行っている場合には，区分番号「C116」在宅植込型補助人工心臓（非拍動流型）指導管理料を算定する。

（平24保医発0305・1）

①心臓移植実施施設

1. 基本原則：(INTERMACS Profile2-3)

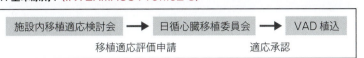

2. 救命のため緊急性がある場合：(INTERMACS Profile2)

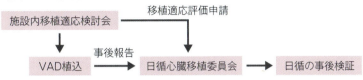

* 日循での移植適応承認が得られる前にINTERMACS Profile2となった場合，救命のため日循の適応承認を待たずVADの植込を優先，事後1カ月以内に日循に書面で報告。日循は事後検証を行う。

* 2年間に3例以上の植込型VADの経験がない場合，経験の多い心臓移植実施施設と相談し，その承認を文書で得た後にVADを植込むこと。

②非心臓移植実施施設

1. 基本原則：(INTERMACS Profile2-3)

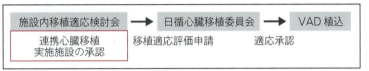

2. 救命のため緊急性がある場合：(INTERMACS Profile2)

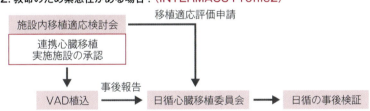

* 日循での移植適応承認が得られる前にINTERMACS Profile2となった場合，救命のため日循の適応承認を待たず，連携心臓移植実施施設に相談し文書で承認を得た後，VADの植込を優先，事後1カ月以内に日循に書面で報告。日循は事後検証を行う。

* 2年間に3例以上の植込型VADの経験がない場合，経験の多い連携心臓移植実施施設の参加の下にVADを植込むこと。

(http://www.j-circ.or.jp/hearttp/files/vad2.pdf)

図1 植込型VAD（非拍動型）の植え込みの適応について

を自粛することすらあり得る。協議会による実施施設認定基準で謳われている「補助人工心臓治療関連学会協議会植込型補助人工心臓実施基準管理委員会における認定・評価を受けること。なお，評価を受けることの同意，並びに，評価にて重大な問題点を指摘された場合には，管理中の患者に不利益が生じないよう然るべき措置を速やかにとることに同意を示すこと。」に従い，すべての植込型LVAD実施施設は，施設認定時に上記措置に対す

表4 植込型VAD（非拍動型）の植込の適応について（2016年3月17日改定）

基本原則：INTERMACS profile level2-3の重症心不全患者を対象とする。

①心臓移植実施施設	＃当該心臓移植実施施設内適応検討委員会で適応と認められた後，速やかに日本循環器学会（日循）に心臓移植適応評価申請書を提出し，適応評価を受けてから植込型VADの植込を実施する。 ＃ただし，日循から移植適応の承認を得る前にINTERMACS Profile2となった場合，救命のため日循の適応承認を待たずVADの植込を優先することが可能である。その場合手術後1カ月以内に日循に植込実施と事情を書面（適応承認前に緊急で植込型VADを装着した患者の事後検証専用シート）で報告すること。日循は事後検証を行う。なお，心臓移植適応評価申請書はVAD植込実施以前に提出されなければならない。 ＃また，心臓移植実施施設であっても2年間に3例以上の植込型VADの経験がない場合は，その経験が多い心臓移植実施施設と相談し，その承認を文書で得た後にVADを植込むこととする。
②非心臓移植実施施設	＃連携心臓移植実施施設の承認を絶対必要条件とする 施設内心臓移植適応検討委員会で適応と認められた後に，連携する心臓移植実施施設と十分な症例検討を行い，連携する心臓移植実施施設の承認を得ること（連携する心臓移植実施施設の議事録必須）。この後，速やかに，日循心臓移植適応評価申請書を提出し，適応承認を受けてから植込型VADの植込を実施する。 ＃ただし，日循に移植適応評価承認前にINTERMACS Profile2となった場合，救命のため日循の適応承認を待たずVADの植込を優先することが可能である。その場合手術後1カ月以内に日循に植込実施と事情を書面（適応承認前に緊急で植込型VADを装着した患者の事後検証専用シート）で報告すること。日循は事後検証を行う。なお，心臓移植適応評価申請書はVAD植込実施以前に提出されなければならない。 ＃また，自施設で2年間に3例以上の植込型VADの経験がない場合，経験の多い連携心臓移植実施施設の参加の下にVADを植込むこととする。

（日本循環器学会心臓移植委員会HP: http://www.j-circ.or.jp/hearttp/）

る同意書を提出している。こうした関係者の真摯な努力の結果，植込型LVAD市販後もPrimary LVAD症例では90％以上の1年生存率が達成され，欧米先進国に勝るとも劣らない治療成績が担保されているのである。

文献

1) 許　俊鋭：循環器診療の質の向上とそれを阻害するもの　埋め込み型LVASの臨床導入：ノバコア保険償還の経緯と今後の課題. Cardiovascular Med-Surg 17(2); 87-91, 2005.
2) 補助人工心臓治療関連学会協議会：植込型補助人工心臓の使用に係る体制等の基準案について. 日本臨床補助人工心臓研究会HP（http://www.jacvas.com/application/2/standard）
3) 診療点数早見表 2016年4月版[医科]. 医学通信社, 2016.

（許　俊鋭）

Ⅰ 補助人工心臓の基本的知識を理解する！

4 補助人工心臓治療の社会基盤・施設認定基準を知る

⑤ 小児補助人工心臓の施設認定・実施医認定・保険償還

2018年10月現在，小児用補助人工心臓として認可を受けている機種は，Berlin Heart社のEXCOR®pediatricとReliantHeart社のHeartAssist 5®の2種類である。HeartAssist 5®は体表面積0.7 m²以上の小児に使用が限定されており，あらゆる体格の小児に使用できるデバイスはEXCOR®pediatricのみである。

2010年7月に臓器移植法が改正されて，国内においても小児心臓移植が実施可能となった。それに伴い，小児においてもbridge to transplantation（BTT）を可能とする補助人工心臓が必要となった。東京大学が主幹施設となって，大阪大学，国立循環器病研究センターを含む3施設で，2012年4月からEXCOR®pediatricの安全性と有効性に関する医師主導治験が実施された。9例に装着されたが，全例生存という画期的な成績をもって2015年6月に薬事承認され，同年8月から保険償還された。

小児用体外設置型補助人工心臓の実施施設認定基準

表1に小児用体外設置型補助人工心臓の実施施設認定基準を示す。成人の植込型補助人工心臓実施施設と同様に，診療科横断的にかつ総合的に小児重症心不全を治療・管理できるチームを有していることが必須である。特に，人工心臓管理技術認定士または人工心臓管理技術認定士（小児体外式）の存在が重要である。また重症心不全の診療経験として，11歳未満における機械的循環補助を最近5年間で3例以上経験していることが必須とされている。機械的循環補助には，補助人工心臓，左心バイパスあるいは左心系脱血を伴うECMOの装着が含まれる。

小児用体外設置型補助人工心臓の実施医認定基準

表2に小児用体外設置型補助人工心臓の実施医認定基準を示す。実施医の求められる必須の経験として，11歳未満における機械的循環補助を最近5年間で3例以上が課されている。機械的循環補助には，補助人工心臓，左心バイパスあるいは左心系脱血を伴うECMOの装着が含まれるが，実施医に申請するためには1例の補助人工心臓の植込み経験が要求されている（成人でも小児でもよい）。

表1 小児用体外設置型補助人工心臓実施施設認定基準

(1) 心臓血管外科，またはそれに準じる診療科を標榜している病院であること。

(2) 所定の研修を終了している医療チーム（小児循環器内科を含む医師，看護師，臨床工学技士を含む）があり，小児補助人工心臓装着手術実施医基準を満たす常勤医が1名以上，小児循環器専門医が1名以上，人工心臓管理技術認定士または人工心臓管理技術認定士（小児体外式）が1名以上いる。
 なお所定の研修とは，2018年4月現在国内で行われている5つの研修コース（東京大・東京女子医大共催補助人工心臓研修コース，国立循環器病研修センター・JACVASのコース，西日本補助人工心臓研修セミナー，東北・北海道地区補助人工心臓研修コース，九州・沖縄地区補助人工心臓研修コース）を指す。

(3) 補助人工心臓装着の適応を検討する施設内委員会があり，補助人工心臓装着患者を統合的に治療・看護する体制が組まれている。

(4) 心臓移植実施認定施設，または心臓移植実施認定施設と密接に連携を取れる施設である。
 なお，連携とは，適応判定，補助人工心臓装着手術，装着後管理，離脱判定に関する指導ならびに支援が受けられる条件にあることを意味する。

(5) 施設認定を申請する段階で，補助人工心臓治療関連学会協議会が定める実施症例に関する登録制度への参加に同意を示すこと。

(6) 補助人工心臓治療関連学会協議会における認定・評価を受けること。なお，評価を受けることの同意，ならびに評価にて重大な問題点を指摘された場合には，管理中の患者に不利益が生じないよう然るべき措置を速やかにとることに同意を示すこと。

(7) 当該手術を行うために必要な次に掲げる検査等が，当該保険医療機関内で常時実施できるよう，必要な機器を備えていること。ア：血液学的検査，イ：生化学的検査，ウ：画像診断

(8) 心臓血管外科またはそれに準じる診療科を標榜している心臓血管外科専門医認定修練基幹施設*で，18歳未満の心臓手術50例を含む心臓血管手術年間症例が100例以上ある。
 *：新専門医制度に移行する場合には再検討とする。

(9) 常勤の心臓血管外科の医師が3名以上配置されており，このうち2名以上は心臓血管外科の経験を5年以上有していること。

(10) 11歳未満における機械的循環補助（補助人工心臓，左心バイパスあるいは左心系脱血を伴うECMOの装着）を最近5年間で3例以上経験している。

(http://www.jacvas.com/application/1/j-standard/より引用改変)

表2 小児用体外設置型補助人工心臓装着手術実施医基準

(1) 心臓血管外科専門医，または日本胸部外科学会指導医，または日本心臓血管外科学会国際会員である。

(2) 日本小児循環器学会，日本人工臓器学会，日本胸部外科学会，日本心臓血管外科学会のすべてに所属している。

(3) 所定の研修を修了し，かつ，本補助人工心臓システムについての研修プログラムを受講している。
 なお所定の研修とは，2018年4月現在国内で行われている5つの研修コース（東京大・東京女子医大共催補助人工心臓研修コース，国立循環器病研修センター・JACVASのコース，西日本補助人工心臓研修セミナー，東北・北海道地区補助人工心臓研修コース，九州・沖縄地区補助人工心臓研修コース）を指す。

(4) 術者または指導的助手として，補助人工心臓，左バイパスあるいは左心系脱血を伴うECMOの3例以上の装着経験を有する。かつ，少なくとも1例以上の補助人工心臓植え込み術の経験がある。

(5) 上記基準に基づき，補助人工心臓治療関連学会協議会による認定を受けている。

(http://www.jacvas.com/application/1/j-standard/より引用改変)

小児用体外設置型補助人工心臓の保険償還

「K 603-2　小児補助人工心臓」において保険償還について述べられている。「投薬治療，外科手術及び補助循環では症状の改善が見込めない小児の重症心不全患者であって，小児補助人工心臓による治療が当該患者にとって最善であると判断された患者に対して，心移植に達するまで又は心機能が回復するまでの循環改善を目的に実施した場合に算定する」とある。

具体的には，INTERMACS重症度のprofile 1または2の重症心不全の患者で，かつ，心臓以外の臓器不全は可逆的であり，かつ心不全が治療された後には通常の活動が可能と判断される場合に限られる。重要な点は，BTTのみならず，bridge to recovery（BTR）も適応ならびに保険償還条件に含まれていることである。

（小野　稔）

Ⅰ 補助人工心臓の基本的知識を理解する！

4 補助人工心臓治療の社会基盤・施設認定基準を知る

⑥人工心臓管理技術認定士（VADコーディネータ）資格と役割

　全国規模の植込型LVAD在宅治療プログラムの確立には在宅治療を担う人工心臓管理技術認定士（VADコーディネータ）の養成は不可欠である。2017年度には，臨床工学技士と看護師を中心に344名のVADコーディネータが誕生した（p.36 Ⅰ-4-① 図2c ）が，訪問看護など在宅現場での患者支援が可能な看護師の資格を持つVADコーディネータは少なくその養成は急務である。また，臨床工学技士および看護師を含めて24時間体制で植込型LVAD患者の在宅安全管理を支援する専従のVADコーディネータはきわめて少ない。今後，DT臨床導入を契機に植込型LVAD在宅患者の増加に伴い，専従のVADコーディネータの必要性は増加していくと考えられる。また，保険償還上も在宅安全管理費として45万円/月が加算されているが，その半分が在宅モニタリングを含めた機器管理費用，半分がVADコーディネータを含めた人件費という想定で行政とVAD企業および関連学会が協議の上決定されたものであるが，45万円/月もの在宅安全管理費が保険償還されている国は日本以外にない。

VADコーディネータ受験資格（抜粋）

①心臓血管外科専門医認定機構が認定する認定修練施設（関連施設を含む。）または日本循環器学会指定研修施設において，下記の経験年数（※注1）を満たす者であること。
　1．臨床工学技士経験　　3年以上
　2．看護師経験　　　　　3年以上
　3．医師経験　　　　　　3年以上
　　　　　　　　　　（心臓血管麻酔専門医・心臓血管外科専門医は経験1年以上）
②日本人工臓器学会，日本胸部外科学会，日本心臓血管外科学会，日本体外循環技術医学会，日本臨床補助人工心臓研究会のいずれかの会員であること。
③5症例以上の補助人工心臓治療経験があること。
④日本臨床補助人工心臓研究会，または日本胸部外科学会・日本心臓血管外科学会・日本人工臓器学会・日本体外循環技術医学会の人工心臓・補助循環に関連したセッション，日本人工臓器学会教育セミナー（当該年度も含），日本体外循環技術医学会教育セミナー，人工心臓と補助循環懇話会（AHACの会），DT研究会に5年間で5回以上参加した者。但し，日本臨床補助人工心臓研究会もしくはDT研究会に1回以上参加すること。

⑤筆答試験及び口頭試験

※注1：免許交付日からの経験年数を基準とする。

VADコーディネータの仕事

①VAD関連機器管理，定期点検
②患者・家族教育，体調管理についての指導・助言，退院支援
　患者日誌の記載，循環管理（血圧，脈拍，体温），ドライブライン皮膚貫通部ケア，アラームに対する対応，バッテリー交換，シャワー浴指導，コアグチェック検査指導，服薬指導（薬剤師と協力），リハビリテーション指導（理学療法士と協力）．
③在宅環境整備：家庭電源，非常電源，職場環境，通学・通勤経路点検
④就学・就業支援：精神的ケア
⑤緊急時の対応：24時間電話対応，近隣医療機関・消防署等との連絡・調整
⑥J-MACS患者データ入力，心臓移植コーディネータとの連携（併任が多い）

今後の課題

　SJM社によれば，世界で25,000名以上の患者がHeartMate II®治療をこれまで受けており，内9,000例以上がHeartMate II®を装着して在宅生活をしている．米国では現在15名の在宅患者に対して1人のVADコーディネータ（専従）がサポートしている．最近，VADコーディネータの労働過剰が問題となり，患者10名に1人のVADコーディネータが必要と考えられている．

　日本でも，2013年の時点で年間100例程度に植込型LVAD治療が実施されていたが，2017年度は年間約200例に植込型LVADが植え込まれた．2017年度末では約500例の症例がStatus 1で心臓移植を待機していて，その大部分が補助人工心臓ブリッジ症例と考えられる．現在進行中のDT臨床治験も植え込み後1年間の経過観察は2018年3月に終了し，早ければ2020年頃には保険償還される見込みである．DT導入により症例数の増加に拍車がかかると予想され，5年後には日本で少なくとも1,000名以上の植込型LVAD患者が在宅生活を営むものと予測されている．

　2017年の時点でVADコーディネータ資格所持者は344名であるが，専従体制は皆無である．多くの施設が比較的少ない数の在宅患者を管理するという日本の医療環境にマッチしたVADコーディネータの勤務形態と適正なVADコーディネータ配置については今後の検討課題である．また，緊急時の対応や移植に到達しない植込型LVAD患者の終末期の対応には植込型LVAD管理施設や近隣医療施設との連携が不可欠である．補助人工心臓治療関連学会協議会では近隣医療施設との連携を円滑に図るべく，2016年より植込型LVAD実施施設以外に管理施設認定を行い，管理施設においては常勤の人工心臓管理技術認定士あるいは人工心臓管理技術認定士が看護師の場合には体外循環技術認定士が1名以上いることが必須となっている．植込型LVAD患者の増加とともにVADコーディネータの役割はますます大きくなっていく．

（許　俊鋭）

I 補助人工心臓の基本的知識を理解する！

4 補助人工心臓治療の社会基盤・施設認定基準を知る

⑦補助人工心臓治療チーム

Check it!
- ▶ 多職種によるカンファレンスはチーム医療の鍵となる。
- ▶ 互いの役割を認識し尊重することが大切である。
- ▶ 院内外の専門家（リソース）を医療チーム内に取り込み活用する。

- 平成24年度の診療報酬改定からチーム医療を推進する内容がますます盛り込まれ，平成30年度の改定においても継続されている。これは，医師をはじめ看護師などのメディカルスタッフが専門性の高い知識や技術を提供していることを評価するものである。
- 現在，補助人工心臓治療は，重症心不全患者にとって心臓移植へのブリッジとして，また重症心不全患者の救命としても重要な治療の1つとなっている。心臓移植の待機期間は約4〜5年とさらに長期になり，その間，補助人工心臓を装着しながら生活をしていかなければならない。言うまでもなく，この治療にはさまざまな医療スタッフが携わり，治療を受ける患者や家族を支援している 図1 。
- 補助人工心臓治療を行うチームメンバーとして，心臓外科医，循環器内科医，臨床工学技士，理学療法士，薬剤師，栄養士，臨床心理士，ソーシャルワーカー，看護師などのメディカルスタッフが挙げられる。昨今，小児用補助人工心臓の使用が承認され，医療チームにチャイルド・ライフ・スペシャリスト（child life specialist：CLS）が加わることもある。状況によっては感染症内科，精神科，脳神経外科，皮膚科，腎臓内科，作業療法士，言語療法士などが加わることになる 表1 。
- また，人工心臓管理技術認定士を有する看護師や臨床工学技士は，補助人工心臓を装着した患者が安全な生活を送れるようにチーム内のまとめ役にもなっている。患者や家族

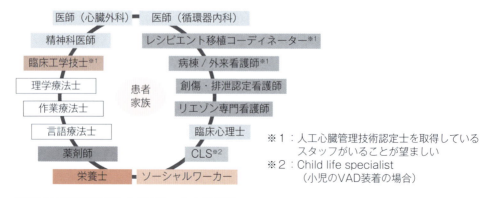

図1 VAD装着患者および家族への支援体制

⑦補助人工心臓治療チーム

表1 VAD治療に関わる主な医療従事者とその役割

職種	役割
医師（循環器内科医）	重症心不全・心臓移植適応に関連した検査，評価，内科的治療
医師（心臓外科医）	重症心不全・心臓移植適応に関連した検査，評価，外科的治療
医師（精神科医）	心臓移植の適応評価，薬物治療
看護師（病棟など）	患者の各段階に応じた生活全般に関する支援・指導
看護師（レシピエント移植コーディネーター）	意思決定支援，全過程におけるトータルコーディネート，心臓移植前の準備，移植後のケア，看護師へのサポート
看護師（リエゾン専門看護師）	患者および家族，看護師などの精神面でのサポート・評価
看護師（皮膚・排泄認定看護師）	術前マーキング，創傷処置に関するサポート
臨床工学技士	VAD機器に関する安全管理
栄養士	患者の栄養管理
理学療法士・作業療法士・言語療法士	運動能力の向上，日常生活行動の向上
薬剤師	薬物療法の理解，内服に関する自己管理
臨床心理士	患者および家族の精神面でのサポート・評価
ソーシャルワーカー	福祉全般に関するサポート
CLS（チャイルド・ライフ・スペシャリスト）	《小児の場合》 患児や家族の精神的なサポート，医療行為や手術，病状などを理解するためのサポート

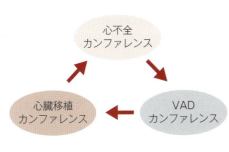 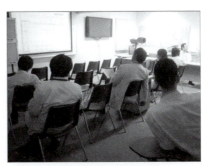

図2 多職種によるカンファレンスとその様子（東京大学医学部附属病院の場合）

多職種が集まり，補助人工心臓装着患者に関する情報を共有し，問題点を整理して解決策を検討している。
- 心不全カンファレンス：重症心不全患者について治療戦略を検討する。
- VADカンファレンス：補助人工心臓を装着した患者の自宅復帰プログラムの進捗状況を確認する。外来での状況確認を行う。
- 心臓移植カンファレンス：心臓移植した患者について状況を確認する。

　がVAD機器の管理，合併症のリスクを理解し，内服薬の管理や日常生活における予防行為等ができるよう，また，患者のQOLが向上するよう，人工心臓管理技術認定士はリーダーシップをとることが望まれている。
- このようなチーム医療を提供するためには，多職種によるカンファレンスは不可欠である。患者の状態や治療方針，問題点などがケアに携わるメディカルスタッフ間で情報が共有されていることが重要である。
- 東京大学医学部附属病院では，補助人工心臓治療に関連するカンファレンスとして，まず，補助人工心臓を装着している患者の状況を確認するVADカンファレンス，次に，補助人工心臓・心臓移植を見据えながら重症心不全患者の治療を検討している心不全カンファレンス，3つ目に心臓移植に関連したカンファレンスを実施している。いずれも，長期的に重症心不全患者の治療・ケアを実施していくためには重要である 図2。
- 以上のように，補助人工心臓の治療に関係する医療従事者はそれぞれの役割を担い協働することによって，患者の安全が確保されQOL向上につながる。

（遠藤美代子）

I 補助人工心臓の基本的知識を理解する！

4 補助人工心臓治療の社会基盤・施設認定基準を知る

⑧INTERMACS, J-MACSレジストリー設立経緯と意義，役割

INTERMACS

　INTERMACS™(The Interagency Registry for Mechanically Assisted Circulatory Support)は，NHLBI(National Heart, Lung and Blood Institute)，CMS(Centers for Medicare and Medicaid Services)，FDA(Food and Drug Administration)，および University of Alabama(Kirklin JK)などにより2005年に設立された，北米大陸のFDA承認を受けた長期使用型(植込型)LVAD治療のレジストリーである。2018年1月にSTS(Science, Technology and Society)National Database™の一部となった。

　長期使用型(Durable)LVASはその使用期間が治験での観察期間をはるかに超えるため，市販後の臨床使用からは，安全性・有効性などについて新たな多くの情報を集める必要性が生じた。INTERMACS™はこうした長期使用における情報収集を目的に設立された。長期使用型(Durable)LVAS情報を収集・管理し，種々の分析を行いその結果を臨床現場にフィードバックすることは，使用患者の安全を確保するとともに，より適正な適応・管理体制を確立し，治療成績向上につながる。さらに，これらの情報を新しい機器開発に活かすことで，より優れたデバイスの速やかな臨床導入につながる。2006年からデータ収集を開始し，2018年4月の段階で既に24,000例以上が登録され，小児用レジストリーPediMACS(Pediatric Interagency Registry for Mechanical Circulatory Support)には580例以上登録されている。これまで重症度profileによる成績の差や右心不全の検討など数多くの分析が行われてきた。

J-MACS

　日本でも，米国でのINTERMACS™設立の意義を見習い，植込型LVASの市販後のデータ収集レジストリーの必要性が認識され，2008年からVADに関係する6学会・1研究会(日本胸部外科学会，日本心臓血管外科学会，日本人工臓器学会，日本循環器学会，日本心臓病学会，日本心不全学会，日本臨床補助人工心臓研究会)，医薬品医療機器総合機構(PMDA)およびVAD関連企業の連携によりJ-MACS(Japanese registry for Mechanically Assisted Circulatory Support)が設立され，2017年より運営主体がPMDAから日本胸外

科学会とVAD協議会が主体となった関連学会に移行した 図1 。植込型補助人工心臓実施施設はJ-MACSに参加することが義務付けられており，2010年6月から患者登録が開始された。 図2 に示すプロトコルでデータ収集が実施され，退院後1カ月，3カ月，6カ月(以後6カ月ごと)の定期調査に加え，イベント発生時には随時報告が義務付けられている。最も重要な業務の1つが「有害事象の登録と企業への通知」であり，VAD企業による施設詳細調査が行われると同時にPMDAに不具合報告がなされる 図3 。

PMDAに設置された医療機器不具合検討会VAD分科会で不具合の分析検討がなされ，必要に応じて治験では解明できなかった植込型LVAD長期使用における有害事象に対する対策が取られる。有害事象は，治療期間の長期化に伴い今後増加するものと考えられるが，長期耐久性に優れたデバイス技術の開発にJ-MACSの果たす役割はきわめて大きい。

(許　俊鋭)

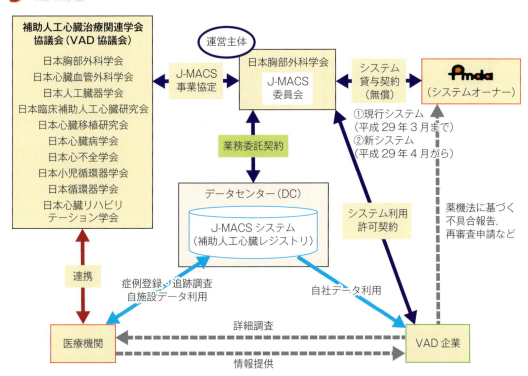

(古塩容子(J-MACSデータセンター，EPクルーズ株式会社)：東京大学・東京女子医科大学共催 第19回補助人工心臓研修コーステキスト. pp.1-10.(2017.12.2, 東京女子医科大学)より引用)

図1　J-MACSの体制
日本胸部外科学会が運営主体となり，VAD協議会，VAD企業，PMDAと連携して運用。臨床研究と製造販売後調査などを同じシステムを利用して実施する。

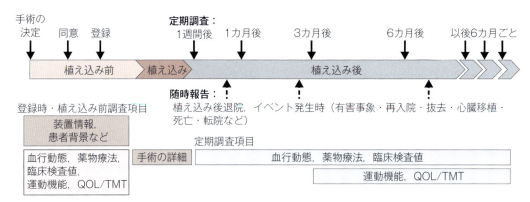

(http://www.pmda.go.jp/safety/surveillance-analysis/0009.htmlより引用)

図2 J-MACSのデータ収集

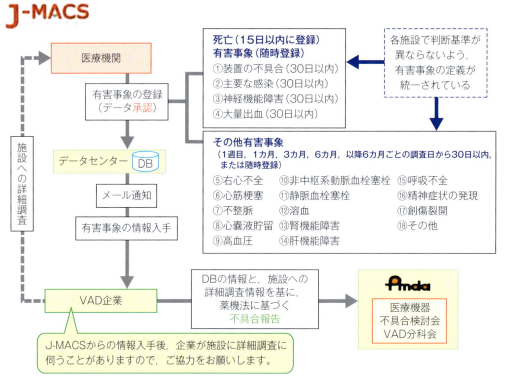

(古塩容子（J-MACSデータセンター，ヒアクルーズ株式会社）：東京大学・東京女子医科大学共催 第19回補助人工心臓研修コーステキスト．pp.1-10．(2017.12.2，東京女子医科大学）より引用）

図3 J-MACS：有害事象の登録と企業への通知，企業による施設詳細調査

I 補助人工心臓の基本的知識を理解する！

4 補助人工心臓治療の社会基盤・施設認定基準を知る

⑨在宅安全管理ガイドライン

　植込型LVAD実施施設は，補助人工心臓治療関連学会協議会が定めた在宅治療安全管理基準を順守する義務を負っている。現時点では，BTT適応で植込型LVAD治療が実施されているため，心臓移植待機のために適切な在宅安全管理が行われる必要がある。協議会が提唱している在宅治療安全管理基準はかなり漠然としているので，その付録 表1 として内容説明が付記されており，「基準の遵守に必要な体制のまとめ」と「在宅経過観察基準の例」 表2 が付記されている。こうした在宅治療安全管理基準が遵守されるために世界に類をみない在宅安全指導管理料(月額45万円)が算定されている。

　「(1) 在宅治療体制」は患者の日常生活の詳細にわたるまで言及しており，患者本人の日常のチェックに加えて，担当医（チーム）は毎週1回，全身状態のチェック，血行動態のチェック，抗凝固療法のチェック，感染チェック，ドライブラインのチェック，投薬内容・状況の確認が義務付けられている。最も重要な「抗凝固療法のチェック」や「機器の安全管理チェック」を毎週実施するためには，「コアグチェック®XSパーソナル」を用いた自己血液凝固測定や人工心臓管理技術認定士による無料のインターネット通話「Skype インタビュー」などが有用である。また，患者在住地域の消防や植込型LVAD管理施設・近隣医療施設との連携もきわめて重要である。

　欧米では2002年にHeartMate®XVE(VE)のDT適応が承認され，2010年にHeartMateⅡ®のDT適応が承認された。日本でも2016年秋からDT適応についての臨床治験が進行しており，2018年夏に承認申請が提出される予定である。DT適応承認後は飛躍的な症例増加が予測されると共にDT症例においては終末期も含めた在宅管理体制を構築する必要がある。また，2018年度の保険改定で末期心不全の終末期医療としての緩和ケア加算が認められ，植込型LVAD症例の終末期管理体制の中にも「緩和ケア」のコンセプトを早急に導入する必要がある。2016年から植込型LVAD実施施設に加えて植込型LVAD管理施設認定が始まり，増加する植込型LVAD在宅管理体制に向けた社会基盤づくりを強力に推進していく必要がある。

〈許　俊鋭〉

表1 在宅治療安全管理基準に関する内容説明

(1) 在宅治療体制		人工心臓を扱う病院医療チームをはじめ患者自宅復帰の実現に向けて体制を整え，在宅経過観察基準 **表2** を整えること
	①	患者に対する在宅自己管理法（患者自身が毎日記録し留意すべき事項）を指導し，患者の自己管理の重要性を教育するとともに，その実践に習熟すること。また異常を認めた場合は担当医（あるいは担当チームメンバー）に連絡相談すること
	②	植込型VAD管理について研修セミナーを受講した担当医（あるいは担当チームメンバー）が毎週患者に面接し以下の項目をチェックしカルテおよび患者日誌に記録し，異常値が認められた場合はVAD植込み実施チームに連絡すること。この際，デバイス安全管理チェックを同時に行う
	③	VAD植え込み実施施設（VAD植え込み実施チーム）は以下の項目を毎月チェックし，有効かつ安全なデバイス補助が実施されていることを確認する。VAD植え込み実施施設（VAD植え込み実施チーム）は6ないし12カ月ごとに必要な検査項目をチェックし，植込型VAD治療の進行状況を評価し，機器の安全性と有効性を確認する（機器管理は除く）
	④	製造販売業者の協力のもとに病院は，日常的なケア法や機器取扱法，突発的トラブルへの対処法などの，患者及び介護者への訓練プログラムを定めること
(2) 患者・介護者の遵守事項	①	病院で実施する訓練プログラム（使用方法，使用上の注意）の指導に従うこと
	②	患者は緊急連絡先や応急処置などを記載した患者カードを携帯すること
	③	患者自身による乗り物の運転を禁止する。車に同乗する場合は，シートベルトがケーブルや体外機器に接触しないようにすること
	④	患者の航空機および船舶への搭乗については，運航会社および病院と相談すること
	⑤	患者は禁酒・禁煙とする
	⑥	患者にはリスクを伴う過激なスポーツを禁止する
(3) 退院許可基準	①	介護者は患者と同居が望ましい
	②	介護者は患者のケアを行い，緊急時には通報すること
	③	患者および病院は，自宅の安全確認・住宅環境整備を行うこと
(4) 緊急時の対応	①	患者および病院は，退院時に必要な機関（消防など）への協力要請を行うこと
	②	患者は，就学時や就労時には，介護者がいない環境における安全確認を病院の指導に基づき行うこと
	③	24時間対応が可能であること
(5) 機器モニタリング	①	回転数，消費電力等のポンプ動作状態を患者自身が確認できること
	②	体内機器に異常があれば警報を発し，内容を患者自身が確認できること
	③	バッテリ残量を患者自身が確認できること
(6) 機器保守点検	①	取り外しできる機器について，定期点検・交換の時期と項目を定めること
	②	製造販売業者または機器管理業者は，保守・修理を病院管理のもとで行うこと。皮膚貫通部・貫通ケーブルの管理を行うこと
(7) トラッキング	①	製品情報と連結される個人情報（患者・介護者の氏名・住所など）の管理は厳正に行うこと
	②	「埋め込み型補助人工心臓のトラッキング医療機器分科会事業」によるレジストリー（J-MACS）に参加すること
	③	機器使用終了時の取扱いおよびJ-MACS参加について，患者・家族の意志確認を行うこと

(https://www.jacvas.com/application/2/standard/より引用)

⑨在宅安全管理ガイドライン

表2 在宅経過観察基準の例

	実施者	頻度	内容	その他
(1) 自己管理 患者自身が毎日記録し留意すべき事項	患者	毎日	(ア) 全身状態に関する項目 (イ) 血行動態に関する項目 (ウ) 抗凝固療法に関する項目 (エ) 感染に関する項目 (オ) ドライブラインに関する項目 (カ) 投薬内容に関する項目 (キ) 禁止項目の遵守確認	異常を認めた場合は担当医（あるいは担当チームメンバー）に連絡相談すること
(2) かかりつけ担当医の診察 研修セミナーを受講した担当医（あるいは担当チームメンバー）が担当	担当医（あるいは担当チームメンバー）	1回/週	(ア) 全身状態のチェック (イ) 血行動態のチェック (ウ) 抗凝固療法のチェック (エ) 感染チェック (オ) ドライブラインチェック (カ) 投薬内容・状況の確認	異常を認めた場合は患者ならびにVAD植え込み実施チームに連絡する。機器の安全管理チェックを同時に行う
(3) VAD植え込み実施施設での診察（実施医またはVAD植え込み実施チーム）が担当	VAD植え込み実施チーム	1回/月	(ア) 全身状態に関する項目 (イ) 血行動態に関する項目 (ウ) 抗凝固療法に関する項目 (エ) 感染に関する項目 (オ) 投薬内容に関する項目 (カ) 心臓移植登録状況の確認	有効かつ安全なデバイス補助が実施されていることを確認する
(4) VAD治療成績評価 レジストリー入力 (VAD植え込み実施施設)	VAD植え込み実施チーム	1回/6〜12月	(ア) 全身状態に関する項目（6分間歩行能力またはCPXなど） (イ) 血行動態に関する項目（心エコー図） (ウ) QOL (SF-36, EuroQolなど), 精神神経機能評価 (MMSE, TMT-Bテストなど) (エ) その他の検査（頭部CT検査, 胸部CT検査）	植込型VAD治療の進行状況を評価し, 機器の安全性と有効性を確認する（機器管理は除く）

(https://www.jacvas.com/application/2/standard/より引用)

I 補助人工心臓の基本的知識を理解する！

I 補助人工心臓の基本的知識を理解する！

4 補助人工心臓治療の社会基盤・施設認定基準を知る

⑩ 補助人工心臓治療と医療経済

医療経済学の概念と医療技術評価の動向

　医療経済学（Healthcare economics）は，医療分野におけるさまざまな問題を扱う医学と経済学の融合領域である。医療政策，病院経営，医療技術など，医療制度や臨床現場に関わる多様な現象を経済学や医学統計の手法を用いて分析し，医療システムの発展や国民の健康福祉の向上に寄与することを目的とする[1]。昨今は，医療を取り巻く社会変遷などを背景に，医療価値を明らかにし各種の資源配分等に応用しようという試みが1つの潮流になっている。特に，医療革新に対する経済的な議論が散見し，医療技術評価へ関心が集まっている。

　わが国でも，診療によって得られる成果と消費される医療資源との関係から，健康サービスの制度における位置付けを考察する，「費用対効果（Cost-effectiveness）」の政策導入が進んでいる 図1 。この概念は，**ある介入で1予算の消費に対する成果が高いほど良い，または1成果を得る費用が小さいほど高いと整理され，パフォーマンスの上昇に伴い臨床経済的な価値が増大することになる**。例えば「健康回復（診療アウトカム）÷消費資源（医療コスト）⇒診療パフォーマンス＝医療経済的なバリュー」と算定される[2]。

　将来の医療保険制度においては，このような観点による評価が増えることも想像に難くなく，当該領域でも未来志向の意識改革や環境整備が不可欠と推察される。

補助人工心臓治療の費用対効果評価の例

　参考に過ぎないが，J-MACS登録症例のうち体外式を含む63例の補助人工心臓装着患者の費用対効果分析の報告[3]によると，3年間という分析期間下でも，1,086万円／Qalyと海外に比べて良い成績となっている 図2 。また，社会復帰による社会保障財源への貢献（3年間で約70.3万円/件）の解説[4]もみられる。これらの結果から，5年以上の長期予後を推察すると，出血・感染や機器故障などのイベントによる入院などが少なければ，今後，医療保険制度における経済性の良し悪しの目安になる500万円／Qaly（厚生労働省）に近づくことも想像される。

　わが国でも，移植非適応患者へのDestination therapy（DT）の薬事承認や保険収載が予想されている。仮に，DTが大幅に普及しそれに伴い症例数が極端に増加する場合は，高額医療機器を含む医療資源消費が大きい特性から，医療保険財政への影響も懸念される。すなわち，DT普及には社会経済との調和が不可欠であり，スケールメリットに伴う機器の低廉化，在宅診療を含むサポート体制の整備などの検討なども望まれると想像される。

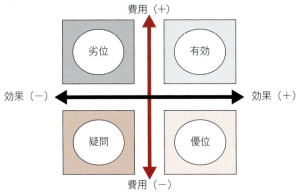

(Takura T: An Evaluation of Clinical-economics and Cases of Cost-effectiveness. Intern Med 2017. より引用改変)

図1 医療技術の医療経済性を分類（増分費用効果比：ICER）する概念

例えば，比較対照よりも高い費用でありながら効果が小さい場合は「劣位」となり，また当然ながら代替技術と比べて低い費用でありながら効果が大きい場合は「優位（dominant）」となる．ICERが優位の場合は，比較対照に比べ対象技術の医療経済性が高いと認識され，患者アクセスを推進させる根拠となる．

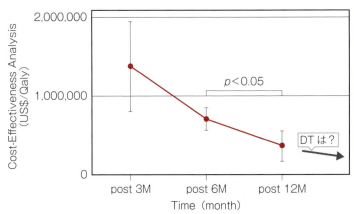

(Takura T, Kyo S, Ono M, et al: Preliminary report on the cost-effectiveness of ventricular assist devices. J Artif Organs 19: 37-43, 2015.より引用)

図2 補助人工心臓治療の費用対効果分析（体外式VADも含む）の結果

VADの施術後，その費用対効果評価の値は，経過時間とともに統計学的有意に改善する．

以上から，わが国のVAD領域，またはDTの今後の発展には，実施施設や支援施設の病院経営のみならず，臨床面と経済面の両者のバランスを論じることも重要である．

文献

1) 田倉智之："医療経済(83)". インターベンション必携（専門医試験向け手引書）. 心血管インターベンション学会 東京. 215-219, 2013.
2) Takura T: An Evaluation of Clinical-economics and Cases of Cost-effectiveness. Intern Med 2017.
3) Takura T, Kyo S, Ono M, et al: Preliminary report on the cost-effectiveness of ventricular assist devices. J Artif Organs 19: 37-43, 2015.
4) 田倉智之, 許 俊鋭, 澤 芳樹：埋め込み型補助人工心臓がもたらす経済効果. 人工臓器 41: 93-98, 2012

（田倉智之）

I 補助人工心臓の基本的知識を理解する！

5 補助人工心臓の種類

人工心臓の定義・分類　図1

　人工心臓とは，心臓のポンプ機能の代替もしくは補助を行うために用いられる人工臓器である。**補助人工心臓**とは，重症心不全患者の心臓の左室または右室，あるいは両心室のポンプ機能を補助する人工臓器である。大きく分けて，心臓を切除して同所性に埋め込まれる**完全置換型人工心臓**（total artificial heart：TAH）と，自己心を温存して心臓のポンプ機能の一部を補う**補助人工心臓**（ventricular assist device：VAD）がある。補助人工心臓には左心を補助する**左心補助人工心臓**（left ventricular assist device：LVAD）と右心を補助する**右心補助人工心臓**（right ventricular assist device：RVAD），左心と右心の両方を補助する**両心補助人工心臓**（biventricular ventricular assist device：BVAD）がある。完全置換型人工心臓も両心補助機能をもつ。

　ポンプの種類では，流入側と流出側に人工弁を2つもつ**拍動流ポンプVAD**（サック型やダイアフラム型ポンプ）と人工弁をもたない**連続流ポンプVAD**（遠心ポンプや軸流ポンプ）がある。また，ポンプ本体を体外に置く**体外設置型VAD**（Paracorporeal VAD，またはExtracorporeal VAD）とポンプ本体を体内に置く**植込型LVAD**（Implantable LVAD）がある。植込型LVADは左心補助を目的に設計されているが，最近では植込型LVADを右

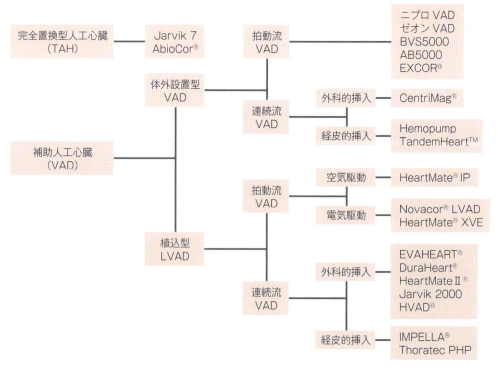

図1　補助人工心臓の分類

心補助に用いたり，植込型LVADを2つ用いて両心補助を行った症例も報告されている。拍動流型ポンプはポンプ駆動エネルギー源として**空気駆動型**と**電気駆動型**がある。連続流VADはすべて電気駆動型である。人工心臓および補助人工心臓は基本的には外科的に装着するが，経皮的挿入により装着して左心バイパス補助を行う**経皮的VAD**（Percutanous VAD）も開発されている。VADという用語と同義でVAS（ventricular assist system）という用語が用いられている。

完全置換型人工心臓（TAH） 図2

TAHは両心補助装置で，1980年代に空気圧駆動型のJarvik 7 図2a が臨床応用され，2000年代に入り，全システムを体内に埋め込む電気駆動型AbioCor® 図2c が臨床使用された。日本ではTAHの臨床はこれまで実施されていない。AbioCor®は15例に植え込まれ最長512日生存した。Jarvik-7はその後CardioWest TAH（SynCardia Systems, Inc.）図2b に引き継がれ，世界で商品化された唯一のTAHであり2014年までに1,250症例に植え込まれた。BTT deviceとして両心不全症例に適用され，Sixth INTERMACS annual reportではTAHの1年生存率は59％で，同期間の連続流BVAD（1年生存率57％）と同等の治療成績であり，拍動流BVAD（1年生存率45％）の治療成績より優れていた[1]。

体外設置型補助人工心臓 図3

体外設置型VAD 図1 はポンプ本体を体外に置き，左心補助（LVAD）の場合は胸部大動脈に接続した送血管と，左室または左房に挿入した脱血管を皮膚に貫通させポンプ本体に接続する。右心補助（RVAD）の場合は，肺動脈に接続した送血管と，右室または右房に挿入した脱血管を皮膚に貫通させポンプ本体に接続する。LVADとRVADを同時に施行する場合を両心補助（BVAD）と呼ぶ。NIPRO-VAD 図3a は日本で用いられている代表的な体外設置型VADであり，ABIOMED社のAB5000 図3c は2014年に日本で承認され1台の駆動装置でポンプを2個使用したBVADが可能である。AB5000の登場により同社の

a：Jarvik 7　　　b：CardioWest TAH　　　c：AbioCor®

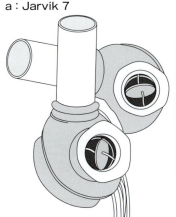
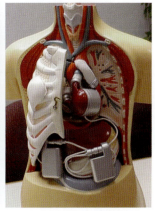

図2 完全置換型人工心臓

a：ニプロ VAD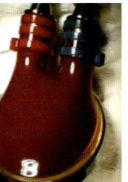

b：ゼオン VAD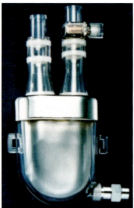

c：AB5000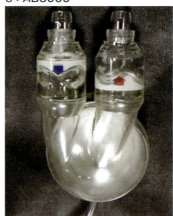

d：EXCOR®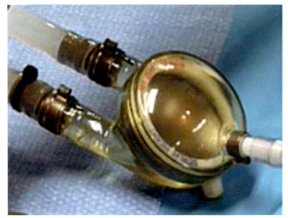

e：BVS5000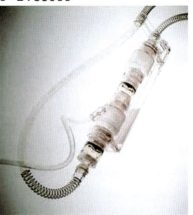

f：CentriMag®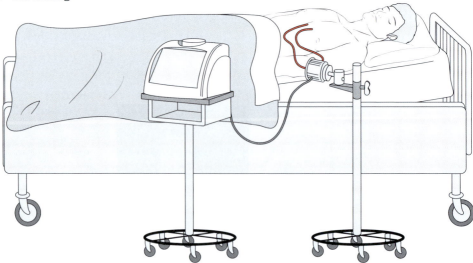

図3 体外設置型補助人工心臓

BVS5000 図3e は販売を中止した。小児心臓移植ブリッジ（BTT）症例を除いて体外設置型VADは急性心不全に対して短期使用（30日以内）を目的として製造販売承認されているが，日本では2011年のDuraHeart®，EVAHEART®の製造販売承認までは唯一のBTTデバイスとして用いられた。現時点では拍動流ポンプを用いた左心（または右心，両心）補助を体外設置型VADと日本では呼称しているが，欧米ではCentriMag® 図3f など磁気浮上遠心ポンプを用いた補助循環も短期型の体外設置型VADとして取り扱われている。また，小児用の体外設置型VADとして日本でEXCOR®（Berlin Heart社） 図3d が，2015年に10mL，15mL，25mL，30mLのポンプが承認された。優れた抗血栓性をもち，日本における治療成績はきわめて良好である。

植込型補助人工心臓

植込型LVADはポンプ本体を体内に置くもので，第1世代拍動流植込型LVAD（Novacor®LVAD，HeartMate®XVE LVAD） 図4 は重量が1,200〜1,600gあり，ポンプ本体を腹壁または腹腔内に置いた。遠心ポンプや軸流ポンプを用いた第2・第3世代連続流植込型LVADのEVAHEART®（ 図5a ，BP210），DuraHeart® 図5b ，HeartMateⅡ® 図5c はポンプ本体を横隔膜上に設けたポンプポケットに置く。脱血管を左室心尖部から左室内に直接挿入する小型のJarvik 2000® 図5d やHeartWare HVAD® 図5e ，HeartMate3™ 図5f は心嚢内にポンプ本体を挿入することができ，ポンプポケットを作成する必要はない。第2世代植込型LVADは接触軸受を持つデバイスであり，第3世代植込型LVADは磁気浮上や動圧浮上により非接触軸受をもつデバイスである。EVAHEART®，DuraHeart®，HeartWare HVAD®，HeartMate3™は遠心ポンプであり，Jarvik 2000®，HeartMateⅡ®は軸流ポンプである。本書は第2・第3世代連続流植込型LVADを対象としたテキストである。

a：Novacor® LVAD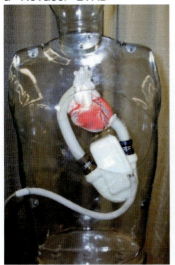

b：HeartMate® XVE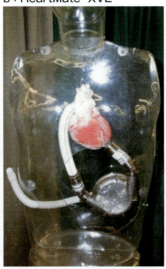

図4 第1世代拍動流植込型補助人工心臓

a：EVAHEART®
　（左・既存のBP210，右・新型のBP310）　　b：DuraHeart®　　c：HeartMateⅡ®

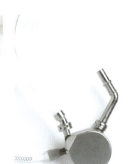
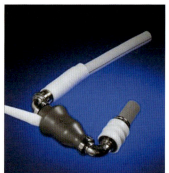

d：Jarvik 2000®　　e：HeartWare HVAD®　　f：HeartMate3™

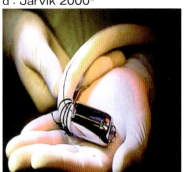
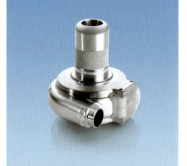
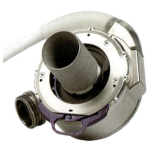

図5 第2・第3世代連続流植込型補助人工心臓

　EVAHEART®は2017年11月に従来のEVAHEART®の流体性能を完全に維持したまま，容積を26％，重量を37％削減した新型小型ポンプEVAHEART®2（図5a，BP310）の製造販売承認を受けた。従来の高流量を維持しつつ，今後は体格の小さな症例にも植え込み可能となった。

経皮的補助人工心臓

　経皮的に左心バイパス補助を行う方法 図1 も原理的にはVADに分類される。現在世界で市販されている左心システムに，経皮・経心房中隔アプローチによる左心バイパス法を遠心ポンプと組み合わせてシステム化したTandemHeart™[2] 図6a と，逆行性に大動脈弁を越えて左室にカテーテル型の軸流ポンプを挿入するIMPELLA 2.5®，5.0®[3,4] 図6b などがある。TandemHeart™は日本には導入されていない。いずれも現時点では1週間程度の短期間の左心補助を目的に使用されている。一方，右心システムに，右頸静脈アプローチによる右心バイパス法を遠心ポンプと組み合わせてシステム化したTandemHeart Protek DUO™[5] 図6c と大腿静脈より右房-右室を経て主肺動脈にカテーテル型の軸流ポンプを挿入するIMPELLA RP®[4] 図6d がある。

5 補助人工心臓の種類

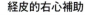
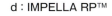
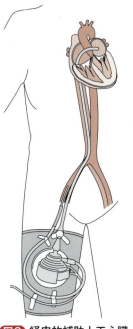
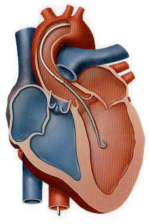
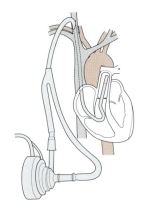
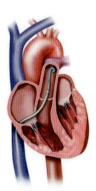

図6 経皮的補助人工心臓

文献

1) Tarzia V: Surgical implantation of the CardioWest Total Artificial Heart. Ann Cardiothorac Surg 3: 624-625, 2014.
2) Vranckx P, Foley DP, de Feijter PJ, et al: Clinical introduction of the Tandemheart, a percutaneous left ventricular assist device, for circulatory support during high-risk percutaneous coronary intervention. Int J Cardiovasc Intervent 5: 35-39, 2003.
3) Meyns B, Dens J, Sergeant P, et al: Initial experiences with the Impella device in patients with cardiogenic shock-Impella support for cardiogenic shock.Thorac Cardiovasc Surg 51: 312-317, 2003.
4) Jensen PB, Kann SH, Veien KT, et al: Single-centre experience with the Impella CP, 5.0 and RP in 109 consecutive patients with profound cardiogenic shock. Eur Heart J Acute Cardiovasc Care 7: 53-61, 2018.
5) Ravichandran AK, Baran DA, Stelling K, et al: Outcomes with the Tandem Protek Duo Dual-Lumen Percutaneous Right Ventricular Assist Device. ASAIO J 2017.

（許　俊鋭）

第Ⅱ章

補助人工心臓の適応・装着手技・周術期管理を理解する!

II 補助人工心臓の適応・装着手技・周術期管理を理解する！

1 補助人工心臓の適応

①適応疾患

> **Check it!**
> - 経皮的VADの適応疾患は主として急性心筋梗塞や心筋炎などによる心原性ショック。
> - 体外設置型VADの適応疾患はほぼすべての心疾患による心原性ショック。
> - 植込型LVADの適応疾患は心臓移植の適応となる心疾患に準ずる。

経皮的VAD（IMPELLA®）の適応疾患

　IMPELLA®はわが国において2017年に導入され，現時点では2.5と5.0のみ使用可能である（この項はまだわが国における経験が少なく，近い将来書き換えが必要となる可能性があることは了解いただきたい）。

　適応症としては心原性ショックに限定されており，経皮的冠動脈インターベンション（percutaneous coronary intervention：PCI）の補助には適応がなく，大部分は5.0が必要であると思われる。2.5はシースで挿入可能だが，5.0はカットダウンが必要である。近い将来シースで挿入可能で5.0と同等の流量補助可能なCPも導入される見込みである。いずれも大腿動脈を主たる挿入部位として想定しているが，長期の補助には鎖骨下動脈が良いという意見もある。左室脱血を経皮的に可能とするユニークなデバイスで大動脈内バルーンポンプ（intra-aortic baloon pump：IABP）より流量が確実に増加し，またVA-ECMOよりも左室のリカバリーに優れると考えられるが，挿入後1日は経皮的心肺補助の保険償還条件（K602）として算定できるが，2日目からはIABPの算定（K600）となる。典型的にはST上昇型急性心筋梗塞による心原性ショック，すなわち広範囲の前壁中隔梗塞などがその適応となる。

　リカバリーをより確実にするためにPCIによる再灌流前からIMPELLA®を挿入したほうが良いという意見もあるが，時間的に可能かどうか検討を要する。機械的合併症（心室中隔穿孔や虚血性僧帽弁逆流）の外科的修復までのブリッジも可能である。リカバリー目的という意味で急性心筋炎による心原性ショック（劇症型心筋炎と言ってもよい）も良い適応となりうる。ただし，心筋炎の場合は大部分の症例で右心にも炎症があり，右心機能の評価と右心補助を必要とする場合にIMPELLA®とVV-ECMOやVA-ECMOの併用（EcPella）などを検討すべきである。将来的に右心補助用のRPが導入されればIMPELLA CP®＋RP®（BiPella）も可能となる。VA-ECMOとの併用で左室ベントのためだけならば2.5の出番もあるかもしれない。心室性不整脈による電気的ストームにも使用可能であるが，アブレーションを目的とした待機的な使用は適応とされない。心停止の蘇生後にも使用可能であるが，多くの場合VA-ECMO挿入が先であろうし，IMPELLA®を適用する前に神経学的評価が不可欠である。

　IMPELLA®は短期使用が原則であり，1週間程度で離脱が見込めない場合は体外設置型VADなど，他のよりdurableなデバイスへのスイッチを早期に検討すべきである。また，

多臓器不全を伴うような心原性ショックでは最初から体外設置型VADを使用したほうが良いと考えられる。IMPELLA®の適応除外条件は中等度以上の大動脈弁逆流の存在，アクセスルートが確保できない，などである。

体外設置型VAD（体外循環用遠心ポンプも含む）の適応疾患

体外設置型VADの保険償還条件（K603）は開心術後の人工心肺離脱困難症例，開心術後の低心拍出症候を呈する症例，その他心原性循環不全を呈する症例，となっている。心原性ショックに陥っていない心筋症などの心臓移植までのブリッジ使用も1992年以降認められるようになり，2011年に植込型LVADが保険償還されるまでは体外設置型VADが長期の移植待機を担っていた。ただし，植込型が主流となった現在では本来の適応である心原性ショックに使用されることが多い。しかも，開心術後の症例に対する使用は最近激減しており，内科的に管理できない重篤な心原性ショックが主たる適応である。なお，体外循環用遠心ポンプはVADとして保険償還されておらず，経皮的心肺補助（K602）としてしか算定できないが，その割安感と抗血栓性および若干補助流量が多いなどの利点で開胸後左心バイパスに使用して，最近では体外設置型VADに取って代わる勢いである。適応はほぼ同様なので，この項に関しては体外設置型VADとだけ記載していても，別途表記していないときは体外循環用遠心ポンプを含むものと理解されたい。

体外設置型VADの適応疾患は幅が広く，虚血性心疾患，弁膜症，拡張型心筋症，拡張相肥大型心筋症，産褥性心筋症，拘束型心筋症，心筋炎，先天性心疾患，二次性心筋症（心サルコイドーシス，薬剤性心筋症など），致死性重症不整脈による心不全など，ほとんどの心疾患において適応となりうる。もっともきわめて予後不良な心アミロイドーシスは通常適応としない。右室を単独で補助することはほとんどないが，体外設置型VADは右房脱血（まれに右室脱血）・肺動脈送血による右室バイパスにも使用可能である。保険償還の条件として重症感染症や不可逆的な臓器障害は適応外となっているが，多くの心原性ショック症例は感染症や臓器障害を合併しており，きわめて厳格に運用されている条項ではない。そう言ってしまうと体外設置型VADの除外条件はないようなものではあるが，移植適応のない症例（高齢者，全身性疾患，悪性腫瘍など）では現時点では植込型LVADへのコンバートが認められていないため，体外設置型では退院ができず長期の入院を目標なく強いられることとなり，リカバリーの後離脱できる見込みがなければ適応除外となりうる。心停止の時間が一定以上ある場合，神経学的に重度の障害が残ると想定される場合にも適応除外とすることがある。

植込型LVADの適応疾患

一方，植込型連続流（非拍動流）LVADは現在保険償還の条件（K604-2）が心臓移植適応の重症心不全患者で，薬物療法や体外設置型VADなどの他の補助循環によっても継続した代償不全に陥っており，かつ，心臓移植以外には救命が困難と考えられる症例に対して，心臓移植までの循環改善を目的とした場合となっている。必ずしも日本臓器移植ネットワークに登録済みであることは必要とされないが，植え込み時に移植の適応となりうるこ

表1 植込型補助人工心臓の適応となる代表的な心疾患

①特発性心筋症
　a. 拡張型心筋症
　b. 肥大型心筋症拡張相
　c. 拘束型心筋症

②虚血性心疾患

③心臓弁膜症

④先天性心疾患（外科的に修復のできない場合）

⑤その他心筋炎後心筋症，心臓サルコイドーシス，薬剤性心筋障害など

⑥重症致死性不整脈

とに関してコンセンサスが得られていることを必要とする。この点に関しては詳細をⅡ-1-④「慢性心不全に対する適応条件と適応除外条件」の項で述べる。移植へのブリッジ使用であるから適応疾患は心臓移植の適応疾患と同一であり，虚血性心疾患，弁膜症，拡張型心筋症，拡張相肥大型心筋症，心筋炎後心筋症，先天性心疾患などがその主なものである **表1**。なお，右心系に左心用の植込型VADを使用した事例報告はあるが現時点では右心専用植込型VADはない。

　ここで，適応疾患における体外設置型との違いをいくつか列挙する。まず，活動性心筋炎はわが国において移植適応を取得できないので植込型も適応除外となることである。したがって，急性心筋炎は除外であるのはもちろん，慢性心筋炎もエビデンスのある治療はないにもかかわらず現時点では適応除外と考えることが多い。心筋炎後心筋症という場合，心筋の炎症はほぼ収束しているにもかかわらず心機能が改善しない状態を指している。心サルコイドーシスにおいて心筋や他臓器に活動性の炎症が残存している場合にはステロイド治療の対象とされ植込型の適応除外であり，Gaシンチグラフィなどで炎症が収束していることを示す必要がある。巨細胞性心筋炎も心筋の炎症がステロイド治療で収束していれば適応となりうる。ただし，肉芽腫や巨細胞が全く消失しているとは限らないし，実際上完璧に検索することは不可能であるので，心筋生検で細胞浸潤がほぼ消失しており，Gaシンチグラフィの取り込みが見られない程度で適応の判断を下している。PETのフォローアップを必須とするとコストの問題もあるし，また炎症以外で陽性所見を呈することもあり，植込型の適応判断が遅れることになりかねない。

　他の全身性疾患に伴う心筋病変のなかで膠原病に伴うもの［特に全身性エリテマトーデス（SLE）］，ミトコンドリア病，Duchenne型筋ジストロフィー，アミロイドーシスは適応除外である。Becker型筋ジストロフィー（呼吸筋障害のないもの）とMarfan症候群（解離がないもの，あっても全て修復済みのもの）は条件付きで適応となりうる。産褥性心筋症やたこつぼ型心筋症はself-limitingな臨床経過が期待できるため，少なくとも急性期は適応除外である。薬物による心筋障害とは現時点ではほぼアントラサイクリン系抗がん剤によるものを指すと言ってよい。もちろん，移植適応に見合うためには使用した目的である悪性腫瘍の寛解が得られて5年以上経過していることが必要である。今後新規抗がん剤による心不全が増加してくれば適応患者も広がる可能性がある。アルコールや違法薬物（コカインなど）による心筋症はわが国においては適応除外である。

（絹川弘一郎）

Ⅱ 補助人工心臓の適応・装着手技・周術期管理を理解する！

1 補助人工心臓の適応

②補助人工心臓適応に関する重症度分類

Check it!
- VADの適応はNYHA ⅢないしⅣ度。
- VADの適応はステージD。
- VADの適応はINTERMACS profile 1～4とmodifier A。

NYHA分類

　NYHA分類は身体活動能力に基づいた重症度分類である（p.4 Ⅰ-1-表1参照）。VADの適応はⅢないしⅣ度であり，Ⅳ度の既往があることを要する。静注強心薬投与中はすべてNYHAクラスⅣと解釈すべきである。後述するINTERMACS profile分類の4～6がambulatory（外来通院可能な）NYHAクラスⅣである。Ⅲ度の患者については植込型LVADの適応となる場合もあるが，運動耐容能が心臓移植適応の条件に入っており，最大酸素摂取量が14 mL/kg/min以下が原則植込型の対象となる。

ステージ分類

　ステージ分類はNYHA分類と同様基本的には症状に基づいた分類であり，AからDの4区分に分けられる（p.5 Ⅰ-1-図3参照）。ステージDは定義が特徴的であり，ステージCまでに挙げられた治療に反応しないNYHA Ⅲ～Ⅳ度の有症状心不全患者とされている。したがって，すでにβ遮断薬，アンジオテンシン変換酵素（ACE）阻害薬またはアンジオテンシンⅡ受容体拮抗薬（ARB），ミネラルコルチコイド受容体拮抗薬の標準的薬物治療が忍容性のある最大限用量で一定期間試みられていることを必要とする。Wide QRSであっても，静注強心薬を必要とするほどの重症例では心臓再同期療法（cardiac resynchronization therapy：CRT）はほとんどの場合無効であるので[1]，そのような事例では必ずしもCRTを施行する必要はなく，すでにステージDと考えて良い。なお，ステージ分類は慢性心不全の分類であり，急性発症の重症心不全に対するものではなく，またCからDへ移行することはあってもDからCに戻ることはない一方向性のものである。植込型LVADの適応はステージDに限られる。

INTERMACS profile分類

INTERMACSのprofile分類は 表1 に示す通り，profile 1〜6までがおおむねNYHAクラスⅣの細分といえる。この分類は急性期も慢性期もどこかに当てはめることができるので，ステージ分類よりNYHA分類の延長と言え，profileは治療や経過によりどの方向にも移行しうる。Profileには 表1 で分かるようにニックネームもついている。

Profile 1：重度の心原性ショックであり，多くはIABPや経皮的心肺補助装置（percutaneous cardiopulmonary support：PCPS）の補助循環をすでに必要としている。Crash and burnともよばれ，血行動態がcrashして全身の臓器が炎上しているというイメージである。救命には一刻も早いVAD植え込みが必要である。

Profile 2：静注強心薬点滴中でも肝腎機能など臓器障害が進行しているため静注強心薬の必要量が増加している状態でprofile 1に比較するとVAD植え込みのタイミングにやや余裕はある。

Profile 3：静注強心薬依存状態であるが，低用量で血行動態的に安定しており臓器障害はほとんどない状態である。INTERMACSでもprofile 2〜3で全体の植え込みの7割を占める[2] 表2 。

表1 INTERMACS/J-MACS profile分類

P	INTERMACS / J-MACS	状態	デバイス選択
1	Critical cardiogenic shock "Crash and burn" / 重度の心原性ショック	静注強心薬の増量や機械的補助循環を行っても血行動態の破綻と末梢循環不全をきたしている状態	IABP，PCPS，循環補助用心内留置型ポンプカテーテル，体外循環用遠心ポンプ，体外設置型VAD
2	Progressive decline despite inotropic support "Sliding on inotropes" / 進行性の衰弱	静注強心薬の投与によっても腎機能や栄養状態，うっ血徴候が増悪しつつあり，強心薬の増量を余儀なくされる状態	IABP，PCPS，体外循環用遠心ポンプ，体外設置型VAD，植込型LVAD
3	Stable but inotrope-dependent "Dependent stability" / 安定した強心薬依存	比較的低用量の静注強心薬によって血行動態は維持されているものの，血圧低下，心不全症状の増悪，腎機能の増悪の懸念があり，静注強心薬を中止できない状態	植込型LVAD
4	Resting symptoms "Frequent flyer" / 安静時症状	一時的に静注強心薬から離脱可能であり退院できるものの，心不全の増悪によって容易に再入院を繰り返す状態	植込型LVADを検討（特にmodifier Aの場合）
5	Exertion intolerant "House-bound" / 運動不耐容	身の回りのことは自ら可能であるものの日常生活制限が高度で外出困難な状態	植込型LVADを検討（特にmodifier Aの場合）
6	Exertion limited "Walking wounded" / 軽労作可能状態	外出可能であるが，ごく軽い労作以上は困難で100m程度の歩行で症状が生じる状態	植込型LVADを検討（特にmodifier Aの場合）
7	Advanced NYHA Ⅲ "Placeholder" / 安定状態	100m程度の歩行は倦怠感なく可能であり，また最近6カ月以内に心不全入院がない状態	植込型LVADを検討（特にmodifier Aの場合）

（日本循環器学会/日本心不全学会合同　急性・慢性心不全診療ガイドライン2017年改訂版（http://www.j-circ.or.jp/guideline/pdf/JCS2017_tsutsui_h.pdf）より引用改変）

②補助人工心臓適応に関する重症度分類

表2 INTERMACSにおけるprofile別の植え込み数

Continuous Flow Devices
CF-LVAD/BiVAD Implants: April 2008～December 2016, n=17,632

Patient Profile at time of implant	Implant Date Era						TOTAL	
	2008～2011		2012～2014		2015～2016			
	n	%	n	%	n	%	n	%
1 Critical Cardiogenic Shock	741	15.7%	1,073	14.3%	857	15.9%	2,671	15.1%
2 Progressive Decline	1,924	40.8%	2,691	35.8%	1,817	33.7%	6,432	36.5%
3 Stable but Inotrope Dependent	1,192	25.2%	2,373	31.6%	2,027	37.5%	5,592	31.7%
4 Resting Symptoms	609	12.9%	1,075	14.3%	607	11.2%	2,291	13.0%
5 Exertion Intolerant	141	3.0%	197	2.6%	64	1.2%	402	2.3%
6 Exertion Limited	80	1.7%	58	0.8%	18	0.3%	156	0.9%
7 Advanced NYHA Class 3	35	0.7%	40	0.5%	5	0.1%	80	0.5%
Not Specified	0	0.0%	3	0.04%	5	0.1%	8	0.05%
Totals	4,722	100%	7,510	100%	5,400	100%	17,632	100%

(文献2)より引用改変)

Profile 4：外来通院可能な限界であるが、入院中静注強心薬の治療を必要とし、また退院するとすぐ心不全が増悪して再入院するフリークエントフライヤー(FF)である。INTERMACSでは10数%はprofile 4からの植え込みである[2] 表2。

INTERMACSの分類には修飾因子が規定されており、頻発する心室性不整脈の合併がある場合、modifier Aとよぶ。Profile 4Aのように記載する。植込型除細動器の頻回適正作動(おおむね1週間に2回以上)により定義している。

文献

1) Imamura T, Kinugawa K, Nitta D, et al: Should cardiac resynchronization therapy be a rescue therapy for inotrope-dependent patients with advanced heart failure? J Card Fail 21: 535-538, 2015.
2) Kirklin JK, Pagani FD, Kormos RL, et al; Eighth annual INTERMACS report: Special focus on framing the impact of adverse events. J Heart Lung Transplant 36: 1080-1086, 2017.

(絹川弘一郎)

II 補助人工心臓の適応・装着手技・周術期管理を理解する！

1 補助人工心臓の適応

③急性心不全に対する適応条件と適応除外条件

Check it!
- Profile 1に対しては基本的に体外設置型VADまたは経皮的VADの装着。
- Bridge to decision(to HTx listing, to destination, to recovery, to BSC)。
- 移植登録後，植込型へのコンバートもありうる(bridge to bridge)。
- Profile 1を客観指標(TVADスコア)で分類することも必要。

　急性心不全に対する，特にde novoで発症した場合のアルゴリズム（日本循環器学会/日本心不全学会合同　急性・慢性心不全診療ガイドライン2017年改訂版http://www.j-circ.or.jp/guideline/pdf/JCS2017_tsutsui_h.pdfを参照）は 図1 の左側を見て欲しい。

　急性期にVADの適応を検討するのはprofile 1の場合がほとんどである。静注強心薬とIABPでは血行動態を維持できない場合，経皮的補助循環(PCPS)または経皮的VADを検討する。適応疾患として代表的なものは劇症型心筋炎や広範囲前壁中隔急性心筋梗塞による心原性ショックである。未診断の拡張型心筋症が急性増悪した場合もありうる。PCPSやIMPELLA®を挿入して血行動態が改善してくればよいが，1週間程度たっても心機能が回復しない場合，経皮的デバイスでは血管合併症や出血傾向などにより，循環補助を継続できないこともある。また，経皮的補助循環は補助流量がせいぜい4L/min程度であり，臓器障害の改善が見込み難いこともある。そのような際に体外設置型VADによるbridge to decisionとよばれる戦略を検討する。拍動流タイプはNIPRO VADとAB5000だけではなく，小児用のEXCOR®も使用可能である。また体外循環用遠心ポンプを左心バイパスとして使用することもあり，連続流タイプのROTAFLOW，MERA，Gyro pumpなどが使用可能である。Bridge to decisionは

①移植適応を取得するdecision(BTT)，
②循環補助により心機能が回復しVADを離脱するまでのdecision(BTR)，
③終末期医療への移行のdecision

の3つがある。

　体外設置型VADの遠隔期予後は術前の状態によって規定されることが大きく，一概にprofile分類だけで論じることは危険である。筆者らは 表1 に挙げる客観的指標スコアリングを利用してリスクを層別化している[1]。このスコアリングにおける中等度〜高リスク群へは，bridge to decisionとして体外設置型VADを挿入して回復すればそれから移植適応を検討するということでよい。

　一方，スコア8点以下の低リスク群ではPCPSを装着されていても直接植込型VADを適

③急性心不全に対する適応条件と適応除外条件

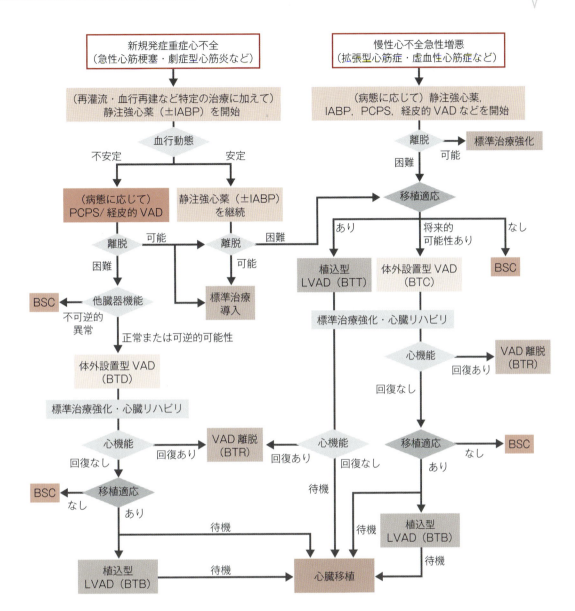

図1 重症心不全における VAD 治療のアルゴリズム

BSC：best supportive care

注）主として収縮不全による重症心不全を想定しており，標準治療は急性・慢性心不全診療ガイドラインを参照して実施する。

（日本循環器学会/日本心不全学会合同　急性・慢性心不全診療ガイドライン2017年改訂版
（http://www.j-circ.or.jp/guideline/pdf/JCS2017_tsutsui_h.pdf）より引用）

応することも検討材料であろう。その際には

①高次機能に支障がない

②挿管されていない（informed consentが可能という意味で）

③社会的サポートが確認できている

④移植のcontraが多くはない（臓器障害はあってもreversibilityが見込める）

表1 Todai VAD(TVAD)スコア

術前の因子	ポイント
血清アルブミン＜3.2g/dL	8
血清総ビリルビン＞4.8mg/dL	7
左室拡張末期径＜55mm	6
中心静脈圧＞11mmHg	5

	TVADスコア	1年生存率
低リスク	8点以下	94.9%
中等度リスク	9〜17点	53.8%
高リスク	18点以上	14.3%

⑤右心機能が大丈夫そう(Ⅱ-1-⑤「右心不全」参照)
⑥心筋炎は除外

などが重要なチェックポイントであるが，移植適応を取得していない場合bridge to candidacy (BTC)ということになり，後述する(Ⅱ-1-④「慢性心不全に対する適応条件と適応除外条件(BTT listed)」参照)。

文献

1) Imamura T, Kinugawa K, Shiga T, et al: Novel risk scoring system with preoperative objective parameters gives a good prediction of 1-year mortality in patients with a left ventricular assist device. Circ J 76: 1895-1903, 2012.

〈絹川弘一郎〉

Ⅱ 補助人工心臓の適応・装着手技・周術期管理を理解する！

1 補助人工心臓の適応

④慢性心不全に対する適応条件と適応除外条件

Check it!
- ▶ 現在の植込型LVADの適応はBTT。
- ▶ Profile 2の患者におけるBTCの運用。
- ▶ DTが治験中。

　植込型LVADの適応条件と適応除外条件は補助人工心臓治療関連学会協議会で定めており，bridge to transplantation（BTT）が原則である 表1 （日本循環器学会/日本心臓血管外科学会合同　重症心不全に対する植込型補助人工心臓治療ガイドラインhttp://www.j-circ.or.jp/guideline/pdf/JCS2013_kyo_h.pdf参照）。主として慢性心不全に対して適応と考えてよい。 表1 に沿って適応と除外の条件を説明する。

適応条件

　a. 対象疾患については前項Ⅱ-1-③の通りである。b. の選択基準であるが，3）薬物治療のなかで現在ジギタリスと硝酸塩は必須とみなされていない。むしろ，ミネラルコルチコイド受容体拮抗薬は必須である。5）年齢は心臓移植の適応年齢が2013年2月より65歳未満に引き上げられたため，運用上は65歳未満となっている。6）BSA（体表面積）については体格が著しく小さい，たとえば体表面積1.2m^{2}以下の症例は現在保険償還されている植込型LVADでは挿入困難と考えられる。今後さらに小型の植込型LVADが使用可能となれば状況は変化するであろう。9）治療の理解について本人はもちろんであるが，介護者として近親者などを指定する必要があり，この介護者の負担が長期在宅治療中に少なくないことを前もって理解してもらう必要がある。植込型LVADの在宅治療の成功には介護者の協力が必須であり，介護者が指定できない患者は適応除外と考えるべきである。

適応除外条件

　c. 除外基準のなかで，2）比較的重症の肺高血圧症は重症左心不全にはしばしば合併するもののLVADにより改善する例がほとんどなので，絶対禁忌事項ではない。肺血管抵抗（pulmonary vascular resistance：PVR）が3 Wood以上と算出された場合，心拍出量を増加させるためにドブタミンを一時的に増量したり，ミルリノンを併用したりして右心カテーテルを再検することもある。また，肺血管拡張作用のある薬剤，たとえばO$_2$吸入や

表1 植込型補助人工心臓実施基準

a. 対象疾患・病態	
	心臓移植適応基準に準じた末期的重症心不全で，対象となる基礎疾患は，拡張型および拡張相肥大型心筋症，虚血性心筋疾患，弁膜症，先天性心疾患，心筋炎後心筋症などが含まれる

b. 選択基準	
1) 心機能	NYHA：Ⅲ～Ⅳ度（Ⅳ度の既往あり）
2) ステージ	D（重症の構造的疾患があり，最大限の内科治療にもかかわらず，安静でも明らかな心不全症状がある患者）
3) 薬物治療	ジキタリス*・利尿薬・ACE阻害薬・ARB・硝酸塩*・β遮断剤などの最大限の治療が試みられている
4) 強心薬・補助循環	ドブタミン・ドーパミン・エピネフリン・ノルエピネフリン・PDEⅢ阻害薬などに依存，またはIABP，体外設置型補助人工心臓などに依存
5) 年齢	65歳以下が望ましい（身体能力によっては65歳以上も考慮する）
6) BSA	システムにより個別に規定
7) 血行動態	stage D, NYHA Ⅳ度の既往
8) 条件	他の治療では延命が望めず，また著しくQOLが障害された患者で，治療に参加することで高いQOLが得られ，長期在宅治療が行え，社会復帰が期待できる患者
9) 治療の理解	補助人工心臓の限界や併発症を理解し，家族の理解と支援が得られる

c. 除外基準	
1) 感染症	重症感染症
2) 呼吸器疾患	重度のCOPD，高度の肺高血圧症，30日以内に発症した肺動脈塞栓症
3) 循環器疾患	開心術後早期（2週間程度），治療不可能な腹部動脈瘤や重度の末梢血管疾患，胸部大動脈瘤，心室瘤，心室中隔破裂，中等度以上の大動脈弁閉鎖不全症，胸部大動脈に重篤な石灰化
4) 神経障害	重度の中枢神経障害，薬物中毒またはアルコール依存の既往，プロトコールに従えない，あるいは理解不能と判断されるほどの精神神経障害
5) その他の臓器不全	重度の肝臓疾患，重度の出血傾向，高度慢性腎不全，慢性腎不全による透析症例，癌などの生命予後不良な悪性疾患，膠原病などの全身性疾患，インスリン依存性重症糖尿病
6) 妊娠	妊娠中
7) その他	著しい肥満，輸血拒否など施設内適応委員会が不適当と判断した症例

＊：ジキタリス（ジギタリス）・硝酸塩は，現在必須ではない。
BSA：体表面積
（日本循環器学会/日本心臓血管外科学会合同：重症心不全に対する植込型補助人工心臓治療ガイドライン
（http://www.j-circ.or.jp/guideline/pdf/JCS2013_kyo_h.pdf）より引用改変）

NO吸入，またはホスホジエステラーゼ（PDE）Ⅴ阻害薬の投与でPVRが低下するか検討することもある。このような処置でPVRが3Wood以下になれば可逆性ありとして適応からは除外しない[1]。術前にPVRが高い場合，周術期にNOが必要になったり，術後一定期間PDE Ⅴ阻害薬を投与したりする場合もあるが，たいていの症例でLVADによりPVRは正常に近付く。術後高いPVRが遷延してエンドセリン受容体拮抗薬を投与した経験があるがごくまれである。3) の各種疾患のなかで末梢血管疾患が禁忌であるのは植込型LVADが連続流ポンプであり，脈圧を発生しにくいため末梢血流低下がより著しくなると考えられる

ためである．大動脈弁逆流については連続流LVADの場合植え込み後より重症化することが知られているためである[2]．最近ではmild程度の大動脈弁逆流でも長期のLVAD補助を見越して生体弁置換することが増えてきている．パッチで大動脈弁位を閉鎖してしまう場合すらある．7）についてはわが国の移植適応はBMI＜25であるが，BMI 25〜30でも移植待機中に減量が見込める場合は禁忌とはならない可能性がある．

BTT listed

前項Ⅱ-1-③-図1の右にあるように慢性心不全で急性増悪した場合，静注強心薬依存で安定すればprofile 3として上記の条件を検分して移植適応を取得して植込型LVAD治療へ移行する．いわゆるBTT listedという状態からの植え込みになる（日本循環器学会/日本心不全学会合同 急性・慢性心不全診療ガイドライン2017年改訂版http://www.j-circ.or.jp/guideline/pdf/JCS2017_tsutsui_h.pdfを参照）．しかし，静注強心薬で安定しないprofile 2の患者については移植登録が完了していれば植込型LVADの適応であることにまったく異論はないが，登録が完了していない場合にそのための検査を施行すること自体で血行動態の破綻を招くこともあり，また臓器障害が可逆的であるとは植え込み前では確実に証明できないことも多い．そのような場合，Ⅱ-1-③-図1に示すようなbridge to candidacy（BTC）という考え方で体外設置型VADや経皮的VADをいったん装着するということもある．

現在INTERMACSではBTCという文言はなくなり（保険償還上もBTTかDTしかないため），まだ移植リスト未登録の場合BTT likely, moderate, unlikelyの3つに分類されている（p.210 Ⅱ-13-②-表1参照）．BTT moderateの場合には体外設置型VADの装着で経過を見るということがありうる．BTT unlikelyの場合は現在DTの受け皿がないので，体外設置型VADの装着についても余程の院内コンセンサスが必要であろう．しかし，BTT likelyの場合，直接植込型LVADを施行することも可能である．

2012年4月より日本臓器移植ネットワーク登録済という文言が植込型連続流LVADの保険償還の条件からなくなったため，日本循環器学会心臓移植委員会においてprofile 2については植込型LVADを施行したのち1カ月後までに事後検証するという条件で移植未登録でも植え込みを認めることとした．2年間に3例以上の植え込み実績のある移植実施施設においては院内の移植適応委員会の判断で植え込みを施行可能である．それ以下の実績の移植実施施設は経験豊富な移植実施施設からの文書による承認を得て植え込みをする．2年間に3例以上の植え込み実績のある非移植実施施設では院内の移植適応委員会の判断の後，必ず連携する移植実施施設の承認を文書で得ることで植え込み可能とする．それ以下の実績の非移植実施施設においても移植実施施設からの術者の参加を条件に植え込みを認める．要約すると複数の経験者による議論でBTT likelyという判断に達したならば，移植未登録でも植込型LVADへ進んで良いということである．

J-VAD risk score

BTC likelyかどうかの判断基準に定まったものはないが，HeartMate Ⅱ risk score[3]をmodifyしたJ-VAD risk score（http://www.jacvas.com/view-dt/を参照）は参考になるかもしれない．

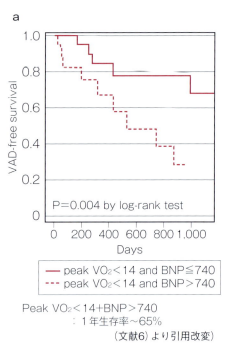
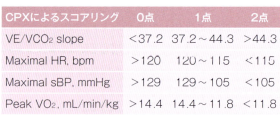
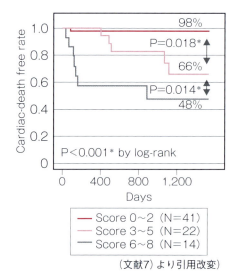

図1 静注強心薬非依存high risk患者の同定

$$HMRS = 0.0274 \times 年齢 + 0.723 \times Alb\,(g/dL) + 0.74 \times Crn\,(mg/dL) + 1.136 \times INR + 0.807 \times (0\ or\ 1)\,(経験豊富な施設ならば\ 0)$$

　この米国のHMRSでは経験豊富な施設の定義は年間植え込み症例が3症例以上ある施設と定義されているが，J-VAD risk scoreでは経験豊富な施設の定義を2年間で植込型LVADの経験が3症例以上ある施設とし，その他の因子はHMRSと同じとする。このHMRSは，low risk<1.58≦medium risk≦2.48<high riskと分類され，low riskであればprofile 1であっても植え込み後の1年生存率は80％以上と報告されており[4]，likelyと考えてよいかもしれない。また，moderateをmedium risk，unlikelyをhigh riskという当てはめも可能かもしれない。

　正式にはprofile 4は適応外であるが，入退院を頻繁に繰り返す状態というのは血行動態的にはprofile 3以上と同等と考えてよい。最近のROADMAP試験のデータではprofile 4は内科治療より予後が良いとされ[5]，わが国でも受け入れられつつある。筆者らは静注強心薬に依存していない患者でのハイリスク群を同定するために最大酸素摂取量14mL/kg/min未満，プラスBNP>740 pg/mLという指標を提唱してきた（図1a）[6]。また，図1b に示すように心肺運動負荷試験（CPX）のデータの組み合わせでhigh risk群を同定することも可能である[7]。Profile 4より軽症と考えられる症例でのhigh riskとは致死性心室性不整脈による突然死が含まれている。すなわち，Modifier Aの症例ではprofileにかかわらずelectrical stormから救命できないことがあり，早期に植込型LVAD治療を施行することが

推奨される[8]。

　欧米では移植適応のない重症心不全にVAD植え込みを施行するdestination therapy（DT）が盛んに行われている。2016年にわが国においてもHeartMate Ⅱ®を使用したDTの治験が開始され，現在観察期間中である。この治験に際してDTの適応基準が策定されたが，これについては他項を参照のこと。DTが認可されれば，Ⅱ-1-③-図1にBSCと記載したものの一部はDTとして植込型LVAD治療に移行することになるであろう。

文献

1) Imamura T, Kinugawa K, Hatano M, et al: Acute pulmonary vasoreactivity test with sildenafil or nitric monoxide before left ventricular assist device implantation. J Artif Organs 16: 389-392, 2013.
2) Hatano M, Kinugawa K, Shiga T, et al: Less frequent opening of the aortic valve and a continuous flow pump are risk factors for postoperative onset of aortic insufficiency in patients with a left ventricular assist device. Circ J 75: 1147-1155, 2011.
3) Cowger J, Sundareswaran K, Rogers JG, et al: Predicting survival in patients receiving continuous flow left ventricular assist devices: the HeartMate Ⅱ risk score. J Am Coll Cardiol 61: 313-321, 2013.
4) Adamo L, Nassif M, Tibrewala A, et al: The Heartmate Risk Score predicts morbidity and mortality in unselected left ventricular assist device recipients and risk stratifies INTERMACS class 1 patients. JACC Heart Fail 3: 283-290, 2015.
5) Shah KB, Starling RC, Rogers JG, et al: Left ventricular assist devices versus medical management in ambulatory heart failure patients: An analysis of INTERMACS Profiles 4 and 5 to 7 from the ROADMAP study. J Heart Lung Transplant 37: 706-714. 2017.
6) Imamura T, Kinugawa K, Hatano M, et al: Status 2 patients had poor prognosis without mechanical circulatory support. Circ J 78: 1396-1404, 2014.
7) Imamura T, Kinugawa K, Nitta D, et al: Novel scoring system using cardiopulmonary exercise testing predicts prognosis in heart failure patients receiving guideline-directed medical therapy. Circ J 79: 1068-1075, 2015.
8) Imamura T, Kinugawa K, Shiga T, et al: Early decision for a left ventricular assist device implantation is necessary for patients with modifier A. J Artif Organs 15: 301-304, 2012.

〈絹川弘一郎〉

II 補助人工心臓の適応・装着手技・周術期管理を理解する！

1 補助人工心臓の適応

⑤右心不全

Check it!
- 術後早期の右心不全で機械的補助を必要とするのは，劇症型心筋炎，多臓器不全を伴うprofile 1の場合と，術前から右心機能低下が存在する場合とがある。
- 術前の右心機能は侵襲的血行動態測定を必要とするが推定可能である。
- 長期のBiVADの予後はきわめて不良である。
- 術後遠隔期に初めて右心不全が生じる症例もある。

　人工心肺を装着する心臓外科手術全般でいえることであるが，周術期の右心不全は多かれ少なかれほぼ全例で生じる。その程度により治療選択が異なってくるが，①術後48時間以上NO吸入を必要とした例と，②術後2週間以上静注強心薬を必要とした例，そして③術後機械的右心補助を必要とした例について，術後右心不全という定義を使用する。この術後早期の右心不全は術前の右心機能低下が人工心肺や手術侵襲に伴って顕在化したものと考えられ，術前の右心機能評価で判断できる部分もある。また，多くの多臓器不全を伴うprofile 1の症例では機械的右心補助を必要とすることが多い。この右心補助は右房脱血肺動脈送血の右心バイパスとすることがほとんどで，連続流のROTAFLOWポンプなどを使用して一時的補助を前提とした組み立てをすることが多い。

　どのような症例で術後機械的右心補助が必要なのかについては，RVSWIなどの指標が使用可能である。

　Right ventricular stroke work index（RVSWI）＝13.6×（mPA－mRA）×CI/HR

　筆者らはPVR＞3.7 WoodとRVSWI＜5g/mの組み合わせが高率に右心補助を必要とすることを報告した[1]。

　Pulmonary artery pulsatility index（PAPi）＝（mPA－dPA）/mRA

が2以下の場合も高率に右心不全を発症するとされている[2]（ただし，これは機械的補助を必要とするという条件ではない）。心原性ショック症例profile 1に多い劇症型心筋炎では右心にも炎症が波及していることがほとんどであり，ほぼ全例で機械的右心補助を必要とする心構えで臨んだほうがよい。さらにprofile 1の心筋炎以外の症例でも，多臓器不全，特に重度の肝機能障害を伴う場合には多くは右心機能低下を合併していることが多いので，この場合も右心補助を必要とする前提でLVAD手術に臨んだほうがよい。

　多くの両心補助人工心臓（BiVAD）は多臓器不全から脱したり，劇症型心筋炎の炎症が沈静化したりという臨床経過のなかでRVADからの離脱が可能となるが，2週間を経過してもRVADから離脱できないときはNipro VADへの切り替えを行っている。しかし，長期のBiVADの予後は現在なお不良である[3] 図1 。近年，連続流の小型ポンプ（HVAD®など）を使用したBiVADシステムが試験的に応用されるようになってきているが[4]，保険償還されていない。

　なお，術前に明らかな右心不全所見もなく，profile 1ということでもなく，術後遠隔期

⑤右心不全

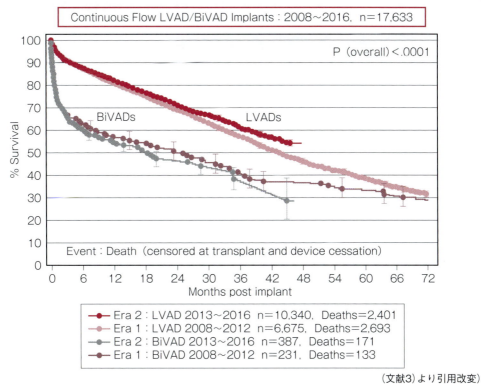

図1 INTERMACSにおけるLVADとBiVADの予後比較

になって右心不全が顕著になる症例を経験する。筆者らは，左室径が小さい症例でLVADの脱血により中隔が左室側にシフトすることが右心の拡大と三尖弁逆流の増悪を招くと考えている[5]が定説はない。術後遠隔期の右心不全には余程でなければRVADの適応はなく，肺血管拡張薬（PDE5阻害薬，PDE3阻害薬）や利尿薬などで対応するしかない。

文献

1) Imamura T, Kinugawa K, Kinoshita O, et al: High pulmonary vascular resistance in addition to low right ventricular stroke work index effectively predicts biventricular assist device requirement. J Artif Organs 19: 44-53, 2016.
2) Kang G, Ha R, Banerjee D: Pulmonary artery pulsatility index predicts right ventricular failure after left ventricular assist device implantation. J Heart Lung Transplant 35: 67-73, 2016.
3) Kirklin JK, Pagani FD, Kormos RL, et al: Eighth annual INTERMACS report: Special focus on framing the impact of adverse events. J Heart Lung Transplant 36: 1080-1086, 2017.
4) Shehab S, Macdonald PS, Keogh AM, et al: Long-term biventricular HeartWare ventricular assist device support--Case series of right atrial and right ventricular implantation outcomes. J Heart Lung Transplant 35: 466-473, 2016.
5) Imamura T, Kinugawa K, Kato N, et al: Late-onset right ventricular failure in patients with preoperative small left ventricle after implantation of continuous flow left ventricular assist device. Circ J 78: 625-633, 2014.

（絹川弘一郎）

II 補助人工心臓の適応・装着手技・周術期管理を理解する！

2 人工心臓手術の周術期（術前・術後）管理

①右心不全管理

　VAD装着術の術中・術後心不全の多くは右心不全である。右心系から血液が左心系に送られないために，左室は虚脱しており，胸部X線像は明るく肺血管影が減少しているのが特徴である。VAD装着して駆動開始時に十分な補助流量が得られない場合，左内腔が虚脱しているときには，循環血液量不足と右心不全を考慮する必要がある。また，術後急性期に当初得られていた補助流量が得られなくなった場合，中心静脈圧を上げても補助流量が増加しないときには，心タンポナーデと右心不全を鑑別して治療を開始する必要がある。たとえ補助流量がある程度得られていても，中心静脈圧が高いため肝うっ血が生じて肝機能の改善が得られない症例では，右心機能が十分でない可能性を考えなければならない。

右心不全の原因

　VAD装着後の右心不全の原因としては，
①潜在していた両心不全のうち，左心不全のみ機械的補助に改善したために右心不全が顕在化する場合，
②急激な左心機能の改善により静脈還流が増加して，その前負荷の増加に右室が耐えられない場合，
③LVADによる左室からの陰圧脱血により，心室中隔が左室側に偏位して右室の収縮能が十分に得られなくなる場合，
④通常の循環状態は維持できる右心機能でも，術前より遷延する臓器障害から回復するに足る心拍出を維持することができない相対的右心不全が生じた場合，
などが考えられる。

右心不全の治療法

　治療法としては，最初に中心静脈圧の増加が挙げられるが，受容可能な中心静脈圧を越えても補助流量が増加しない場合には，すぐに追加治療を行う必要がある。過度の容量負荷は右心機能の回復を遅らせることになり，右心不全を遷延させる。エピネフリンやドブタミンなどの強心薬が用いられ，肺血管抵抗も下げるPDEⅢ阻害薬が有用なことも多い。肺血管抵抗を下げるために一酸化窒素（NO）の吸入や肺血管拡張薬の投与も効果的なことがある。
　これらの薬物療法でも改善しない場合には，早急にRVADを考慮する。周術期に一過性に必要な場合には，遠心ポンプを用いた右心バイパスが用いられることが多いが，術前より右心不全が存在するような長期補助が必要な可能性が高い場合には，RVADの装着が考慮される。植込型のRVADの報告もあるが，現在のところ，市販の植込型両心補助装置はない。

〔西村　隆〕

Ⅱ 補助人工心臓の適応・装着手技・周術期管理を理解する！

2 人工心臓手術の周術期（術前・術後）管理

②呼吸不全管理

　急性心不全のためにVADを装着する症例では，急激な肺うっ血に伴う肺水腫によって，呼吸不全を併発している場合が多い。通常は，循環が維持できる範囲で，利尿薬や体外限外濾過（ECUM）で除水を行い，肺水腫の進展を抑える努力がなされる。また，人工呼吸器装着例では呼気終末陽圧（PEEP）をかけて気道系への水分の漏出をおさえる。しかし，機械的補助を要する心不全では，これらの処置のみで十分な呼吸不全の改善を得られることは困難である。特に経皮的心肺補助（PCPS）装着例では，左心系の後負荷が上昇するためと人工肺のために抗凝固療法が行われることから肺水腫が悪化して気道出血をきたすことがあり，左心ベントの追加やIMPELLA®による左心補助を行って左室拡張末期圧を過度に上げない注意も必要である。

　一般的に慢性心不全に対する植込型LVAD適応患者は，高度の肺高血圧，肺梗塞，肺血管閉塞病変を合併していないことが多く，術前から遷延する呼吸不全は少ない。術後呼吸不全は，再挿管もしくは気管切開が必要な呼吸機能の低下，またはVAD植え込み後6日（144時間）以内に，呼吸補助を中止できないことと定義される。

呼吸不全の原因

　術後呼吸不全の原因としては，肺炎，胸水貯留などが挙げられ，胸腔ドレーン留置や，適切な抗生物質投与，体位ドレナージなどが考慮される。さらに，早期から呼吸リハビリテーションを開始して人工呼吸器離脱を試みることは有用である。抜管後も早期離床に努め，喀痰の排出を促し，無気肺を予防する必要がある。長期臥床や心臓悪液質などにより喀出力が低下している症例に対しては，ミニトラックなどによる排痰補助を考慮する。人工呼吸器の設定を最大限まで上げても人工呼吸器からの離脱が困難な場合は，人工肺による補助を検討する。その際には抗凝固治療を強化することになるため，出血合併症の発生に注意を要する。

両心補助の呼吸不全

　一方，両心補助症例では，左右補助バランスが崩れて右心補助が相対的に増加した場合，急激な肺高血圧症をきたして気道出血に至ることもある。両心補助症例で，急激な呼吸不全をきたした場合には，これを念頭に置いて早急に対処する必要がある。

〈西村　隆〉

II 補助人工心臓の適応・装着手技・周術期管理を理解する！

2 人工心臓手術の周術期（術前・術後）管理

③腎不全管理

VAD装着を要する重症心不全症例では，低心拍出量症候群に起因する腎前性腎障害を認めることがある．また，うっ血性心不全コントロールのために過量の利尿薬を用いて循環血液量低下に陥り，腎機能障害をきたす場合も見られる．さらに，虚血性心疾患に多いが，糖尿病を基礎疾患に持つ症例に重症心不全が発症した場合には，糖尿病性腎症が潜在している場合もある．

J-MACSで急性腎機能障害は，術後透析が必要になる腎機能の異常，あるいは血清クレアチニン値がベースラインの3倍を超え上昇，または5mg/dLを超えた状態が48時間以上続く場合を指す．慢性腎機能障害は血清クレアチニンがベースラインから2mg/dL以上上昇すること，または血液透析を要する状態が90日以上続く場合を指す．VAD装着前に腎機能障害が存在する場合，それが腎前性腎不全で，VAD装着によって循環が改善すると腎機能も改善する可逆性の腎障害かどうかを見極めることは困難である．

装着後の腎不全

Nishimura[1]らによれば，VAD装着後に腎前性腎不全を改善するには2.8L/min/m^{2}以上の補助流量が必要とされている．また，右房圧を下げて静脈還流を改善することも重要である可能性もある．過度の利尿薬の使用を是正したうえで，腎血流を改善し，腎機能改善を待つ必要がある．

敗血症を含む重症感染症を併発した腎不全症例では，腎機能改善は極めて困難である．多量の炎症性サイトカインの放出と，腎毒性を有する抗性物質の使用は，腎機能障害を遷延させて，不可逆性としてしまうことも多い．早期の感染源の除去と，抗生物質の血中濃度モニタリングが重要である．

血液浄化療法

VAD装着後に，血行動態の安定化や利尿薬の適切な投与によっても腎機能障害が続く場合は，一過性に持続血液濾過透析など血液浄化療法が必要となることがある．ただしその場合も原因検索と適切な治療による期間短縮に努める必要がある．間歇的血液維持透析に移行せざるをえない場合には，除水によるVAD脱血不良に十分注意しつつ，dry weightを設定する必要がある．

腎機能障害の原因が右心不全の場合は，強心薬持続投与やRVADの導入を考慮する．

文献

1) Nishimura M, et al: Importance of luxury flow for critically ill patients receiving a left ventricular assist system. J Artif Organs 9: 209-213, 2006.

（西村　隆）

Ⅱ 補助人工心臓の適応・装着手技・周術期管理を理解する！

2 人工心臓手術の周術期（術前・術後）管理

④肝不全管理

　VAD植え込み後14日以上経過して，肝機能検査値（総ビリルビン，GOT/AST，GPT/ALT）のうち2つが正常値の3倍を超えて増加している場合に，VAD術後肝不全とされている。原因としては，うっ血性肝障害や，ショック肝を含む虚血性肝障害の他に，心不全治療薬に対する薬剤性肝障害や，長期絶食に伴う胆汁排泄障害なども考える必要がある。腎機能障害同様，術前肝機能障害，特に高ビリルビン血症や肝逸脱酵素の上昇はVAD装着後の独立した予後悪化因子である。

右心不全＋肝うっ血

　右心不全に伴う肝うっ血が長期であった場合，肝臓における蛋白合成能が低下しており，凝固因子が欠乏して凝固異常を呈している場合が多い。術後出血性合併症をきたす恐れがあり，十分な注意を要する。その予防として，右心機能に負荷をかけないための循環血液量の適正化，強心薬などによる右心機能補助，新鮮凍結血漿などを用いた凝固因子補充などが重要である。右心不全が原因で，循環血液量の適正化の後にも肝うっ血が遷延する場合は，強心薬持続投与やRVADの導入を考慮する。

装着前の循環不全

　VAD装着前に急性循環不全に陥った症例では，いわゆるショック肝と呼ばれる虚血性肝障害をきたす症例がある。肝逸脱酵素は1,000IU/dLを越えることも多く，予後不良である。総ビリルビン値は肝逸脱酵素に遅れて上昇を始め，35mg/dLを越える症例もあるが，可逆性の場合もある。前出の報告[1]によれば，VAD装着後に肝不全を改善するには2.5L/min/m^{2}以上の補助流量が必要とされている。

　循環を含む全身状態が安定した後に，腸管運動が認められたら，できるだけ早期に経腸栄養を再開する。経腸栄養によって，胆汁の排泄が促進され，門脈血流も増加して，肝機能回復が期待される。この際に，過度の栄養負荷はかえって肝障害を進めることにもなるので，注意を要する。

文献

1) Nishimura M, et al: Importance of luxury flow for critically ill patients receiving a left ventricular assist system. J Artif Organs 9: 209-213, 2006.

（西村　隆）

Ⅱ 補助人工心臓の適応・装着手技・周術期管理を理解する！

2 人工心臓手術の周術期（術前・術後）管理

⑤糖尿病

　糖尿病の合併した重症心不全症例のなかには，多発する末梢冠動脈狭窄から虚血性心筋症に至った症例が多く含まれるが，左冠動脈主幹部や前下行枝の閉塞による広範囲心筋梗塞症例もあり，逆に，明らかな冠動脈狭窄を指摘できず，心筋微小循環障害が中心となる糖尿病性心筋症なども認められる。糖尿病合併症例では全身の血管の動脈硬化に伴う臓器障害や微小血管障害などの発生が認められる場合が多い。また，糖尿病性腎症や易感染性は心不全の増悪因子になりうる。逆に，心不全が悪化している症例では，ストレスやカテコラミンの影響で，術前の血糖コントロールが不良になっていることが多い。

血糖管理

　VAD装着術後の血糖コントロール不良は，VAD治療に伴う感染症の発生にも寄与する可能性がある。糖尿病合併例においてはその重症度を把握したうえで，インスリンを含めた薬剤による厳密な血糖管理を行うことが重要である。この際に，心不全治療薬が糖尿病に与える影響や糖尿病治療薬の一部は心不全症例に対する投与が禁忌になっていることにも留意する必要がある。

栄養管理

　周術期の糖尿病管理のもう1つの重要な点は，栄養管理である。栄養状態は術後の臨床成績に影響を与えるため，術前から入念に注意することが重要である。糖尿病合併患者では，血糖管理に十分留意しつつ低栄養状態から回復させる必要がある。心不全状態においては食欲不振によって栄養の摂取量が減少していることが多い。心不全によるうっ血症状の1つとして，消化管の浮腫と蠕動低下による吸収障害も発生しうる。肝臓や膵臓の機能障害を発生し，蛋白質や脂肪の吸収障害，蛋白漏出性胃腸炎の発生を認めることもある。下痢や便秘はこれらの悪化要因となりえる。また，肝機能障害は代謝障害を発生させることもある。周術期には経口摂取が十分にできない場合が多く，経腸栄養やそれが困難な場合には中心静脈栄養を検討する。この際には，急激な高血糖に十分に留意しつつ投与計画を立てる必要がある。

〈西村　隆〉

Ⅱ 補助人工心臓の適応・装着手技・周術期管理を理解する！

2 人工心臓手術の周術期（術前・術後）管理

⑥感染対策

　術前に肝腎機能障害，低栄養状態や高度浮腫などを合併していることが多く，通常の開心術より術後感染症を合併するリスクが高く，中心静脈カテーテルや肺動脈カテーテル，IABPが術前から長期間用いられている場合もあり，カテーテル関連血流感染症のリスクも高い。そのため，術前から齲歯（うし）の予防や口腔ケアを含めた感染対策が重要で，可能なら術前にシャワー浴を行って体表の衛生状態の改善を図るのも有効である。心不全で術前から長期間入院治療を要していることも多く，多剤耐性菌を保菌していることもあるため，保有細菌のスクリーニングは必須であり，周術期に予防的に投与する抗生物質は保有細菌をカバーできるようにする。

　術後に発熱や炎症反応の再上昇を認めた際には，一般的な開心術と同様に，創部，呼吸器，尿路の感染・炎症を疑って検査を行うが，血流感染のハイリスク群である[1]ため，抜去可能なカテーテルを早期に抜去するとともに，血液培養を行うことを躊躇してはいけない。感染巣を検索するための造影CTも考慮する。そのうえで，起炎菌として想定しうるものを十分にカバーできるような広域抗生物質を投与開始し，起炎菌が判明したらその起炎菌に焦点を絞って抗生物質のde-escalationを行う[2]。菌血症の場合は感染性心内膜炎や人工弁感染に準じた期間の抗生物質治療を行う。薬剤熱など感染症以外の原因で発熱がみられることもあるため，明らかな起炎菌が検出されない場合には，抗生物質を中止して他の原因も検索することを考慮する。

　術前全身状態不良なため，縦隔炎の合併率も一般的な開心術より高く，除去できない人工物が存在するなかでの膿瘍形成となるため，縦隔炎は致命的合併症である[3]。創部の腫脹や疼痛，排膿が出現した場合には縦隔炎合併を疑う。診断には造影CT，ドレーン排液や抜去したドレーン先端の細菌培養検査が有用である。縦隔炎の疑いが強い場合には早急に再開胸ドレナージと除去可能な人工物の摘除を行う。縦隔炎でドレナージ後には局所陰圧閉鎖療法（NPWT）が有効で，これら治療により感染が十分に制御されたら大網充填を行って閉胸することを検討する。

文献

1) Pagani FD, Miller LW, Russell SD, et al: Extended mechanical circulatory support with a continuous-flow rotary left ventricular assist device. J Am Coll Cardiol 54: 312-321, 2009.
2) Kumar A: Optimizing antimicrobial therapy in sepsis and septic shock. Crit Care Clin 25: 733-751, 2009.
3) Simon D, Fischer S, Grossman A et al: Left ventricular assist device-related infection: treatment and outcome. Clin Infect Dis 40: 1108-1115, 2005.

（木下　修）

II 補助人工心臓の適応・装着手技・周術期管理を理解する！

2 人工心臓手術の周術期（術前・術後）管理

⑦抗血栓・出血傾向対策

抗血栓療法

人工心臓装着後は血栓塞栓症やポンプ血栓症を予防するために抗血栓療法が必要である。しかし、人工心臓装着手術後に出血で再開胸止血術を要することは少なくなく、手術後まずは止血を得ることに全力を注ぐべきである。いつまでも出血が遷延していては抗血栓療法を十分に行えない。「急がば回れ」である。術中に使用したヘパリンはプロタミンで完全に中和し、必要に応じてFFPやPCも輸血する。

止血が十分に得られてから抗血栓療法を開始する。東京大学医学部附属病院で行っている抗血栓療法を 表1 にまとめた。

▎抗凝固療法

○術前から血栓形成傾向が知られている症例や術後に血栓形成が危惧される状態（消費電力の上昇、D-dimerやLDHの上昇など）が見られた場合には、術後出血が早期に順調に制御されているときに、ワルファリン投与やヘパリン併用を早めることがある。
○ヘパリンを併用している場合、APTT（活性化部分トロンボプラスチン時間）やACT（活性化全血凝固時間）を気にしてヘパリン投与量を増やし過ぎることがないようにする。
○術後早期に抗凝固が効き過ぎることがないよう注意する。VAD手術後の出血再開胸は少なくない。ドレーン抜去後に心タンポナーデが生じることも少なくない。
○IVH（中心静脈栄養）などに用いられるマルチビタミンは1日あたり1mg程度のビタミンKを含有していて、ワルファリンがなかなか効かないことがある。
○ワルファリンとの相互作用が大きい薬剤（抗生物質や抗てんかん薬、静注脂肪製剤など）を投与する場合は要注意で、頻繁に凝固能を測定して調節が必要になる。

表1 抗血栓療法

	体外設置型VAD（空気駆動式拍動流）	植込型VAD（定常流）
ワルファリン	2術後日から（経口 or 経管）	
ヘパリン併用	2術後日から	4 or 5術後日から（PT-INR 2弱以上でない場合）
最終目標PT-INR	3.5	2.5
ヘパリン併用終了	PT-INR 2台後半	PT-INR 2弱
抗血小板薬	2術後日以降、血小板数が回復（>10万/μL）していたらアスピリン100mg/日	

PT-INR：プロトロンビン時間

表2 抗血小板薬

薬剤名	用量	特徴
アスピリン	100 mg	・抗血小板薬の第一選択 ・消化管出血をきたしやすい
ジピリダモール	300 mg	・追加または変更する場合の第一選択
シロスタゾール	200 mg	・心拍数増加作用あり(不整脈も出やすくなる) 　⇒ペースメーカー非装着例で心拍数を増加させたい場合にあえて追加または変更することあり
サルポグレラート	300 mg	・赤血球膜の保護・安定化作用があるといわれる[1] 　⇒溶血が生じているときに,あえて追加または変更することあり
クロピドグレル	75 mg	・非常に強力な抗血小板作用 　⇒血栓形成傾向が強い場合に追加または変更 ・休薬しても効果が消失するまでに1〜2週間 　⇒手術(移植など)や出血性合併症の際に不利

抗血小板療法

　抗血小板薬の第一選択はアスピリン100 mg/日としているが,アスピリンは消化管出血のリスクが他の薬剤より高く,消化管出血既往がある場合などには他の抗血小板薬に変更する。また,血栓形成傾向が強い症例では抗血小板薬を2剤にすることもある。よく用いる抗血小板薬を 表2 に示す。

出血性合併症

　その出血性合併症がどのくらい生命的危険性につながるか,発見のしやすさ,止血のしやすさで対応が異なる。代表的出血性合併症を以下に挙げる。

鼻出血

　すぐに発見可能で,外から止血処置が可能なことが多い。抗血栓療法はそのままにしてまず止血処置を行う。耳鼻科医でも止血に難渋することがあり,出血が多くなって輸血を要することもありうるので軽視してはいけない。繰り返す場合や止血に難渋することがある場合には抗血栓療法を減弱[抗血小板薬の変更や目標PT-INR(プロトロンビン時間)の下方修正]する。

消化管出血

　出血が生じてもすぐに認知できないことがある。出血が疑われたときには内視鏡検査を行うが,下部消化管では前処置が必要で出血源の特定と止血処置にさらに時間を要する。そのため抗血栓療法は通常は一旦ある程度しっかりとリバースする。内視鏡で露出血管を認めた場合はクリッピングなどの止血処置を行う。禁食も考慮する。止血が得られた後の抗血栓療法は,アスピリン投与例は他の抗血小板薬への変更を考慮し,目標PT-INRを少し下方修正することが多い。

頭蓋内出血

詳細は次項（Ⅱ-2-⑧「脳血管障害（脳梗塞・頭蓋内出血）」）を参照。発症後すぐに認知されることが多いが、早期に致命的になることが多く、迅速な対応が求められる。

出血性合併症時に用いる薬剤

生じている出血性合併症がどのくらいの時間でどの程度危険かによって抗血栓療法の減弱・リバースのために投与する薬剤を使い分ける 表3 。

表3 出血性合併症時に用いる薬剤

薬剤名	特徴
ビタミンK（ケイツー®N）	・ワルファリンにより生合成が抑制されていたビタミンK依存性凝固因子（Ⅱ, Ⅶ, Ⅸ, Ⅹ）の生合成を促す ・安価ですぐに入手・投与可能 ・フルリバースには10〜20mg 静注（小児は0.5mg/kg） ・効果の発現までに数時間要する ・肝機能障害があると効果が得られにくい
プロトロンビン複合体（ケイセントラ®）	・ビタミンK依存性凝固因子（Ⅱ, Ⅶ, Ⅸ, Ⅹ）を高濃度に含む血漿分画製剤 ・添付文書に従って投与し数分で抗凝固をほぼフルリバースできる
FFP（新鮮凍結血漿）	・凝固因子そのものを含むので効果は速やか ・フルリバースには多量に必要で容量負荷と体が冷えるのに注意 ・1単位製剤を用意した方が解凍までの時間を短縮できる
PC（濃厚血小板輸血）	・抗血小板薬が投与されている場合は血小板数が十分でも血小板機能が抑制されているため、PCは止血に有効
止血剤	・速やかに止血を得る必要がある重症例ではアドナ®やトランサミン®も投与することがある
プロタミン	・ヘパリンの中和拮抗薬

文献

1) Nakamura K, Kawahito K: Erythrocyte-protective effect of sarpogrelate hydrochloride (Anplag®), a selective 5-HT2 receptor antagonist: an in vitro study. J Artif Organs 13: 178-181, 2010.

（木下　修）

Ⅱ 補助人工心臓の適応・装着手技・周術期管理を理解する！

2 人工心臓手術の周術期(術前・術後)管理

⑧脳血管障害（脳梗塞・頭蓋内出血）

　VAD治療で最も致命的な合併症は脳血管障害である。体外設置型VADの方が植込型VADよりも合併率が高いが，植込型VADでも同程度の抗凝固療法を行う心房細動や僧帽弁置換後より梗塞・出血ともに脳血管障害の合併率は高い。また，血流感染を合併している時は脳血管障害を合併しやすい[1]。

　突然の強い頭痛や嘔気，意識障害，麻痺やしびれ，瞳孔不同など，脳血管障害を疑う症状がみられた場合は早急に頭部CTを撮影する。CTを撮影するか迷ったら撮影した方がよい。MRIは施行不可である。できるだけ造影CT（3D-CTA）も行い，梗塞であれば塞栓部位を検出して血管内治療の適応を検討し，出血であれば動脈瘤など出血源を検索する。

脳梗塞

　発症後超急性期の脳梗塞はCTでは認識できないことが多いが，造影CT（3D-CTA）で塞栓部位が明らかになれば治療につながる。組織プラスミノゲン・アクティベータ（t-PA）投与による血栓溶解療法はワルファリンによる抗凝固療法中の症例には非適応である。発症から8時間以内の主幹脳動脈閉塞による急性期脳梗塞に対しては，脳血栓回収用機器［ステント型脳血栓回収機器（ステントリトリーバー）推奨］による血管内治療が考慮される[2]。血管内治療により出血転化することもあり，指針[3]に従って適切な症例選択と手技によって行わねばならない。

　すでに脳梗塞に陥っている場合，梗塞後1週間は梗塞で脆弱となった脳に血液が再灌流して梗塞後出血を生じやすい。そのため，大きな脳梗塞ではむしろ抗血栓療法を減弱して慎重に経過観察が必要である。翌日，3日後，1週間後にCTを撮影し，1週間安定して経過したら抗血栓療法を再強化する。

　小さな脳梗塞では抗血栓療法は継続し，同様にCTを定期的に行う。症状に変化があれば臨時でCTを撮影する。梗塞に陥った脳には浮腫が生じるため，脳ヘルニア予防のために浸透圧利尿薬投与を考慮する。浮腫が高度な場合には外減圧手術が考慮されることもある。腎機能障害がなければエダラボンを投与する。

頭蓋内出血

　前項（Ⅱ-2-⑦「抗血栓・出血傾向対策」）も参照。進行性の中枢神経症状を伴う頭蓋内出血は短時間で致命的となるため，直ちに抗血栓療法のフルリバースを行い[2]，脳神経外科にコンサルトして開頭手術やカテーテル治療（出血部位の塞栓・止血）の適応を検討する。

止血後翌日，3日後，1週間後および症状変化時にCTを撮影する。止血が得られた後の抗血栓療法の再開時期についてはエビデンスがないのが実情だが，東京大学医学部附属病院では止血3日後（72時間後）のCTで出血増悪がなければ抗血栓療法を再開することを基本とし，症例の血栓形成傾向・出血傾向によって調整している。

　軽微な症状の頭蓋内血腫や少量のクモ膜下出血は発症時期不明ですでに止血されているものや静脈性出血のものもあり，抗凝固をいくらか減弱して慎重に経過観察するのみで軽快することもある。

文献

1) Trachtenberg BH, Cordero-Reyes AM, Aldeiri M, et al: Persistent blood stream infection in patients supported with a continuous-flow left ventricular assist device is associated with an increased risk of cerebrovascular accidents. J Card Fail 21: 119-125, 2015.
2) 日本脳卒中学会　脳卒中ガイドライン［追補2017］委員会：脳卒中ガイドライン2015［追補2017］．
3) 峰松一夫, 飯原弘二, 小笠原邦昭, ほか：経皮経管的脳血栓回収機器　適正使用指針（第2版）．脳卒中 37: 259-279, 2015.

〈木下　修〉

II 補助人工心臓の適応・装着手技・周術期管理を理解する！

2 人工心臓手術の周術期（術前・術後）管理

⑨精神的サポート

Check it!
- ▶ 補助人工心臓を装着する患者にとって，家族によるサポートが鍵である。
- ▶ 多職種によるカンファレンスで情報共有をする。
- ▶ 慢性期はメンタルが落ち込むことがあるため要注意である。

　補助人工心臓の治療は，患者本人だけではなく介護者が必須であり，サポートができることが前提となる。患者の配偶者や子供，親，兄弟などの家族が介護者としての役割を担っている。家族の協力なしでは治療が困難となる。患者や家族が病態の変化を理解し，意思を決定できるような支援をしていくことが重要である。そのため，患者・家族のメンタルケアは不可欠である 表1 。

▲ 補助人工心臓装着前

　重症心不全の患者は，心機能不全により全身状態が悪い状況下で補助人工心臓の手術を受けることになる。手術への不安はもちろんであるが，呼吸苦や動悸などの症状があると

表1 補助人工心臓装着患者のメンタルヘルスと介入

	術前	急性期	慢性期
メンタル	不安，うつ状態などを呈することがあり，良好な状態でないことが多い	・全身状態の良い変化に伴い，徐々に良好になってくることが多い ・せん妄状態になることもある	良好に保つこともあるが，不安定になることが多い
全身状態	心不全状態に伴い，多臓器への影響もあり，全身状態は悪い	心機能の補助に伴い，多臓器への影響は軽減し，徐々に回復する	心機能の改善が停滞する。合併症によっては全身状態が急性期より悪くなることもある
主な理由	・死への恐怖 ・手術への不安	・補助人工心臓による全身状態の改善 ・自己心の回復への期待	・自己心回復の停滞 ・死への恐怖 ・合併症に対する不安 ・移植への不安 ・人の死を待つ罪悪感 ・長期入院
介入	・傾聴 ・術前オリエンテーション ・患者・家族背景の把握 ・専門医による評価 ・RTC，リエゾン専門看護師による面接・評価	・補助人工心臓の説明や補足 ・安全確保 ・状況に応じ，眠剤・抗不安製剤の使用 ・状況に応じ，早期にICUなどからの転棟を考慮する ・日常生活の指導 ・ADLの拡大 ・RTC，リエゾン専門看護師による面接・評価	・補助人工心臓を装着しながら生活することへの受容を促す ・安全確保 ・ADLの拡大 ・自己管理への支援 ・RTC，リエゾン専門看護師による面接・評価

RTC：レシピエント移植コーディネーター

きには死への恐怖も感じていることが多い。まずは，患者の情報をなるべく収集し活用できるようにする 図1 。また，術前は，患者および家族に対して，オリエンテーションを可能な範囲で実施する。適宜，状況のアセスメントを多職種で行うようにする。

補助人工心臓装着後

補助人工心臓を装着することで，全身状態が改善してくる。心機能の改善を自覚することから自己心への回復への期待が膨らみ，徐々に精神的にも落ち着きを取り戻すようになる。しかし，血行動態が安定はするものの，自己心の回復が停滞し，漠然とした不安や，合併症に対する恐怖，死への恐怖などから精神的に不安定になることもある。機器の取り扱いを間違えると生命にかかわる生命維持装置であることも忘れてはならず，電源確保などの機器安全管理は欠かせない。また，自傷行為や自殺行為などの兆候がないかをアセスメントするためにも，通常の状況を知っておくことが大切である。

体外設置型補助人工心臓装着患者

体外設置型補助人工心臓（NIPRO型）を装着した患者は，心臓移植をする，補助人工心臓から離脱する，植込型補助人工心臓へコンバートするということがなければ退院することができず，ほとんど病室内で過ごすことになる。さまざまなストレスや合併症のリスクを抱えて生活していることを念頭に置いてケアを実施する必要がある（p.123 Ⅱ-7-③「QOLの向上とメンタルヘルスケア」を参照）。

また，心臓移植適応の検討前，または救命のために，体外設置型補助人工心臓（NIPRO型）が装着されることがある。このとき，本人が十分に理解できていないことがあり，急性期において，せん妄状態に陥ることがあるため注意する。

以上のように，各時期による特徴を捉えながら，患者のメンタルヘルスを把握し対応する必要がある。また，○月○日までにトイレまで自力で歩行する，○月○日に「△△」のイベントを行うなど，短期間の間隔で患者・家族とともに目標を立てながら生活していくことも有効である。

（遠藤美代子）

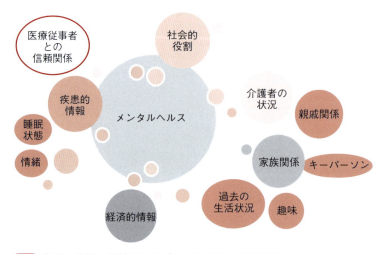

図1 患者・家族へ精神的なサポートをするための情報

3 植込型補助人工心臓装着手術（総論）

Ⅱ 補助人工心臓の適応・装着手技・周術期管理を理解する！

術前準備

　補助人工心臓装着手術を受ける患者の術前の状態はさまざまである．植込型補助人工心臓（iVAD）では心臓移植登録が必須なため比較的安定している場合が多く，INTERMACS profileが2または3の状態での装着が大多数となる．しかし，profile 2の場合でも強心薬の必要量，大動脈内バルーンパンピング（intra-aortic balloon pumping：IABP）の有無や補助期間，人工呼吸器管理の必要性，臓器機能障害の程度によってはかなり装着を急がなければならないことがある．栄養状態が不良であったり，貧血が合併したり，免疫機能が低下していることも少なくない．シャワー浴が術前に不可能な場合には，術後縦隔炎やドライブライン（DL）出口部感染を予防するために，イソジンなどによる体幹消毒を2回行う．IABP補助中やbridge to bridge（BTB）の場合，あるいは左室内血栓予防のために，凝固療法を受けている場合も多い．ワルファリンやアスピリンの内服はヘパリンに置換する．1週間以上留置されているカテーテル類は抜去するか，ICUまたは手術室内で新しいものに入れ替えて血流感染の予防に努める．喀痰，咽頭・鼻腔内，尿路，血液，カテーテルなどの監視細菌培養と抗生剤感受性を検査して，術後に使用する抗生剤の選択の参考にする．

麻酔

- Slow inductionで血行動態の破綻に注意しながら導入する．ほかの補助循環装置が使用されていない場合，麻酔導入によって末梢血管抵抗が低下して血圧が著しく低下することがあり得るので，適宜昇圧を図る．
- 大量のカテコラミンの投与は重症不整脈を誘発する危険性があるので注意する．
- Severe TRの場合や著明な右心系の拡大がある場合には，Swan-Ganzカテーテルが肺動脈内に進まないことがある．右室を刺激して心室細動に移行すると除細動が極めて困難になるので無理に右室まで進めずに先端を右房までに留めておいて，iVAD装着時または装着後に肺動脈内に進めることが安全である．
- 経食道心エコー（transesophageal echocardiography：TEE）は必須である．卵円孔開存（patent foramen ovale：PFO）の有無，左室・左房内血栓の有無，大動脈弁閉鎖不全の有無と程度，房室弁逆流の有無と程度を評価する．これらの情報は，いずれも術式の選択に大きく影響する．
- 術前状態が不良の場合にはiVAD装着後に止血困難が経験されることが少なくなく，十分な血液製剤を準備しておく．低アルブミン血症を合併していることも多く，アルブミン製剤も必要である．

術中モニター

必要なモニター類は以下の通りである。
①心電図
②動脈圧(動脈ライン,マンシェット)
③中心静脈圧,肺動脈圧
④経皮酸素飽和度
⑤動脈血液ガス分析
⑥尿量
⑦TEE
⑧BIS(必要に応じて)

体外循環

ここでは初回のiVAD装着手術の場合について述べる。

- 上行大動脈送血,右房2本脱血で人工心肺を確立する。術前TEEでPFOがないように見えても,VAD装着後に左房圧が低下して右左短絡が出現することがある。iVAD装着単独の場合には右房1本脱血で行うことも可能であるが,PFOの可能性を考え,東京大学医学部附属病院では全例で2本脱血にしている。直腸温34℃程度の軽度低体温体外循環とする。
- 右上肺静脈から左心ベントは入れない。iVAD駆動後にsuckingが起こると空気を引き込む危険性が高いためである。代わりに心尖カフ縫着予定の心尖部に穿刺孔を作成し,そこからベントチューブを挿入する。肺動脈主幹部にベントチューブを挿入してもよい。必要であれば,大動脈基部に空気抜き用のベント針を立てておく。
- 腎機能低下のために尿量が十分でない場合には,体外限外濾過(extracorporeal ultrafiltration method:ECUM)または術中透析を行う。
- 術前状態が不良な患者では人工心肺灌流圧が低くなることがあり,適切に昇圧を図る。
- 体外設置型VADからのBTBにおいては,右房1本脱血または大腿静脈-右房脱血でよい。送血部位は上行大動脈でも大腿動脈でもよい。

装着手術の基本手技

正中切開装着

- ポンプポケット作成,DLや送脱血カニューレの配置を容易にするために,剣状突起より3〜4cm下まで切開する。心膜を縦切開して,さらに心膜を横隔膜付着部に沿って心尖部を大きく越えるまで左側に切開を延長する。心臓が巨大な場合には人工心肺後に切開を伸ばす。
- 左季肋下に手拳大よりもやや大きめのポケットを作成する。ポケットの底面は腹膜前脂肪織または腹直筋後鞘とする。ポンプサイザーがある場合には,ポケットの大きさと位

置，脱血カニューレの角度が適切であるかどうかを十分に確認する。体格の小さな患者では，ポンプポケットを大きく左側まで作成し，かつ右腹直筋の下面も広く剥離するのが良好なVADポンプ配置のコツである 図1 。

- DLが自然に配置される位置と角度，ならびにベルトと干渉しない位置を事前に確かめる。東京大学医学部附属病院ではtriple tunnel法[1]を用いている。まず右腹直筋内後鞘の前面を通して腹直筋右側へ至り，次に前鞘後面を通して臍上または下の小切開に至り，最後に左後鞘前面を通して左側腹部から体外へ導出する 図2〜4 。可及的にDLのファブリック部を腹壁内に埋没させることが感染予防の観点から安全である。HeartMate II®では，ポケット内でループを作成して長さを調整する 図5 。
- 人工心肺中は術野に二酸化炭素を流しておく。大動脈弁手術，房室弁輪形成や左心耳切除などの追加手技がある場合にはこれらを先行させる。
- 心尖カフの縫着では，専用のpuncherあるいはcoring knifeで解剖学的心尖部の2cm前方で前下行枝（LAD）より2cm左側の左室壁をくり抜く。デバイスごとに脱血カニューレサイズは異なっている（EVAHEART® 16mm, HeartMate II® 20mm, Jarvik 2000® 24mm）。
- 心尖カフの縫着は心拍動下または心室細動下で行う。カフ固定は，フェルト付き2-0または3-0糸で行う。モノフィラメント糸，撚糸のどちらでもよい。8〜12針を均等に心尖孔から10〜15mm離れたところより全層に刺入し，さらに心尖孔の辺縁から3〜5mmの心外膜へ刺出する。LADは刺入範囲に入らないようにする。固定糸を心尖カフのつばの中央に通し，心筋の断裂を起こさないように注意深く結紮する。カフの縫い目や針穴を封鎖するためにフィブリン糊を十分に擦り込む[2]。EVAHEART®はカフと脱血カニューレが一体化しているが，他の2機種はカフを縫着した後に脱血カニューレを挿入する。VADポンプをポケットに収めたときに脱血カニューレが僧帽弁に向くように十分に注意を払う。側壁，後壁や中隔に接していると駆動後にsuckingを起こす危険性がある。

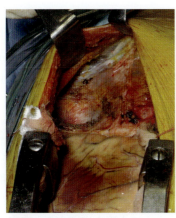

図1 ポンプポケット作成
心膜を心尖部を越えるまで切開し，腹直筋後鞘の前で大きく左側に向けてポンプポケットを作成する。下が頭側。

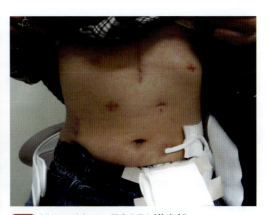

図2 HeartMate II®のDL導出部
HeartMate II®において，DLを一度右側腹部から導出し，さらに皮下トンネルを通して左側腹部から導出することによってファブリック部の埋没が可能となる。患者の体表面積は1.50m²である。

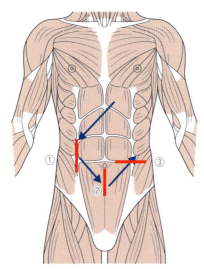

図3 Triple tunnel法

Triple tunnel法の皮膚切開位置。①右腹直筋右縁に沿って約4cmの縦切開，②臍上または下に約3cmの縦切開，③左側腹部に約3cmの横切開をおき，DLを導出。

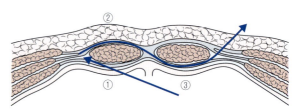

図4 Triple tunnel法におけるDLの経路

①縦隔内から右腹直筋後鞘前を通って右側腹部に至り，②右腹直筋前鞘後面を通って正中部に至り，③最後に左腹直筋後鞘前面を通って腹直筋左側から体外へ導出する。

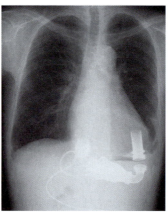

図5 HeartMate Ⅱ®装着例

HeartMate Ⅱ®の場合，DLをポンプポケット内でループを作ってからトンネル内を通すことが多い。

- 送血人工血管は適切にトリミングした後に，上行大動脈近位部右側前側壁に吻合する。心臓移植が行いやすくなるように，大動脈近位部の脂肪のバンドがある周辺に吻合する。サイドクランプをかけ，5-0モノフィラメント糸で送血人工血管を吻合する。針穴からの出血を防止するためにフィブリン糊を擦り込む。
- 十分に空気を除いた後に，送血人工血管をVADポンプに接続する。送血人工血管の長さは長期の安定した補助には不可欠である。長すぎると屈曲をきたして補助流量の低下や血栓形成の原因となり，短すぎるとVAD本体が吊り上がり，脱血カニューレの位置の偏位を起こすことがある。

左開胸装着

- Jarvik 2000®における左開胸は，左室心尖部にアプローチしやすい肋間（第5または第6肋間）で前側方開胸を行う。皮膚切開は10cmで十分であるが，必要に応じて拡大してもよい。
- 心尖部を中心にLADを含め径5cm程度が見えるように心膜を切開する。左室形成が行われている患者では，VAD挿入部は左室切開線・左室内パッチからある程度の距離をおく必要がある。前壁に切開線がある場合は，心尖部より後側壁を広めに露出するようにする。

- 下行大動脈の壁側胸膜を十分に切開し，肺靱帯を5cm程度切離する．肺靱帯内には血管が豊富なのでしっかり止血する．食道と肋間動脈に気を付けて下行大動脈にテープを通す．下行大動脈と食道の間には胸管本幹が通っているので損傷しないように注意する．
- 左大腿動静脈を使用して人工心肺を開始する．Jarvik 2000®では送血人工血管の屈曲を防止することが術後安定した補助を行ううえで重要である．適切な長さに人工血管をトリミングして，屈曲予防のためにリング付きGore-Tex人工血管の中に送血人工血管を通しておく．送血人工血管はゼラチン処理されている．下行大動脈にサイドクランプをかけて，人工血管を4-0または5-0モノフィラメント糸で吻合する．
- Jarvik 2000®はVADポンプ本体（外径25.4mm）を左室内に挿入するために，心尖カフは外径約30mmと大きい．VAD本体を僧帽弁に向けやすくするために，カフのつばには高低差が付いている．心尖カフの縫着は心拍動下または心室細動下に行う．フェルト補強のある2-0または3-0糸8〜12針を円周状にかけてカフを固定する．全層にかける必要はない．
- Puncherで心尖カフ中央の心筋を切除してVADポンプを挿入する．送血人工血管の捻じれや屈曲に注意する．DLを右上腹部から抜き出すが，専用のトンネラーがないので，40 Frのドレーンチューブで誘導するとよい．

VAD装着時の同時手術

大動脈弁

　中等度以上の大動脈弁閉鎖不全症（aortic incompetence：AI）はVAD装着時に外科的介入が必須である．植込型VADで弁置換（aortic valve replacement：AVR）をする場合には生体弁を使用する．機械弁では人工弁左室側に血栓形成を起こしやすいためである．

　大動脈弁そのものを縫合閉鎖する方法（Park stitch：**図6**）や大動脈弁輪にパッチを縫着して閉鎖する方法もある[3]．この場合は，血流は完全にVADに依存することになるので

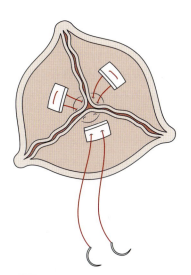

図6 Park stitch

注意が必要である。

大動脈弁が機械弁で置換されている症例では，植込型VAD装着を行う場合に生体弁へ再置換する。置換弁が生体弁で，かつ弁逆流がなければ新たな介入は必要ない。大動脈弁狭窄症は治療を必要としない。

僧帽弁

VAD装着時における僧帽弁閉鎖不全症(mitral regurgitation：MR)はほとんどがtetheringと弁輪拡大に伴うものである。米国のガイドライン[4,5]では，VAD補助により弁接合が回復するのでMRは放置してよいとしている。

左室縮小によっても改善が期待できない形態の場合，重症MRがVAD装着急性期に悪影響を及ぼすと考えられる場合，ならびにbridge to recovery (BTR)を目的としてMRを確実に治療したい場合は手術介入を考慮する。弁尖逸脱や腱索異常があれば弁置換または弁形成が必要となるが，通常はリングによる弁輪縫縮形成で十分である。

僧帽弁位人工弁は機械弁・生体弁を問わず，機能異常がなければ再置換の必要はない。中等度以上の僧帽弁狭窄症(mitral stenosis：MS)は外科的介入が必要である。生体弁置換が強く推奨されるが，十分な弁口面積を確保できるのであれば交連切開術でもよい。

三尖弁閉鎖不全症(TR)

右心拍出は安定したLVAD補助において不可欠である。

重度の三尖弁閉鎖不全症(tricuspid regurgitation：TR)は，生体弁置換または弁・弁輪形成が必須である。中等度TRであっても，右心不全が合併している場合，移植待機期間が長期の場合，弁輪拡大が高度な場合などでは弁輪形成による逆流制御が推奨される。

卵円孔開存(PFO)

PFO，心房中隔欠損症(atrial septal defect：ASD)，心室中隔欠損症(ventricular septal defect：VSD)などの心内シャントをきたす疾患は，VAD駆動後の奇異性塞栓症予防のために装着時に完全に閉鎖しなければならない。

左心耳処理

心房細動が合併している場合，抗凝固療法を施行しても左心耳内に血栓が形成されることがある。血栓塞栓症予防のために，左心耳の縫合閉鎖あるいは切除が勧められる。

体外循環離脱

体外循環離脱時の注意点は次のようにまとめることができる 表1 。

①左室が十分な大きさを有していること

人工心肺離脱時は，中心静脈圧(central venous pressure：CVP)を10mmHg以上に維持することが安全である。LVAD設定を適正に上げたときに左室が小さくなる場合には，CVPを15mmHg程度まで上げて左室径を維持する。効果が不十分な場合には右心不全や肺高血圧の関与が疑われる。NOを投与する，カテコラミンやPDE-Ⅲ阻害薬を増量する，

> **表1** 体外循環離脱時のTEE観察の注意点
>
> ① 左室が十分な大きさを有していること
> ② 心腔内から完全に空気が抜けていること
> ③ LVAD流量が十分に得られていること
> ④ AIがないか,ごく軽度であること
> ⑤ 中等度以上のTRがないこと
> ⑥ PFOがないこと

ペーシングで心拍数を上昇させるなどの治療を行う.左室が極端に小さいままで駆動すると,suckingの危険性が高くなり,心室中隔が左室側へ偏位 (septal shift) し過ぎると,右心不全の増悪やTRの増悪をきたしやすくなる.

②心腔内から完全に空気が抜けていること

LVAD装着手術単独では心腔内に気泡が残ることは少ないが,僧帽弁や大動脈弁に操作を加えると残存気泡が消えにくいことがある.特に,大動脈弁下心室中隔と心尖部カニューレ周囲に気泡が残りやすい.VAD駆動を開始しても構わないが,気泡が消失するまでは人工心肺回路は抜去しない方が安全である.右冠状動脈に空気が流入して右心不全をきたすことがあるので注意する.

③LVAD流量が十分に得られていること

LVAD流量が十分に得られない場合には,右心不全,高肺血管抵抗,脱血カニューレの位置不良,循環血液量の不足などの可能性を考える.右心不全,高肺血管抵抗についてはすでに述べた.脱血カニューレの位置不良がある場合,植込型VADでは,必要に応じてポンプポケットを拡大して,ポケット内での配置を変えてみる.心尖部を越えて大きく心膜を切開することが効果的な場合もある.

④AIがないか,ごく軽度であること
⑤中等度以上のTRがないこと
⑥PFOがないこと

装着前TEEで卵円孔が認められなくても,VAD駆動後に短絡血流が出現することがあるので,VAD駆動後にも注意深く観察する.

閉胸

止血は通常の開心術よりも入念に行う.抗凝固療法を早期から開始する必要があり,心囊内やポンプポケット内に占める異物の体積が大きいために,術後出血を起こしやすいからである.

Bridge to transplant (BTT) やBTR目的でのVAD装着では,将来の手術における再開胸を安全に行い,癒着剥離を容易にするために,Gore-Texシートで心臓前面を被覆する.送血人工血管はGore-Texシートで被覆しておくと,移植時に癒着剥離が容易になる.

文献

1) Yoshitake S, Kinoshita O, Nawata K, et al: Novel driveline route for prevention from driveline infection: Triple tunnel method. J Cardiol 2018: https://doi.org/10.1016/j.jjcc.2018.04.003
2) 小野　稔：補助人工心臓脱血管装着術のコツ．胸部外科 64: 284, 2011.
3) Adamson RM, Dembitsky WP, Baradarian S, et al: Aortic valve closure associated with HeartMate left ventricular device support: technical considerations and long-term results. The Journal of heart and lung transplantation: the official publication of the International Society for Heart Transplantation 30: 576-582, 2011.
4) Slaughter MS, Pagani FD, Rogers JG, et al: Clinical management of continuous-flow left ventricular assist devices in advanced heart failure. J Heart Lung Transplant 29: S1-39, 2010.
5) Feldman D, Pamboukian SV, Teuteberg JJ, et al: The 2013 International Society for Heart and Lung Transplantation Guidelines for mechanical circulatory support: Executive summary. J Heart Lung Transplant 32: 157-187, 2013.

〔小野　稔〕

Ⅱ 補助人工心臓の適応・装着手技・周術期管理を理解する！

4 心臓移植手術時の補助人工心臓脱着手技

手術準備

　心臓移植が決定するのは移植開始のおよそ12時間前のことが多い。移植前の準備として，血液検査，感染症検査，各種培養検査，心エコー，頭部や体幹のCT検査（必要時）などを行う。体幹CTでは送血人工血管と胸骨の位置関係をよく確認する。体外設置型VADの患者は通常入院しているので直ちに検査を開始できる。植込型VADや他院入院中の患者の場合には，入院までに少なくとも4～5時間を要することが多い。

　体外設置型VADではPT-INR 3～4であるために，東京大学医学部附属病院では移植開始前6～8時間にビタミンK（ケイツー®N）20mgを点滴静注している。4時間後にPT-INRを再度測定して，2以上の場合には新鮮凍結血漿（FFP）や追加のビタミンKを投与している。植込型VADの場合には，ビタミンKを10～20mg投与して，体外設置型と同様に4時間後に再度PT-INRを測定して，2以上の場合にはFFPを追加している。

　経口摂取については通常の開心術に準じている。縦隔炎予防のために体幹部の消毒を事前に行っている。

麻酔[1)]

　VADが装着され，血行動態が安定している場合が一般的なため，麻酔導入は通常の開心術に準じている。手術室入室は，執刀開始（ドナー心が最終評価でOKとなる時）の2時間前にしている。麻酔導入は，ドナーチームによる第3次評価で心臓に異常がないことを確認した上で開始する。Swan-Ganzカテーテルを挿入する。経食道心エコー（transesophageal echocardiography：TEE）も必ず挿入しておく。手洗い，術野消毒，ドレーピングを進め，ドナー心の最終評価の結果を待つ。ドナー年齢が若く，第3次評価で全く問題がない場合には，最終評価を待たずに手術を開始することもある。

術中モニター

　手術中の血行動態モニターは，Swan-Ganzカテーテルを含め，通常の開心術と同様である。移植心の機能評価や左心系の残存気泡のモニタリングにはTEEがきわめて優れている。

体外循環

　人工心肺の送脱血は心臓再手術とほぼ同様に考えてよい。
● 注意すべき点の1つ目は，大動脈遮断鉗子をかけた時に，大動脈吻合が可能な十分な長

さの上行大動脈が確保できるようにすることである。そのために，中心送血を行う場合にはしばしば弓部送血になる。
- 2つ目は，脱血カニューレは上大静脈（superior vena cava：SVC）と下大静脈（inferior vena cava：IVC）に直接挿入することである。特にmodified bicaval法で移植する場合にはIVCを十分に剥離する。
- 人工心肺補助流量がhalfになった時点で補助人工心臓の駆動を停止する。大動脈から左室への逆流を防止するために送血人工血管を遮断して切り離す。左上肺静脈からの左心ベントチューブは必須である。
- 大動脈弁閉鎖不全を合併し，かつすぐにベント挿入ができない場合にはVAD補助を弱めた状態で継続してベント代わりにすると安全である。
- ドナー心が温まるのを予防するために直腸温28〜30℃に冷却する。

手術アプローチ

- 胸骨正中切開で行う。皮膚切開線は剣状突起から4〜5cm下まで延長したほうがVADカニューレ剥離やVADポンプの摘出を進めやすい。東京大学医学部附属病院では，VAD装着患者は全員原則的にGore-Texシートで心臓前面を被覆しているので胸骨再切開は比較的安全にできる。心臓前面が被覆されていない場合，特に送血人工血管を損傷しないような細心の注意が必要になる。
- HeartMate II®は送血人工血管のプロテクターがあるために損傷は起こしにくい。NIPRO VADの場合には，心臓剥離に先立ち送脱血カニューレの癒着剥離を行う必要がある。
- 心臓周囲の剥離は通常人工心肺補助なしでも安全に行うことができる。ポンプポケットを開放してポンプ周囲の剥離を行い，さらに可及的に，大動脈，上大静脈，右心房，左心室周囲を剥離する。中心送血を行う場合には，右腕頭動脈分岐部まで剥離しておく。可能であれば，心尖脱血カニューレ周囲にテーピングしておく。
- 左開胸でJarvik 2000®が装着されている場合には，左肺を損傷しないように心囊内から慎重に剥離を進めて送血人工血管を遮断できるようにしておく。視野が十分でなければ剥離操作を人工心肺開始後に行ってもよいが，この場合にはVAD駆動は剥離が完了するまで停止させられない。

心臓移植

現在日本で最も多く行われているmodified bicaval法について述べる[2,3]。
- ドナー心が到着した後に，大動脈吻合に余裕を持たせて上行大動脈を単純遮断する。心臓摘出手技の基本要素は，
  ①右房切開・右房カフ作成
  ②左室切除・左房カフ作成
  ③大動脈・肺動脈幹切除
  ④VAD摘出

に分けられるが，①から始め，あとはやりやすい部分から始めればよい．
- VAD脱血カニューレ周辺の剥離が困難なことがあり，その場合は心尖部を切り離すと操作が楽になることが多い 図1 ．この場合，心摘出してから脱血カニューレ部分を除去する．NIPRO VADの場合は，脱血カニューレを途中で切断すると操作が楽になる．植込型VADの④の操作は，脱血人工血管を切断する，脱血カニューレをVADポンプからはずす，VADポンプごとポケット外へ翻転させるなどの方法で対応する．
- Swan-Ganzカテーテルは，SVC接合部レベルで肺動脈から引き出す．
- レシピエントの左心耳は残さない．止血と断端形成のために，左房切開線の冠静脈洞断端部を縫い整える．右心房は後壁を2cm程度帯状に残して切除するが，SVC，IVCともに1～2cm心房カフを付けた状態にしておく 図2 ．右房壁断端や心房中隔断端は十分に止血しておく．
- 大動脈と肺動脈はできるだけ長く残るように摘出を行う．VADの送血人工血管は完全に除去する．上行大動脈の長さが十分でないと推測される場合には，人工血管に切り込む形で大動脈を切断する．心嚢内にあるVAD脱血カニューレや附属品はこのときにできる限り除去するが，移植が終了してからでもよい．
- CRT-Dなどのペースメーカリードは右房やSVCの内膜に埋まっていることもあるので，できるだけ掘り出した上に右房側に引き出して切除し，後で鎖骨下切開部から抜去しやすいようにしておく．
- ICDリードは強固に癒着していることが多く，東京大学医学部附属病院では手術終了直前にレーザー抜去システムを使用して抜去している．
- バックテーブルで，ドナー心の卵円孔開存があれば閉鎖し，左心耳切開があれば縫合閉鎖する．左心房の切開部の大きさがなるべく合うようにトリミングする．一般的にレシピエントの左房カフのほうが大きいことが多い．3-0または4-0の長い糸を用いて連続縫合で左心耳の付け根から左房吻合を開始し，時計方向へ心房中隔まで進める 図2 ．

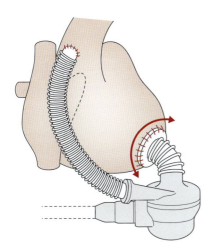

図1 VAD脱血カニューレ周辺剥離
心尖部の剥離・脱転が困難な場合には，心尖部を切離すると操作が進めやすい．

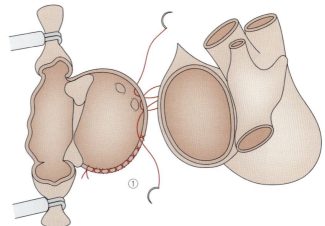

図2 左房吻合
左房吻合は左心耳の付け根から開始して時計方向へ進む．冠静脈洞部分は事前に縫縮しておく．

縫合線の内膜側に心房筋や脂肪組織が露出しないように丁寧に吻合を進める。右上肺静脈から挿入したベントチューブを左室内へ誘導する。対側の糸で反時計方向へ連続縫合して左房吻合を完了する。

- サイズミスマッチに注意しながらIVCを4-0糸による連続縫合で吻合する。Swan-Ganzカテーテルは，直角鉗子でSVCを通して肺動脈主幹部から抜き出しておく。続けて，SVCを同様に4-0連続縫合で吻合する。肺動脈は長すぎると屈曲狭窄するので，適切にトリミングを行う。Swan-Ganzカテーテルを右肺動脈に送りこんでおく。肺動脈は5-0連続縫合で吻合する。上行大動脈もトリミングの後，4-0連続縫合で吻合して大動脈遮断を解除する 図3 。
- 心筋虚血時間が長くなりそうな場合には，SVCの吻合や肺動脈吻合の前面を大動脈遮断解除後に行ってもよい。空気抜きは，ベント針を大動脈に立てて持続的に引いてもよいし，18G針を立てるだけでもよい。十分な復温と再灌流を行い，心室細動（Vf）のままの場合には移植心の電気的活動性が活発になったところで除細動を行う。各吻合部の出血をよく確かめる。特に左房吻合部は繰り返し確認しておく。

体外循環離脱

体外循環離脱は通常の開心術と同様である。

- 少量〜中等量のカテコラミンとPDE-Ⅲ阻害薬を投与する。NOはルーチンに投与してもよいが，東京大学医学部附属病院では肺血管抵抗が高い症例や虚血時間が長いために右心不全の可能性がある症例に限定して使用している。
- 移植心は除神経のために，洞調律で心拍数は90/minを超えていることが多いが，そうでなければ90〜100/minの心房ペーシングを行う。連続流ポンプVADの患者では

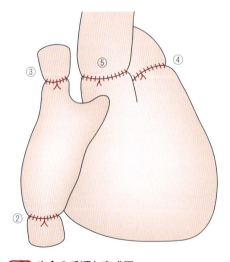

図3 吻合の手順と完成図

心筋虚血時間が4時間を越えそうな場合には，SVCと肺動脈の後面のみ吻合し，大動脈遮断解除後に吻合を完成させる。

vascular tonusが低下して血圧が低い(vasoplegia)ことがあり，その場合ノルアドレナリンやバソプレッシンの投与が必要になる。
- TEEで左心系内の遺残気泡がないことを確認し，左心機能を持続的にモニターする。左心機能の立ち上がりが不十分と判断される場合には，しばらく補助循環を続けて回復を待つ。それでも十分な回復が見られない場合には，迷うことなくIABPを挿入する。

補助人工心臓デバイス摘出

NIPRO VADの場合

　剥離操作中，または移植終了後に縦隔側からカニューレを可及的に剥離する。正中創をリネンなどで被覆することによって胸部と腹部を隔離して，カニューレ出口部からcontaminationを起こさないように準備する。カニューレに沿って出口部の皮膚を数mm同時切除するように円周上の切開をおく。カニューレ沿いの感染ポケットがある場合には，これを開放しないように皮下〜腹直筋層内へ電気メスで切開を進める。これをカニューレ全周にわたって順次奥へ進めて，内側からの剥離面と合流させる。腹直筋前鞘を利用して欠損孔を縫合閉鎖する。送脱血の欠損孔が接近しているときは，中間部分を切除して1つにまとめた方が創処置を行いやすい。

植込型VADの場合

　内側からドライブライン(DL)を可及的に剥離する。DLを切離してVADポンプを摘出する。DL断端にイソジン綿球を当ててcontaminationを予防する。DLの皮膚・皮下組織・筋層を経路に沿って必要な長さを切開してDLを周囲から剥離する。感染がある場合には，掻爬を行いながら剥離を進める。

ドライブライン出口部の処置

　NIPRO VADの場合，カニューレ抜去による欠損孔は腹直筋前鞘を縫合閉鎖することによって外部と隔離する。出口部の感染がなければそのまま皮膚も縫合閉鎖して構わない。しかし，多くの症例では出口部には感染を伴っている。この場合には，局所処置と陰圧吸引治療を1〜4週間行い，感染がないこと，創傷治癒が良好であることを確認してから縫合閉鎖した方がよい。
　植込型VADの場合も同様の考え方に基づいてよい。DL沿いに切り上げた組織のうちで感染がない部分は全層を縫合閉鎖する。感染している，あるいは残存している可能性が高い部分に対しては局所処置と陰圧吸引治療を行い，感染の陰性化と創傷治癒が良好であることを確認しながら治療を進める。

閉胸

　ペーシング電極は右房と右室に装着する。ドレーンは心嚢内には最低2本留置するが，

VADカニューレやDL沿いに感染が内部に及んでいる場合には，残存感染のモニターの役割を持たせるような位置にドレーンを置いてくる。心臓前面には心膜シートなどは留置しないで閉胸する。

文献

1) 今田竜之，林行雄：心臓移植の麻酔．「心臓移植」（松田暉，監修，布田伸一，福嶌教偉，編）．シュプリンガージャパン，東京，p173-178, 2011.
2) 北村惣一郎：bicaval法とその変法．「心臓移植」（松田暉，監修，布田伸一，福嶌教偉，編）．シュプリンガージャパン，東京，p169-172, 2011.
3) Kitamura S, Nakatani T, Bando K: Modification of bicaval anastomosis technique for orthotopic heart transplantation. Ann Thorac Surg 72: 1405–1406, 2001.

（小野　稔）

Ⅱ 補助人工心臓の適応・装着手技・周術期管理を理解する！

5 補助人工心臓装着・交換手術における体外循環のポイント

補助人工心臓装着手術における体外循環のポイント

　送血部位は基本的に上行大動脈とする。脱血は卵円孔閉鎖などの付加手術が術中に追加される可能性もあるため，2本脱血で完全体外循環に移行できるようにしておくことが望ましい。基本的に付加手術を行うことがない体外設置型VADから植込型VADへのコンバート手術は右房1本脱血で行っても問題になることはない。

　手術は心拍動下もしくは心室細動下で行われることが多い。左室心尖部に心尖カフを縫着する時は吸引ポンプ（もしくはベントポンプ）の回転数を適宜調整し，左室からあふれ出る血液をベンティングする。脱血管が心尖カフに挿入された後は，それぞれのデバイスに応じた方法で左室からベンティングを行う 図1 。

　送血グラフトの長さを調整することができるように，グラフトを上行大動脈に吻合する前には，ある程度のボリュームを人工心肺側から患者側に移行させておく。送血グラフトが血液ポンプに接続されたら，血液ポンプの駆動を手動（ニプロVADの場合， 図2 ）もし

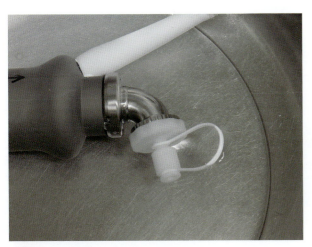

図1 ポンプキャップ（HeartMate Ⅱ®）
HeartMate Ⅱ®とEVAHEART®には血液ポンプの送血グラフト部に接続可能なポンプキャップが附属しているので，このポンプキャップを人工心肺の吸引もしくはベント回路に接続してベンティングを行う。

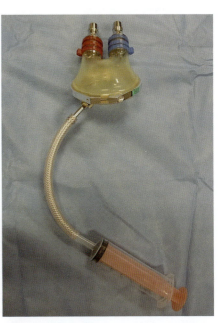

図2 手動で血液ポンプを駆動させる方法（ニプロVAD）
駆動チューブを短めに切り，一方を血液ポンプに接続する。駆動チューブのもう一方にはカテーテルチップシリンジを接続し，ニプロVAD血液ポンプのダイアフラムを手動で動かす。

くはそのデバイスの最低条件で開始し，エア抜きを行う。人工心肺からLVADへ循環を移行させるときは，術者および麻酔科医と連携を取り，左室内腔のサイズを確認しながら，適切にボリュームを負荷させる。右心不全によりLVADによる循環が成り立たない場合は，一酸化窒素の吸入や一時的に右心補助装置を装着する可能性もあるため，その状況に応じた対応を適切に行う。

体外循環離脱後は血液ポンプの駆動状態や血行動態の変化に注意を払う。LVADの補助流量が低下する原因としては，前負荷の減少や後負荷の増大のほかに，送血グラフトの屈曲や脱血管の向きが不適切なども考えられる。

補助人工心臓ポンプ交換手術における体外循環のポイント（HeartMateⅡ®の場合）

左季肋部斜切開で行われるため，大腿動脈送血，大腿静脈経由右房脱血で人工心肺を確立する。人工心肺の灌流量が目標の半分程度まで達し，術野で送血グラフトを遮断する準備が整ったら，補助人工心臓のポンプの駆動を止める。送血グラフトが遮断された後に，人工心肺の流量を目標灌流量まで上げる。ポンプと脱血コンデュイット，送血グラフトの接続が外され，ポンプが摘除されると血液が流出しないように脱血コンデュイットが指で押さえられるので，左室が張ってこないことを麻酔科医に経食道エコーで確認してもらう。新しいポンプのドライブラインが配置されたら，まず新しいポンプと脱血コンデュイットが接続される。新しいポンプの送血グラフト接続部にはポンプキャップ 図1 が接続されているので，吸引もしくはベント回路と接続してポンプ内のエア抜きを行う。その後，送血グラフトを新しいポンプと接続し，人工心肺の流量を半分程度まで落として，新しい血液ポンプの駆動を開始する。エアやボリュームの状態を確認しつつ人工心肺を停止させ，新しい血液ポンプの回転数を適切に調整する。

（柏　公一）

Ⅱ 補助人工心臓の適応・装着手技・周術期管理を理解する！

6 体外設置型補助人工心臓の患者トレーニング・長期院内管理の要点

Check it!
- ▶ 患者トレーニングは安静度の拡大に応じて随時行っていく。
- ▶ 多職種が連携してトレーニングを行っていくことが重要である。
- ▶ 自己管理ができるように指導していくことが重要である。

循環動態が安定してきたら，床上安静から順次,安静度を拡大していくが，それぞれの段階に応じて患者トレーニングを行う必要がある。

床上安静から床上フリー，室内フリーへ

床上フリー，室内フリーに安静度を拡大するときは，血液ポンプと駆動チューブに注意を払いながら1人で動けるようにトレーニングを行っていく。
①血液ポンプを支えながら起き上がる
②座位をとるときは足を広げ，血液ポンプが持ち上がらないようにする
③駆動チューブはベッドからちょうどよい長さにまとめる
④歩行時は駆動チューブを手で持ちながら歩く

棟内フリー制度

体外設置型VADを装着した患者は退院することができない。成人で体外設置型VADを長期にわたり装着するケースは少なくなったが，サポートできる介護者がいないなどの理由で体外設置型VADを長期にわたって装着せざるを得ない場合もある。このような状況におかれた患者がVADから離脱や心臓移植に到達するには，全身状態を維持管理するための適度な運動療法が必要となる。また，患者はさまざまなリスクに日々さらされながらの待機となるため，気分転換を行う環境を作るなどメンタル面でのケアが必要不可欠である。しかしながら，体外設置型VADの駆動装置は大型で植込型VADと比較してバッテリー性能もよくないため，移動時は原則的に医療従事者の同伴が必要となる。適宜，病院内の売店へ買い物に出かけたり，季節ごとに病院内で開催されるイベント（クリスマスコンサートなど）に行ったりする機会を設けたとしても，患者は1日の大半を病室で過ごすため，適度な運動や気分転換を行うことはままならない。この問題を解決する第一歩として東京大学医学部附属病院では「棟内フリー制度」を構築し，2008年4月から導入した。

この制度は，病棟内に限り医療従事者が同伴することなく，患者が自由に歩くことができるというものであり，この制度にエントリーできる条件は「全身状態が安定しており，

患者が病棟内の自由歩行を強く希望している」ということである．看護師，理学療法士，臨床工学技士はエントリーした患者に対して，ニプロVADの概要と日常生活における注意事項の説明，自立度チェック表 表1 に基づく評価，装置取扱いに関するトレーニングおよび確認テストを分担して行う．臨床工学技士による装置取扱いに関するトレーニングでは，装置の概要，電源管理の方法，バッテリー電圧低下時や駆動装置停止といった実際のトラブルに遭遇したときの対処方法の説明が行われる．また，モック回路を使用して実際に送気球を押してもらうなどの実技訓練も行う．そして，棟内フリー基準チェックリスト 表2 の全項目が満たされると，棟内フリーが認められる．

この評価は1カ月に1回の頻度で行われ，棟内フリーを継続して適応しても問題がないか，その都度判断される．棟内フリーが継続できないイベント（脳合併症など）が発生した場合はただちにその状態に合った安静度に落とされるが，棟内フリーに戻せる状態まで回復した場合は再度，評価が行われる．

（柏　公一）

表1　自立度チェック表

1．動作能力判断の際の確認事項	□ 運動麻痺がない □ 意識レベルがクリアである □ 高次脳機能障害がない（他者への意思伝達が可能） □ 病識，病状の理解がある（治療・療養上の指示が通じる） □ 人工呼吸器を装着していない □ 血液製剤の投与を受けていない □ 安静度の指示がベッド上フリーである
2．全身状態・環境整備	呼吸ケア　　　　　□ なし　□ あり 点滴ライン　　　　□ なし　□ あり 心電図モニタ　　　□ なし　□ あり 輸液ポンプ　　　　□ なし　□ あり 動脈圧測定　　　　□ なし　□ あり 中心静脈圧測定　　□ なし　□ あり
3．動作能力 （p135 II-8「リハビリテーション」表6参照）	ベッド上フリーの基準： 「1.動作能力判断の際の確認事項」7項目すべてをクリアしていること，「2.全身状態・環境整備」6項目すべてなしにチェックがつくこと，「3.動作能力」6までの点数が0点であること 室内フリーの基準： 「1.動作能力判断の際の確認事項」7項目すべてをクリアしていること，「2.全身状態・環境整備」6項目すべてなしにチェックがつくこと，「3.動作能力」14までの点数が0点であること 棟内フリーの基準： 「1.動作能力判断の際の確認事項」7項目すべてをクリアしていること，「2.全身状態・環境整備」6項目すべてなしにチェックがつくこと，「3.動作能力」17までの点数が0点であること

表2　棟内フリー基準チェックリスト

□ 本人が棟内を歩きたいと希望していること
□ 自立度チェック表に基づく評価が棟内フリーの基準を満たしていること
□ 装置取扱いに関する確認テストの点数が基準をクリアしていること
□ 循環動態が安定していること
□ 精神状態が安定していること
□ 食事摂取量が安定していること
□ 内服の自己管理ができていること（コンプライアンスが良好であること）
□ ナースカンファレンスで許可が出ていること
□ 主治医の許可が出ていること

Ⅱ 補助人工心臓の適応・装着手技・周術期管理を理解する！

7 創部管理・ドライブライン管理・メンタルヘルスケア

①創部管理における看護師の役割：機器管理と安全の確保

Check it!
- ▶ 補助人工心臓の駆動原理・特徴を把握せよ。
- ▶ 指示通りに駆動が設定されているか，駆動状況は問題ないかを確認せよ。

Caution
①NIPRO型VADの駆動装置（VCT-50χ）は，30分のバッテリー駆動が可能である。そのためには24時間の充電時間を要する。
②駆動チューブが屈曲しても，駆動装置（VCT-50χ）が正常に作動している場合アラームはならない。

- 補助人工心臓の種類はさまざまだが，各デバイスの駆動原理や特徴を理解しておくことが重要である。また，使用しているVAD機器を理解し，トラブルシューティングに対応できるよう，看護師教育は欠かせない。看護師をはじめとする医療従事者だけでなく，患者や家族への教育も，安全にVAD機器の取り扱いをするためには重要である　図1。
- 看護師は患者の日常生活をアセスメントし，患者がよりよい環境の中で，安全に機器管理ができるように支援していく役割を担っている。駆動設定，作動状況，バッテリーなどの確認を行い，ドライブライン，駆動チューブの取り扱いの注意点を念頭に入れながらケアする。また，トラブルシューティングに対応できるようにトレーニングすることを推奨する。
- 体外設置型補助人工心臓では，ほとんどの場合，空気駆動の拍動流ポンプであるNIPRO型補助人工心臓が使用されている。これは血液ポンプが体外にあるため離脱手術をしない限り退院することはできない。
- 脱血管カニューレ，血液ポンプ，送血管カニューレ，駆動チューブ，駆動装置で構成されている。血液ポンプ内はダイアフラム膜によって空気室と血液室に分けられている。空気室の空気を出し入れすることによって拍動が生じる。
- 機器にはトリガーモード（INT/EKG），駆動回数（回/分），収縮時間割合（% Sys），駆動陽圧，駆動陰圧の設定が必要である。これらが指示通りに設定され正常に駆動している

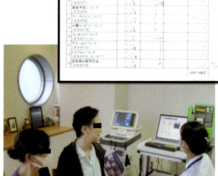

図1 補助人工心臓に関する患者・家族へ説明

ことを確認することが大切である。
- バッテリーの管理（Caution①）や駆動チューブが屈曲しないように注意を払う必要がある（Caution②）。緊急時に備え，送気球や鉗子2本を常備する 表1，図2 。また，血液ポンプと脱血管や送血管の接続部位を拘束バンドで固定しているので，それが緩んでいないかを定期的に確認することも重要である。
- 一方，植込型VADは体内にポンプが植え込まれるため退院して通院することが可能である。植込型VADの手術は心臓移植の希望登録をしている，もしくは申請中の患者に限られている。現在，使用できるのは，EVAHEART®，HeartMate Ⅱ®，Jarvik2000®である。いずれも定常流ポンプで，バッテリー駆動が可能である。各デバイスの特徴については，各論の詳細を参照されたい。
- ポンプ回転数，消費電力，流量など，各デバイスで用いられている項目について定期的に点検していく必要がある。また，緊急時に備え，予備のバッテリー，バックアップコントローラーを常備することが大切である。

（遠藤美代子）

表1 NIPRO型VADのケアのポイント

項目	内容	ポイント
VAD駆動状態の確認	・指示書の確認 ・ベッドサイドでの確認	・指示書通りの設定になっているか常に確認する ・患者のベッドサイドで指示が確認できるようにする
駆動装置の安全管理	・トラブルシューティング 　　鉗子2本，送気球 ・駆動装置の取り扱いと固定 ・駆動チューブの取り扱い ・血液ポンプの固定：タイガンの位置確認 ・脱血管/送血管のSaO_2モニター ・患者と家族への教育	・トラブルシューティングに備える。予備の駆動装置を用意しておく ・駆動装置は精密機械であるため，その取り扱いに注意する ・血液ポンプや駆動チューブが安全に取り扱われるように指導する
VAD刺入部の創部管理	・血液ポンプの固定 ・刺入部(創部)の消毒 ・身体の清潔 ・皮膚・創傷ケア認定看護師との連携	・血液ポンプが動くことで，不良肉芽を形成しないよう，注意する ・テンションがかかっていないか，確認をする
日常生活の自立に向けた指導	・血液ポンプの固定 ・日常生活動作の指導	・日常生活の自立を促す ・統一した指導を実施する ・日常生活行動において，創部にテンションがかからないように注意する
QOLの向上：メンタルケア	・患者の精神的状態の把握 ・リエゾン専門看護師や臨床心理士との面接 ・レクリエーション ・病棟外でのリハビリテーション	・レクリエーションなどを利用して，患者のメンタルを良好に維持できるように配慮する

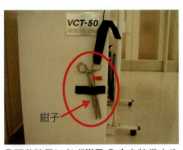

①駆動装置に必ず**鉗子2本**を装備する。

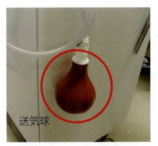

②駆動装置に必ず**送気球**を装備する。

a：駆動装置から外す
b：送気球と接続する
c：送気球を押す

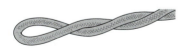

③駆動チューブがねじれていないか確認をする。

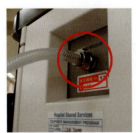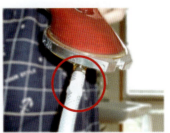

④駆動チューブに亀裂が入っていないか確認をする。

図2 体外設置型補助人工心臓(NIPRO型)の安全管理

Ⅱ 補助人工心臓の適応・装着手技・周術期管理を理解する！

7 創部管理・ドライブライン管理・メンタルヘルスケア

②ドライブラインの管理

Check it!
- 補助人工心臓を装着することによる主な合併症は，感染症，血栓塞栓症，出血である。
- ドライブライン管理には，皮膚貫通部の安静，血液ポンプの固定が重要である。
- 脱血管・送血管カニューレの刺入部の監視培養を定期的に行う。

Point ①体外設置型補助人工心臓装着中の場合，PT-INRの目標値は3〜4である。

- 補助人工心臓を装着すると血行動態が改善され，ほとんどの場合，依存していたカテコラミン持続点滴を中止することができる。術後は合併症を予防することが重要である。特に，感染症，血栓塞栓症，出血に注意する。
- 補助人工心臓や人工血管などを体内に埋め込むことや，血液ポンプを介して血液が流れることは人にとって異物であり血栓ができやすい。そのため，抗凝固薬や抗血小板薬の内服は必須であり，看護師は，適宜，血液ポンプ内に血栓ができてないかを確認することが重要である。一方で，抗凝固薬の影響で出血しやすい状態になることから，一度出血したら，止まりにくくなる。処置を行う際は注意を要する。VAD刺入部に感染症を発症すると全身への侵襲は大きくなるため，日頃から清潔に注意する。送・脱血カニューレ刺入部への刺激は感染症や出血の原因となるため丁寧に行う。
- ドライブラインの管理として，まず重要になるのが，送・脱血カニューレ刺入部の安静，血液ポンプの固定である。血液ポンプを専用ポシェットで固定しながら保護する **図1**。そうすることで，血液ポンプの振動を和らげ，送・脱血カニューレ刺入部の刺激を軽減させる。
- 患者の全身状態が安定しADLが拡大されると活動量が増大するため，刺入部の刺激も増大することになる。このときの血液ポンプや駆動チューブの取り扱いは要注意である。臥位から端座位になるときは血液ポンプを手で支えながら起き上がる，端座位を保持するときは股を開き血液ポンプを中央に垂らすようにして血液ポンプが持ち上がらないようにする，歩行時は駆動チューブを持ち振り回さないようにするなど，日常生活におけるさまざまな患者指導が不可欠である。
- 刺入部を清潔に保つことも重要である。1カ月程度でスキンカフの癒着が確立する。刺入部の創部管理は心臓外科・循環器内科医師や病棟看護師だけでなく，皮膚・排泄ケア認定看護師などを含めてチームで対応していくことが望ましい。皮膚貫通部の創傷処置に必要な物品と標準的な手順を **表1** に示す。過去においては，シャワー浴などで創

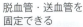

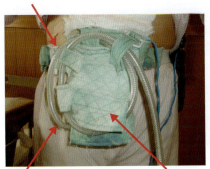
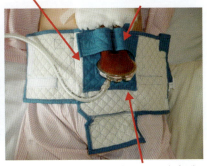

腰ベルト，肩ベルトで固定する
血液ポンプの下にスポンジを挿入できる
脱血管・送血管を固定できる
駆動チューブを固定できる
血液ポンプが包み込まれているため，騒音を軽減できる
ポシェットを広げると平らになる。血栓を観察しやすい

図1 血液ポンプの固定
この血液ポンプポシェット（TH-E1）は，筆者が医師，看護師，患者の意見を反映して開発したものである。

表1 皮膚貫通部消毒の必要物品と手順

必要物品	・綿球4〜6個 ・4つ折り滅菌ガーゼ ・固定用テープ ・スキンケア用洗浄液・蒸しタオル ・鑷子 ・消毒液 ・マスク・手袋（2組） ・（必要時）綿棒や舌圧子，軟膏など
手順	⓪流水での手洗い後，マスク，手袋を着用する ①貫通部および周囲の皮膚を観察する ②刺入部の周囲をスキンケア用洗浄液などで清拭を行う ③消毒液のついた綿球で，送脱血カニューレそれぞれに1個ずつ綿球を用いて汚れを拭う ④スキンカフに付着して取りきれなかった汚れ（ガーゼの糸，血液の塊など）を創縁まで鑷子で除去する ⑤送脱血カニューレのスキンカフの消毒を行い，その後，貫通部周囲を消毒する ⑥消毒後，消毒液を乾燥させる ⑦貫通部の上に4つ折りガーゼをあてる ⑧テープで固定する

＊軟膏がある場合は，⑥の後に，肉芽組織を刺激しないように塗布する。
＊必要時は皮膚保護剤を塗布する。
＊手袋は，ガーゼをはがした後に捨てて，消毒のときに新しいものを装着する。

部の洗浄を促していたが，MRSAや緑膿菌が検出され創部管理に難渋したことを受けて，現在は，創部を覆い，濡れないように工夫している。

● 創部の観察ポイントを 図2 に示した。不良肉芽の形成，発赤，腫脹，出血，浸出液の有無，臭気，周囲の皮膚かぶれなどである。複数の看護師がかかわることから，表2 に示すように，評価基準を設け，看護師が統一して評価できるようにする。

● 感染源として頻度が高い送・脱血カニューレ挿入部は，週1回は監視培養を行う。早期に感染源と起因菌の同定を行い，適切な抗生物質の投与を行うことが重要である。また，血流感染の場合には，人工物に感染している可能性を考慮して人工弁感染に準じた抗生物質の長期投与が必要な場合もある。

（遠藤美代子）

a：良好な状態　　　　　　b：不良肉芽が形成され感染を起こして
　　　　　　　　　　　　　　いる状態

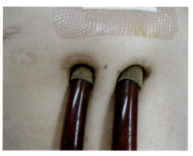 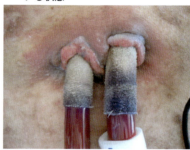

【観察のポイント】
・不良肉芽形成の有無と部位
・発赤の有無とその程度
・疼痛の有無とその程度
・感染兆候の有無
・臭気
・浸出液の量・色
・出血の有無と出血量
・刺入部周囲の皮膚の状態

図2 VAD刺入部の観察ポイント

aの良好な状態を保つようにする。bは不良肉芽が形成され，周囲に発赤が見られている。感染が生じている。aの状態が保てるように，注意する。

表2 VAD刺入部の観察項目とその評価基準

肉芽	－：肉芽なし ＋：肉芽あり（＜5mm） ＋＋：5mm以上1cm以下 ＋＋＋：1cm以上	疼痛	－：なし ±：体動時のみ疼痛あり ＋：持続的に疼痛あり ＋＋：鎮痛薬を内服するほどの疼痛あり ＋＋＋：鎮痛薬を内服しても治まらない
浸出液	－：浸出液なし ＋：Yガーゼまで ＋＋：ガーゼ5枚以内 ＋＋＋：ガーゼ5枚以上	臭気	－：臭気なし ＋：臭気あり
発赤	－：発赤なし ＋：部分的な発赤 ＋＋：刺入部全周にわたる発赤 ＋＋＋：広範囲にわたる発赤	皮膚かぶれ	－：かぶれなし ＋：部分的なかぶれ ＋＋：刺入部全周にわたるかぶれ ＋＋＋：広範囲にわたるかぶれ

＊東京大学医学部附属病院の評価基準を示す

Ⅱ 補助人工心臓の適応・装着手技・周術期管理を理解する！

7 創部管理・ドライブライン管理・メンタルヘルスケア

③QOLの向上と メンタルヘルスケア

> **Check it!**
> ▶ 補助人工心臓の治療を理解し，状況を受容することから始める。
> ▶ ADLの自立，レクリエーションなどは闘病生活をリフレッシュする効果がある。

> **Point**
> ①メンタルケアは，リエゾン専門看護師や臨床心理士などの専門家を交えて術前から開始する。
> ②レクリエーションは，患者と一緒に，決定しよう！

- 補助人工心臓の治療は，長期にわたり機器を装着しながら生活することになる。心機能が回復する，もしくは心臓移植をしなければ補助人工心臓を離脱することができず，体外設置型補助人工心臓を装着している場合は，入院生活を余儀なくされる。そのため，患者のメンタルケアは不可欠である。リエゾン専門看護師や臨床心理士などがメンタルケアの中核として支援し，患者の精神的状況をその都度アセスメントしていく。また，医療従事者だけでなく，家族からのサポートが受けられるようにする。

- 重症心不全患者は心機能低下に伴い全身状態が悪い状況で，補助人工心臓の手術を受けることになる。ほとんどの患者が補助人工心臓を装着する前に心臓移植や補助人工心臓装着手術の説明を受けているが，急激な心不全のために体外設置型補助人工心臓を装着する前に本人が説明を聞いていないこともある。突然の身体の変化を受け入れ困難なことがある。このようなとき，補助人工心臓について理解し，受け入れられるように支援していくことが重要である。

- 補助人工心臓を装着しながら生活することができるようになると，自己心に対する回復への期待，回復が停滞することへの不安，今後の漠然とした不安，合併症に対する恐怖，死への恐怖などから精神的に不安定になることもある（p.97 Ⅱ-2-⑨「精神的サポート」参照）。体外設置型補助人工心臓（NIPRO型）を装着した患者は，特に，退院することができずほとんど病室内で過ごすことになるため，さまざまなストレスを感じ，合併症のリスクを抱えて生活することになる。

- このような患者に対するQOLの向上の取り組みとして，東京大学医学部附属病院では，「病棟内フリー制度」を導入している。これは通常なら医療従事者が扱う機器管理の一部を一定のルールに基づき，病棟内に限り患者自身が補助人工心臓の駆動装置を操作し自由に歩くことができるものである。「全身状態が安定し，病棟内を医療従事者の同伴なしに自由に歩行することを希望している」ことが患者の条件である。このような患者に対

して，理学療法士による必要なリハビリテーションを行い，臨床工学技士による機器説明を受け演習を行い，テストを実施する．看護師は補助人工心臓装着時の日常生活動作や補助人工心臓の概要，内服治療，リスクなどを説明し，精神状況をアセスメントする．床上フリーの安静度から，病室内，病棟内と状況に合わせた指導を行い，安静度を拡大していく 図1 ．

- また，病棟以外でのリハビリテーションを行うことは歩行練習になり，リフレッシュできる良い機会となる．このとき，必ず，医師や人工心臓管理技術認定士など，補助人工心臓の駆動装置の取り扱いに対応できる医療従事者が同行するように注意する．また，複数の患者が同行するときは，患者の歩行速度やリフレッシュできる内容などについても考慮する 図2 ．

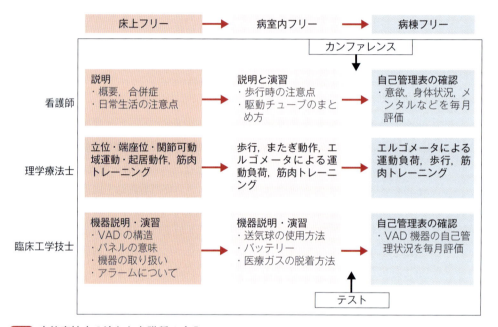

図1 安静度拡大の流れと各職種の介入

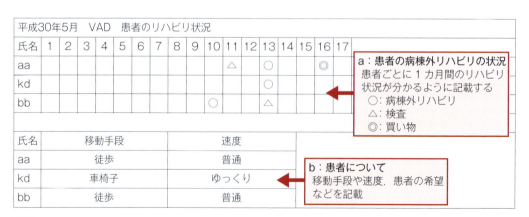

図2 病棟外リハビリテーションの計画状況の例（東京大学医学部附属病院）
毎朝，患者の状態や病棟外リハビリテーションの状況，精神状態を考慮して，計画している．

手順

```
患者の情報収集  →  レクリエーションの決定  →  準備  →  レクリエーション実施
```

患者の情報収集	レクリエーションの決定	準備	レクリエーション実施
・元の職業 ・趣味 ・患者の希望など	・内容 ・日程 ・場所 ・対応人数	・必要な物品 ・人員確保 ・関係者への連絡	・患者の状態把握 ・安全確保 ・他患者や医療従事者への配慮

注意点

レクリエーションの設定について
①レクリエーションする月日は,1カ月程度先を目安にする
②時間は用途に合わせて設定するが,人ごみを避け,周囲に配慮する
③医師が対応可能な曜日や時間帯を選択する

レクリエーション当日について
①急変時や緊急時に対応できるよう,人工心臓管理技術認定士が同席することが望ましい
②レクリエーション時の患者の安全確保に努める
③関連する多職種と連携して対応する
④通常業務を行うスタッフも分担しておく

図3 レクリエーション実施までの手順と注意点

- そのほかには,患者に合わせた個人に対するレクリエーションを行ったり,クリスマス会やコンサートを行ったりすることも効果的である。患者背景に関する情報を収集し,患者に合わせたレクリエーションを行うことは,患者のメンタルヘルスを促進するものである **図3** 。このとき,病棟全体としてレクリエーションができるのか,多職種の協力が得られるのかなど,部署全体でサポートできる状況なのかを判断したうえで実施するようにする。

(遠藤美代子)

Ⅱ 補助人工心臓の適応・装着手技・周術期管理を理解する！

7 創部管理・ドライブライン管理・メンタルヘルスケア

④小児における補助人工心臓装着患者の看護

▲ 機器・ポンプ管理

- 機器管理として，チェックリストを用いて作動状況，設定値，緊急時の必要物品の確認を行っている．また勤務交代時には看護師2人でダブルチェックを行う．
- 血液ポンプの観察は4時間ごとにポンプの駆出・充填状態の評価・血栓確認を行い，血栓チェックシートに付着物の位置・形態を記載し，勤務交代時には看護師2人でダブルチェックを行う 図1 。

▲ 創部管理（包交・固定方法）

- 感染予防のためVAD刺入部は毎日観察し，消毒を行っている．創部の観察後，変化のあった時および週に1回はカルテに「VAD皮膚貫通部」の記録を行っている 図2 。また週に1回，送血管側・脱血管側の皮膚貫通部の監視培養を行う．
- VAD刺入部の安静保持，チューブの屈曲防止のため固定は重要であり，ポシェット・腰ベルト・バストバンドを使用し固定している 図3 。送脱血管の屈曲防止と血液ポンプとドライブラインが屈曲・捻じれないようにポシェットの大きさ・長さの工夫が必要である．

▲ 清潔ケア

- VAD刺入部を濡らさないよう，ベッド上で刺入部以外の全身シャワーを毎日行う．保湿にも留意する．

▲ リハビリテーション

- 小児は，VAD装着時から成長発達過程を考えながら起こりうるリスクに対し，安全を確保しながらリハビリテーションを進めていく必要がある．担当医・理学療法士と相談しながら床上フリーから徐々に拡大していく．VAD装着期間は長く，生後2カ月で装着した児が1歳，2歳と成長していくため，同じ方法での固定方法が有効であるわけではない．常に活動量をアセスメントしながら，ポンプ位置の確認やチューブの捻じれがないように固定方法を検討しながら進めていかなければならない 図4 。
- 小児では坐位によるチューブの捻じれを防止するため，ベッド上でも椅子を使用している．小児用の椅子には中央に固定ベルトがあるため，ポンプを無理に中央に固定しない

【手順1】 血液ポンプ(血液チャンバー)内の付着物位置を確認

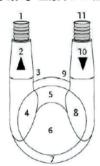

1. アウトフローカニューレとコネクター接続部
2. アウトフローコネクター接続部とバルブの間
3. アウトフローバルブ
4. アウトフローバルブの流出側とその近辺/血液チャンバー側
5. インフローとアウトフロー導管部の間/血液チャンバー内
6. 血液チャンバー
7. 血液チャンバーと拍動膜接続部/血液ポンプ補強リングの上部
8. インフローバルブの流入側とその近辺/血液チャンバー側
9. インフローバルブ
10. インフローコネクター接続部とバルブの間
11. インフローカニューレとコネクター接続部

【手順2】 付着物の形態を確認

表記(小文字)	付着物形状	表記(大文字)	付着物形状
p	小さな斑点状の付着物	P	大きな斑点状の付着物
a	小さな薄層状の付着物	A	大きな薄層状の付着物
f	小さな糸状体	F	大きな糸状体
t	小さな血栓	T	大きな血栓
～	浮遊状の付着物の場合には、上記アルファベットの上に左記記号を記入		

date 日付	time 時間	Sign 署名	Left Pump 左心ポンプ	ml/容量: 10ml							Lot No./ロット番号: 1020710			
				1	2	3	4	5	6	7	8	9	10	11
5月9日	17:00	柳		a		f			p		T			

(株式会社カルディオ提供資料改変)

図1 血栓 チェックシート

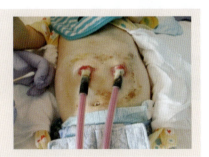

- 基礎情報：観察日・VAD種類・VAD手術日/補助期間
- VAD刺入部の状態
  - 不良肉芽、出血、疼痛、発赤、浸出液、臭気、皮膚かぶれ
- 写真
- 処置方法
- 培養結果

※成人の補助人工心臓の観察項目および評価基準と同様に行う(p.120 Ⅱ-7-②「ドライブラインの管理」を参照)。

図2 「VAD皮膚貫通部」記録内容

よう，向きや固定方法に注意する。ドライブラインと椅子をクリップでとめるなど調整が必要である。
- また，ベッド上での寝返り・うつ伏せ時の対応を検討し，成長発達に伴うチューブトラブルなど家族とも共有し，指導する必要がある。

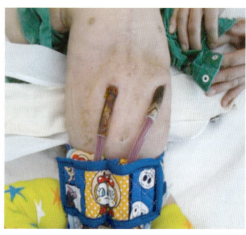
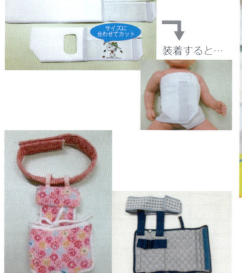

図3 血液ポンプの固定・ポシェット

小児は不感蒸泄も多いので，皮膚保護のためバストバンドが直接皮膚にあたらないよう，背部側のバンドをカットするなど通気性への工夫が必要である。

a：乳児に対する固定　　b：ベッド上での椅子の活用　　c：歩行時の様子
　　　　　　　　　　　　　　　　　　　　　　　　　　　　（サスペンダー使用）

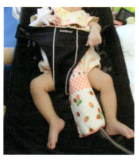 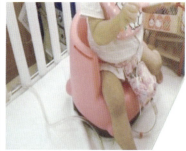 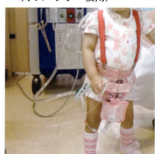

図4 リハビリ時の固定方法

- 歩行練習時にはサスペンダーを使用し，腰ベルトとの固定を強化する。
- 小児外科病棟では3歳未満はベッドからの転落防止のため，サークルベッドを使用する。ドライブラインは2mと短いため，坐位保持が可能となり，ベッド上で自由に動き始めたときには，ベッド柵を上段まであげる必要がある。そのためベッド柵の構造によっては，ベッド柵の間にドライブラインを通すことがある。歩行練習などでベッド外へ行くときにはその都度ドライブラインを駆動装置IKUSからはずし柵の間を通して再度ソケットに接続している。その際には看護師2人で行い，再接続後の駆動状況の確認（パラメーターチェック・ダイアフラムのフィリング観察）を必ず行う。

血栓確認

- 週に2回INRチェックを行い，ワルファリン内服量を決定している。小児の場合，食事形態もミルクから離乳食など変化していく時期であり，摂取状況や体重変動などにも注意が必要である。

成長発達支援

- 医療の場においても，生活者としての視点を持ち，制限のあるなかでも子どもたちが主体的に取り組めるよう，また対処能力を引き出せるよう成長発達支援は重要である。子ども療養支援士，保育士による成長発達に沿った遊びやおもちゃの提案，環境調整などチームで介入を行う。IKUSバッテリー時間の問題もあるため短時間ではあるが，院内でのお花見やクリスマスイルミネーションなどレクリエーションにも参加できるように工夫する。学童ではベッドサイド授業だけでなく，院内学級へ可能な限り登校できるよう，同世代の子どもたちと触れ合う場を持つことも大切である。
- 長期間の入院であり，同胞面会については医師の許可があり感染兆候がない場合のみ可能である。東京大学医学部附属病院の小児外科病棟では中学生未満の面会は感染予防として禁止しているため，病棟外（おもに小児外科病棟のエレベーターホールなど）で30分の時間制限がある面会となる。しかし，同胞においても入院生活をおくる児との触れ合いは今後の病状理解への一助となり，退院後の家庭への復帰がスムーズになると考えられる。

家族支援

- VAD装着後，PICUから小児外科病棟へ転床となると，家族の付き添いが開始となる。VAD装着前はデバイスも多く抱っこをする機会も少なかった家族は，まずは血液ポンプ・脱送血管チューブ，ドライブラインに注意し抱っこすることから開始する。またおむつ交換においても血液ポンプが股下〜膝上の間にあるため，おむつ交換時の注意点を確認し，日常生活援助から一緒にできるよう介入している。その後，段階に沿って移植に向けた指導（感染予防・生活指導など）を行う。
- 主介護者が偏らないようにサポートすることも必要である。両親および祖父母が交代で付き添いできるよう介入する。長期入院生活となるため，家族が一体となり過ごせるよう支援することも重要である。また，家族は病状や将来への不安などを抱いており，両親の時間を確保することで今後についての話し合う時間を作るなど，同胞へのサポートへもつなげていかなければならない。

多職種連携

- 本人，家族への支援において，医師，看護師，理学療法士，作業療法士，心理士，子ども療養支援士，保育士，小児看護専門看護師，レシピエント移植コーディネーターなど多職種との連携が不可欠である。必要時にはカンファレンスで情報共有し，視野を広く持ち支援していかなければならない。

a：救急車内の様子　　　　　　b：渡航機内の様子

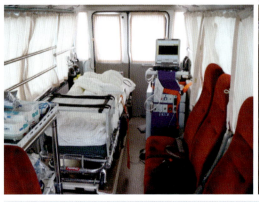 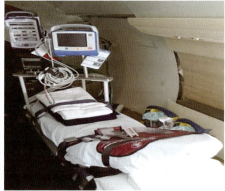

搬送時における小児補助人工心臓装着患者の看護のポイント

- 機器の安全な管理・創部管理・ポンプ管理
- 小児における成長発達支援
- 精神的サポート・家族支援
- 他職種連携／移植にむけて

図5 搬送時の様子

移植に向けて

- 国内待機，渡航移植など，家族にとってVAD装着は移植へのブリッジであり，患者家族へ移植に向けての指導を継続していかなければならない。東京大学医学部附属病院では移植後1カ月で退院となるため，移植手術/拒絶反応，服薬指導（現在の内服薬・免疫抑制剤），生活指導（とくに感染予防）など成長に沿った指導内容となるよう取り組んでいる。渡航移植の場合には，渡航までのスケジュールを本人・家族と共有し計画的に進められるよう「渡航スケジュール」を活用し取り組んでいる。また，移植施設への移動方法なども検討していかなければならない **図5**。

文献

1) 坂口平馬：循環管理：小児重症心不全とVAD. ICUとCCU 41：243-247, 2017.
2) 天尾理恵：小児用体外式補助人工心臓装着患者のリハビリテーションの経験. 心臓リハビリテーション（JJCR）21：100-103, 2016.
3) 遠藤美代子：ドライブライン管理. 髙本眞一 監，許 俊鋭 編，心不全外科治療の要点と盲点，文光堂，東京，2012, p241-244.

（岡崎千津，遠藤美代子）

Ⅱ 補助人工心臓の適応・装着手技・周術期管理を理解する！

8 リハビリテーション

> **Check it!**
> - 術後は早期離床による全身状態の改善を図る。
> - VAD装着下での循環動態の安定を確認して運動負荷を決定する。
> - 身辺機器（ポンプ，駆動チューブ，コントローラ，ドライブラインなど）を含めたボディイメージと安全な動作方法獲得に向けた患者指導が重要。
> - 患者の身体機能に応じた目標設定のもと，生活環境整備・運動指導を行う。

VAD装着患者のリハビリテーション総論

　心臓リハビリテーションは適切な運動療法が運動耐容能を改善や二次予防に有用であることがエビデンスとして確立されており，日本でも急速に普及が進んでいる。VAD装着患者のリハビリテーションも同様にその有効性が示されており[1〜4]，術後の早期離床が日常生活動作（activity of daily living：ADL）能力向上，心肺機能向上に向けて重要とされている。VADは重症心不全患者の治療として標準化されつつあるが，治療目的は多岐にわたる。また，わが国でもdestination therapy（DT）の実施が検討されており，ドナー不足による移植長期待機だけでなく，患者の高齢化に対応した治療体系の確立が急務となっている。

　VAD患者のリハビリテーションの目的を **表1** にまとめた。多くのVAD装着患者は心不全罹患期間が長く，脱調節（deconditioning）が顕著であること，また，日本の心臓移植ドナーは依然として十分な状況にないことを背景に，VAD装着後も心臓移植までに長期の待機期間を強いられる現状であり，復職・復学といった社会復帰，移植に向けた体力・生活の質（quality of life：QOL）向上が重要となる。重症心不全に対して体外設置型VAD装着に至った患者の治療フローを **図1** に示した。治療目標・進行状況を把握し，それに応じたリハビリテーション目標の設定が重要であり，目標に応じた運動負荷の設定が必要である。

表1　VAD装着患者のリハビリテーションの目的

①VAD装着前・装着中の心不全に伴う廃用の改善
②起居動作能力を向上させ，安全な日常生活動作能力を獲得
③長期移植待機またはVAD離脱に向けた心肺機能向上
④移植手術後の円滑な離床・体力の回復
⑤自宅退院に向けた動作能力獲得
⑥社会復帰に向けた体力向上
⑦QOL向上

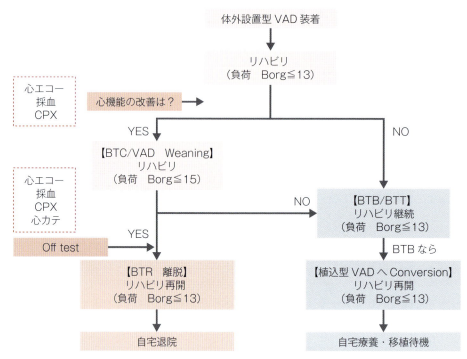

Borg：Borg指数（自覚的運動強度），BTC：bridge to candidacy，BTR：bridge to recovery，BTB：bridge to bridge，BTT：bridge to transplantation

図1 体外設置型VAD装着患者の治療フロー

術後急性期・亜急性期のリハビリテーション
～周術期離床から日常生活動作自立に向けて～

> **Point**
> - 術後，循環動態を含めた全身状態を把握して，安全に離床を進める。
> - 身辺機器へ配慮した，安全な動作能力の獲得を目指す。
> - 安全性を確保したうえで動作が可能かの能力評価を行う。
> - 禁忌姿勢や運動時の注意点の理解と患者教育を進める。
> - 治療目標に応じてリハビリテーション目標を決定する。

　心不全の重症度が高い患者ほど，長期の安静臥床・活動制限を強いられており，体力の低下が著しい。INTERMACS profile 1～2患者では多臓器不全を伴っていることも多く，術後もVADに加え，補助循環装置や持続的血液濾過透析など多くのデバイス治療を要することもある。VAD装着術後，循環動態を含めた全身状態を把握したうえでデバイスの取り回しに留意し，早期離床による廃用の改善，全身体力の向上を促すことが重要となる **表2・3** 。特に周術期は薬剤や水分バランスの変化も大きく循環動態の安定が得られていない可能性もあり，合併症発症のリスクも高いため，十分な評価の基でプログラムを進行する必要がある **表4** 。

表2 VAD装着患者のリハビリテーション実施上のポイント

循環を含めた全身状態の管理
①血圧
②脈拍
③呼吸
④自覚症状：動悸，息切れ，眩暈，頭痛，浮遊感など
⑤検査データ（血液凝固，炎症反応など）
⑥ポンプ：ポンプフロー・フィリング，消費電力
運動時のVAD操作リスク管理
①VADの仕組み，操作方法の理解
②安全な血液ポンプ・駆動チューブ（ドライブライン）の位置の理解 　（刺入部へのストレス回避）

表3 VAD装着患者のリハビリテーション中止基準

循環
①血圧：収縮期血圧　安静時より20mmHgの上昇または低下
②脈拍：安静時の20％以上の上昇
③頻発する心室性不整脈，致死的不整脈の出現
④VADポンプ流量の著明な変動
⑤血液データ：PT-INR，CRP（発熱を伴う上昇）
その他
①極度の倦怠感（Borg指数　14以上）
②VADカニューレ刺入部の疼痛，出血の出現
③活動性の出血
④自覚症状の出現，または悪化 　a）息切れ，呼吸困難感の出現 　b）頭痛，嘔気，脱力感，腹痛などの出現

Borg：Borg指数（自覚的運動強度），CRP：C反応性蛋白

　VAD装着患者のリハビリテーションは一般的な心臓術後の患者同様，循環動態を含めた全身状態を把握し，運動負荷を漸増させていく．VAD装着に伴い，特に体外設置型VADではポンプ・駆動チューブなどの生命維持装置である身辺機器が体外に多く付随しているため，身辺機器を含めた新たなボディイメージを構築し，安全な動作を獲得させることが重要である 表5 ．東京大学医学部附属病院では入院患者が自身でどの程度安全に動作が行えるかの評価指標を用いて活動範囲の自立度を決定している 表6 ．入院生活で可能な範囲で患者の自立度を拡大し，リハビリテーション場面以外でも活動性を向上させて体力向上を促すこと，また，制限の多い入院生活におけるストレス緩和を図ることも必要である．

表4 周術期のリハビリテーション実施における評価ポイント

循環・呼吸
①Vital Sign：血圧(周術期：平均動脈圧65〜75mmHg)，脈拍，SpO$_2$
②ポンプ流量，フィリング
③薬剤：循環作動薬，肺血管拡張薬，β遮断薬
④水分バランス(飲水量・尿量)
⑤右心不全の有無：右心不全が並存するLVAD装着患者の場合，心不全症状が残存する可能性あり
⑥不整脈の有無：自覚症状を伴うか，循環が維持できているか
その他
①送脱血管・ドライブライン貫通部の状態
②合併症(脳血管障害，感染，活動性の出血)発症の有無
③疼痛の有無

SpO$_2$：動脈血酸素飽和度

表5 VAD装着患者の動作時の注意点

	ポイント	体外設置型	植込型
姿勢指導	①駆動チューブ，ドライブライン貫通部のストレスを回避する	①体幹深屈曲・伸展，股関節の深屈曲を避ける ②坐位：坐面に浅く座り，ポンプを坐面から逃す(深く座りポンプが坐面にあたることでのポンプの突き上げ，送脱血管の屈曲を防止する)	①体幹の深屈曲・回旋を避ける
ボディイメージの獲得	①機器を身体の一部として認識して安全に動く ②貫通部のストレスを回避する	①駆動チューブのねじれ・屈曲によるキンク発生を回避する ②動作中に駆動チューブを踏む，引っかかることを回避する	①動作を実施する際，コントローラの位置を確認する ②コントローラが身体から離れないように持って動作を実施し，ドライブラインが牽引されないようにする
バッテリー駆動時の配慮	①バッテリー残量への配慮習慣をつける	①AC電源がある場所ではこまめに充電するような習慣をつける	①外出の際は必ず予備のバッテリーを携帯する

　VAD装着患者のリハビリテーションプロトコルを **表7** に示した。体外設置型VADの場合，周術期の離床，回復期の動作能力向上に加え，VAD離脱または植込型VADへのコンバージョン術に向けた心肺機能向上が目標となる。また，体外設置型VAD装着にて移植待機となる場合，長期間の入院加療が必須となるため，心臓移植という長期的な目標に向けて，精神面を含めたサポートが必要となる。心肺運動負荷試験(cardio pulmonary exercise test：CPX)を定期的に実施して，有酸素運動レベルの運動負荷を加え，インターバルトレーニングを取り入れるなど更なる運動負荷を増加させることで，全身体力・持久力の向上を促すことが有効である。

　一方，リハビリテーションを進めるうえで注意すべき点は，VAD装着に伴う合併症(脳

表6 VAD装着患者動作自立度評価表（東京大学医学部附属病院）

	0点	1点	2点	
①寝返り	できる	柵使用	できない	ベッド上フリー
②起きあがり／戻り	できる	ベッドアップ使用しできる	できない	
③坐位保持：端坐位	できる	支えがあればできる	できない	
④坐位保持時間	30分以上	5〜30分未満	5分未満	
⑤坐面の移動	できる	支えがあればできる	できない	
⑥坐位バランス（上肢挙上／足踏み）	2つできる	1つできる	できない	
⑦起立／着坐	できる	支えがあればできる	できない	室内フリー
⑧立位保持	できる	支えがあればできる	できない	
⑨立位バランス（足踏み）	できる	支えがあればできる	できない	
⑩靴の着脱	できる	支えがあればできる	できない	
⑪移乗	できる	見守り必要	できない	
⑫歩行①：室内手放し	できる	見守り，伝い歩き	できない	
⑬またぎ動作（10 cm四方）	できる	支えがあればできる	できない	
⑭方向転換（360°）	できる	管介助，支えがあればできる	できない	
⑮歩行②：病棟内 VAD装置手押し	廊下1往復以上（100 m以上）できる	廊下片道できる	廊下片道も歩けない	棟内フリー
⑯歩行③：手放し	連続15分以上可能	連続5〜15分可能	5分未満	
⑰応用歩行：後歩き（5 m）	VAD装置操作しながら可能	見守り必要	できない	

血管障害，消化管出血，デバイス血栓症，デバイス装着に伴う感染）の発生である。特に脳血管障害は運動麻痺や高次脳機能障害といった後遺症の併発に伴い日常生活動作能力・QOLの著しい低下を招く可能性があり，合併症発生後のリハビリテーションは重要な位置を占める。また，送脱血管・ドライブライン貫通部の状態悪化に伴う感染によっても入院を要する治療が必要となることも少なくないため，貫通部のストレスを回避する姿勢や動作方法の指導も非常に重要となる。リハビリテーションにかかわるメディカルスタッフも適宜，貫通部の状態と治療方針を確認し，適切・柔軟に運動プログラムを決定していく必要がある。これらの合併症の発生がないかを日々のリハビリテーション実施時に評価することが必要であり，特に脳神経症状の有無には注意を払う必要がある。

　DT開始に伴う患者の高齢化に向けては，術前の状態をいかに良好に維持するかが術後の経過に関与すると考えられる。筋力，歩行能力といった身体機能の維持に加え，栄養状態や体重にも配慮してフレイルを予防することも重要なリハビリテーション目標となる。

表7 VAD装着患者のリハビリテーションプロトコル（東京大学医学部附属病院）

実施時期	プログラム	ポイント
急性期	・関節可動域Ex：他動〜自動 ・筋力維持増強Ex：自重，徒手抵抗 ・呼吸練習：深呼吸，口すぼめ呼吸 ・起居動作Ex：起坐，坐位，立位（歩行）	◆薬剤投与量・他臓器不全の回復状況を含めた全身状態を把握し，安静度を確認して早期離床 ◆循環動態は安定しているか 　・Vital Sign，ポンプフィリング，ポンプフローチェック 　・姿勢による変化はないか 　・投薬変更による変化に注意：右心不全に対するカテコラミン投与，利尿薬投与量　など 　・坐位・立位は起立性低血圧に注意 ◆胸骨正中切開後の患者は，胸を開く運動・姿勢は避ける ◆起居動作時の身辺機器への配慮 　・起き上がり・下肢下制時に，駆動チューブ・ドライブラインを引っ掛けない 　・貫通部の固定をしっかり行う 　・体外設置型：坐位は股関節外転・外旋位，浅めに腰掛けてポンプをマットからにがす
回復期	・関節可動域Ex：他動〜自動 ・筋力維持増強Ex：自重，徒手抵抗，重錘使用 ・起居動作Ex：起坐，坐位，立位，起立／着座，移乗など ・バランスEx：座位，立位，足踏みなど ・歩行Ex：歩行車歩行，手放し歩行，VAD装置手押し歩行 ・自転車エルゴメータEx	◆循環動態は安定しているか 　・Vital Sign，ポンプフィリング・ポンプフローチェック 　・姿勢による変化はないか 　・駆動装置設定，回転数変更，投薬変更による変化に注意 ◆筋力増強Exでは上肢も含めて対応し，自主トレーニングも指導する ◆起居動作 　・身辺機器へ配慮した動作指導：ポンプ・チューブ・ドライブラインの位置，チューブ・ドライブラインを引っ掛けない，踏まない 　・狭い空間（トイレ，ベッドサイドなど）で身辺機器に配慮しながら安全に動作が行えるかを確認する 　・坐位： 　　＊靴の着脱の際，体幹を深屈曲しないよう注意 　　＊履きやすい靴を選択する 　・歩行： 　　＊室内移動自立を目指し，段階的に歩行距離を延長する 　　＊バランス・筋力低下がある場合は歩行車などを併用し，安全で楽に行える方法を選択する 　　＊体外設置型：移動時は駆動チューブを手で持って牽引されないようにする。駆動装置を自ら押す場合は方向転換時のバランス不良に注意 ◆歩行Ex，ADL能力が順調に進んでいる場合，自転車エルゴメータExを開始（低負荷・短時間から：10〜15W×10分程度） 　・ポンプ回転数・駆動設定変更，投薬変更時などには，動作時の反応の変化（自覚，他覚）に要注意。
維持期	・関節可動域Ex：他動〜自動，自主Exとして ・筋力維持増強Ex：自重，徒手抵抗，重錘使用 ・起居動作Ex：困難な動作がある場合 ・バランスEx：静的バランスに加え動的バランス ・歩行Ex：手離し歩行，VAD装置手押し歩行での距離・時間の延長 ・自転車エルゴメータEx：CPX結果から負荷量決定，応用的にインターバルトレーニング	◆循環動態は安定しているか ◆身辺機器への配慮を含めた動作能力を評価。ADL自立度を決定して生活範囲を拡大する（合併症の発生により，全身状態が変化した際には適宜，評価が必要）。 ◆筋力増強Exでは自主Exを主体とする場合には，定期的にその効果を確認 ◆貫通部の状態に応じた動作方法・運動方法を適宜検討・指導 ◆自転車エルゴメータEx： 　・ATレベルの運動で20分間連続駆動を目標とする 　・運動強度はBorg13〜14程度 　・運動時はVital（BP，SpO_2）をチェックし，心電図装着下に実施する 　・更なる心肺機能向上・筋力増強を狙ってインターバルトレーニングを試みる（医師に確認の上，ATレベルをベースとしてCPX最大下運動の50〜80％負荷を30秒〜数分）

AT：嫌気性代謝閾値，SpO_2：動脈血酸素飽和度，CPX：心肺運動負荷試験（cardio pulmonary exercise test），Borg：Borg指数（自覚的運動強度）

植込型VAD装着患者の退院に向けた リハビリテーションプログラム

> **Point**
> - 自宅生活を見据えたプログラムの立案と遂行。
> - 社会復帰に向けた体力向上を目指す。

　植込型VADと体外設置型VADの大きな相違点は装着後の療養生活環境であり，植込型VADは自宅で療養生活を送ることでQOLの向上が望めることが大きなメリットである。リハビリテーションにおいても術後の離床，動作能力向上に加え，自宅生活を見据えたプログラムの立案と遂行が必須であり，自宅や活動範囲の環境把握が重要となる。体外設置型VAD同様，身辺機器に配慮した起居動作能力を獲得させることに加え，自宅での生活様式に合わせた動作練習（布団からの起き上がり，床からの立ち上がりなど），階段昇降，屋外歩行，坂道歩行などの能力が獲得できるようなプログラムが必要となる。

　東京大学医学部附属病院では術後6週間で自宅退院を目指すプログラムを実施している。リハビリテーションも同様に，6週間での自宅生活，外来通院が可能となることを目標に進行する。当院の退院プログラムには外出トレーニング（2回），外泊トレーニング（1回）が設定されており，このトレーニング実施までに必要な体力や動作能力を獲得させる 表8 。また，体外設置型患者同様，患者の活動自立度を拡大し，入院中に自主的な運動習慣をつけることが重要であり，動作の安全性，体力を評価し，他職種の評価と合わせて適宜活動範囲を拡大させていくことが必要である。

　加えて，外出の際に付き添う介護者に対しても，歩行時に患者に付き添う立ち位置や，キャリーでデバイスを移動する機種の場合，段差昇降の際にデバイス移動を介助してもらうなど，安全に屋外移動が行えるよう指導を行うことも重要である。

　原疾患・治療目的によってもリハビリテーションの目標は異なる。特に筋ジストロフィーなどの神経筋疾患，不整脈原性右室心筋症などの右心不全が並存する可能性が高い疾患，拘束型心筋症様の拡張障害が主体である患者は，VAD装着前のADL状況，術後の心機能を十分に考慮したうえで，適切かつ柔軟な目標設定を行う必要がある。

植込型VAD患者の退院後のフォローアップ

> **Point**
> - 総合的評価（運動量の把握，筋力，筋持久力，バランス能力）を継続する。
> - 全身状態（栄養，体重，疼痛の有無，動作・運動を阻害する要因の有無）を把握する。
> - 状態に応じた適切な運動量，動作方法の指導を継続する。

　自宅療養が可能である植込型VAD患者は，退院後の運動継続が重要である。外来でのリハビリテーションを継続し，定期的に運動を行える環境設定ができることが望ましいが，入院中から自主的に運動を行えるよう指導を行うことも非常に重要である。東京大学

表8 植込型VAD装着患者のリハビリテーションプロトコル ～6週間退院プログラム～
（東京大学医学部附属病院）

実施時期	実施場所	プログラム	自立度	ポイント
PO1D～7D	CCU	・ベッド上Ex ・ROM Ex，筋力Ex ・起居動作Ex：起坐，起立，立位 ・坐位：ベッド上坐位，端坐位	ベッド上	・薬剤投与量や他臓器不全の回復状況を含めた全身状態を確認し，安静度を確認して早期離床
PO1W～2W	一般床病室 病棟内	・起居動作Ex ・筋力Ex ・室内歩行Ex ・病棟廊下歩行Ex	病室内	・一般床移動後，歩行開始，身辺機器に留意した起居動作の習得，室内トイレ自立・室内移動自立を目指す
PO2W～4W	病棟 PT室 院内 屋外	・歩行Ex：病棟内・院内・屋外 ・筋力Ex ・段差昇降Ex ・階段昇降Ex ・ADL動作Ex	病棟内 病院内	＊術後4Wを目標に，室内生活・外出が可能なレベルを目指す ＊自立度： 　棟内・院内フリーは機器テスト合格後 ＊院内歩行，屋外歩行など，外出に向けた応用歩行練習を実施 ＊自宅退院・生活に向けた問題点を抽出し，対応したプログラムを展開 ＊外出プログラム(1回目)⇒公共交通機関利用 ☆運動量：2,000～3,000歩/日，20～30分程度の連続歩行目標
PO5W～	病棟 PT室 院内 屋外	・歩行Ex：院内・屋外 ・筋力Ex ・階段昇降Ex ・ADL動作Ex ・自転車エルゴメータEx	病院内	＊外出プログラム(2回目) ＊外泊プログラム ＊自主Ex指導 ☆運動量：≧5,000歩/日

ROM：range of motion

　医学部附属病院では入院中から万歩計を使用することで1日の運動量を把握している。体力維持，外出や社会復帰のために必要な1日の運動量の指標が明確となり，簡便に評価が可能である。

　退院後も基礎的な運動能力評価に加え，バランス能力，日常生活により即した動作能力，ADL能力，1日の活動量といった観点から，総合的な運動能力を継続して評価する。また，同一の日常生活動作や運動で自覚的運動強度がどのように変化しているか，疲労が増大した場合その原因は何かなどを検討し，必要な運動・動作方法の指導を継続することが重要である。特にドライブライン貫通部の状態やポンプ挿入部の違和感が動作に影響を及ぼしていることが少なくなく，遠隔期に運動量が増加した際に貫通部の悪化をきたす例も少なくない。これらの状態の把握をしたうえで状態に応じた運動指導をしていくことが必要であり，加えて体重の推移や栄養状態，疼痛の有無といった動作を阻害する要因の評価も重要である。

　長期VAD装着期間中に起こる合併症に伴う状態変化への対応も必須である。脳血管障害発症後の麻痺・高次脳機能障害合併時には，動作能力・認知機能評価に基づく動作自立

度，および安全に機器取り扱いが可能かの再評価が必要である．また，ドライブライン・ポンプポケット感染治療などに伴う全身状態悪化により臥床を強いられることで，廃用に伴う全身体力低下による動作能力低下や疼痛を招くことも少なくない．状況に応じて迅速に対応し，全身状態の維持・改善を図ることが重要である．

小児VAD患者のリハビリテーション

> **Point**
> - 運動時の身辺機器への配慮，環境調整により安全性を確保する．
> - 発達を視野に入れたリハビリテーション介入を行う．

　The Pediatric Interagency Registry for Mechanical Circulatory Support（PediMACS）の報告[5]では小児VAD治療の良好な成績が報告されている．しかし，移植待機期間が長期化するわが国においては，さらなる合併症対策や，乳幼児では発達促進，学童に関しては長期入院中のリハビリテーション継続への工夫，精神面のフォローへの配慮が重要となる．術前の重症度が高い，また発達が未熟である児は術後の機能回復，発達促進に難渋することが予想されるため，早期機能回復，発達促進に向けてはリハビリテーションの早期介入が望ましい．一方，安全確保が大前提であり，限られた環境で最大限の効果を引き出すことを念頭にリハビリテーションプログラムを進める必要がある．

▲ 安全性の確保

　小児VAD装着患者のリハビリテーション実施上の安全性確保のためのポイントを 表9 にまとめた．体外設置型VADを装着した乳幼児患者は従命が困難であることから，動作・

表9 小児VAD装着患者のリハビリテーション実施上の注意点

循環を含めた全身管理	①血圧
	②脈拍
	③呼吸
	④自覚症状：動悸，息切れ，頭痛，眩暈，浮遊感など
	⑤他覚症状：顔色，活気，末梢冷感，浮腫など
	⑥検査データ：血液凝固，炎症反応など
	⑦ポンプ：フィリング，消費電力（植込型デバイスの場合）
運動時の安全管理	①ポンプの固定：ポシェット，腰ベルト，肩掛けベルト（サスペンダーなど）
	②送脱血管のキンク予防：ポンプが過度に持ち上がらないよう配慮
	③療養環境の整備：ベッド柵の保護，椅子の導入など
	④患者・家族の機器への理解：デバイスの仕組み，ポンプ・駆動チューブの安全な位置
発達	①運動発達の促進：段階的な体力向上，動作能力向上，遊びの拡大
	②精神面のフォロー：長期入院によるストレス回避・気分転換（ベッド・病室以外で過ごせる機会の設定），心理士などの専門職種の介入

運動時の安全性確保や皮膚貫通部の状態を良好に保つことが必須である。ポンプの固定が最大のポイントであり，東京大学医学部附属病院では患者ごとに発達段階や運動パターンなどに応じてポンプカバーやベルトを検討して着用している。また，チューブのキンクを防止するためにも坐面からポンプを逃がして座れるよう，ベッド上でも椅子を使用するといった環境整備も必要である（図2a, b）。歩行練習など，移動を伴うプログラムを実施する際は，理学療法士が必ず駆動チューブを持ち，駆動装置と児の距離を確認しつつ，チューブが牽引されないような配慮が必須である。突発的な行動が起こりうる小児患者においては，医療チームスタッフや家族の協力と共通理解の基で児が安全に活動できる環境を確保していくことが重要である。

発達促進に向けて

小児は運動のコントロールが困難な場合が多く，同一の有酸素運動の継続に飽きてしまい継続が困難であることも多い。特に乳幼児に関しては一定の運動負荷を得られる運動の継続が困難である。家族にも参加・協力を得て発達の過程を共有し，運動プログラムに遊びの要素やモチベーションが維持できるような工夫を加える，複数の運動プログラムを展開するといった，運動が継続できる工夫も発達促進における重要なポイントである。

発達促進の視点からも，同年代の児や家族との交流機会を設ける，VAD装着患児や移植に至った児との交流など，ピアカウンセリングの機会を設けるなど，精神面のフォローも非常に重要である。多職種による心身トータルケア，また，施設間の情報共有による有効な介入が求められると考える。また，ご家族も長期入院に付き添うことが少なくないため，患児のみならずご家族の精神面への配慮も必要と考える。

a：小児体外設置型VAD装着患児の　b：小児体外設置型VAD装着患児の椅子坐位
　ポンプ固定

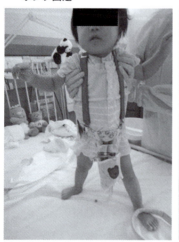
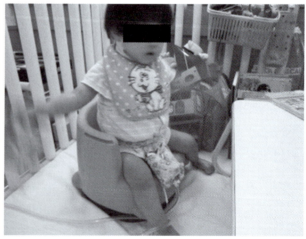

図2　小児体外設置型VAD装着患児の様子

VAD離脱に向けたリハビリテーション

> **Point**
> - 治療目標とその進行状況を把握し，リハビリテーション目標を決定する。
> - CPXの結果をもとに，更なる心肺機能向上を目指した運動負荷でプログラムを進行する。

　VAD装着に伴い心機能が改善し，離脱の検討を進めるにあたり，心エコーや胸部X線，血液検査データといった一般的な心機能評価による評価はもちろんであるが，CPXが離脱の可否判断の一評価として用いられる。心肺機能は単なる心臓機能だけでなく，四肢末梢の筋力回復がその機能向上に寄与するため，さらなる心肺機能向上を目指すにはより積極的なリハビリテーションが必要である。

　通常，低心機能患者のリハビリテーションは心臓への過負荷を避けるために，有酸素運動，すなわちCPX評価で得られる嫌気性代謝閾値（anaerobic threshold：AT）レベル，最高酸素摂取量の40〜60％といった低負荷の運動強度が推奨されている。一般に，左室駆出率（left ventricular ejection fraction：LVEF）30％以下の低心機能患者の場合，下肢筋力が著しく低下していることが多く，CPXでは下肢疲労が主な運動中止基準となり，心肺機能を十分に反映しない可能性がある。VAD装着患者も同様であり，離脱を視野に入れた場合，運動負荷を上げることでさらなる四肢筋力の向上が心肺機能向上に寄与すると考えられる。

　具体的には筋力増強運動での重錘使用や運動機器を使用したレジスタンストレーニングを導入し，10〜15回程度連続で行える程度の運動負荷で筋力アップや筋肥大を目的としたトレーニングの実施が望ましい。自転車エルゴメータを使用したインターバルトレーニングを実施することでもその効果を期待でき，CPX結果で得られた最大負荷量の50％という高強度運動の間に低強度運動を挟むことでAT強度の心循環反応に達することなく，AT強度の運動により強い筋活動を得ることができ，筋力増強が得られるとされ，積極的にこれらの様式を取り入れることが望ましい。離脱後は過負荷による心機能低下に注意が必要である。適切な運動負荷を把握し，退院後の日常生活のおくり方や運動指導を行っていくことも重要である。

文献

1) 天尾理恵，山口正貴，安井　健，ほか：植込型補助人工心臓装着患者の運動能力の推移　〜術前から術後自宅退院12ヶ月後までの経過〜．心臓リハビリテーション 22: 286-292, 2016.
2) Christiane M, Endri X, Thomas LM, et al: Exercise Performance During the First Two Years AfterLeft Ventricular Assist Device Implantation. ASAIO J 63: 408-413, 2017.
3) Michel XL, Sara C, Gael D, et al: Left ventricular assist device: exercise capacity evolution and rehabilitation added value. Acta Cardiologica 28: 1-8, 2017.
4) Susan MJ, Joshua LM, Justin MV, et al: Prospective Assessment of Frailty Using the Fried Criteria in Patients Undergoing Left Ventricular Assist Device Therapy. Am J Cardiol 120: 1349-1354, 2017.
5) Blume ED, Rosenthal DN, Rossano JW, et al: Outcomes of children implanted with ventricular assist devices in the United States: First analysis of the Pediatric Interagency Registry for Mechanical Circulatory Support (PediMACS). J Heart Lung Transplant 35: 578-584, 2016.

〈天尾理恵〉

Ⅱ 補助人工心臓の適応・装着手技・周術期管理を理解する！

9 植込型補助人工心臓患者の退院に向けての準備と実際

①在宅療養環境の確認

> **Check it!**
> ▶ 在宅療養環境の確認は外泊トレーニング前までに終わらせる。

　医療スタッフが患者の自宅に出向くか，介護者に写真や自宅の間取り図などを提出してもらって在宅療養環境のチェックを行う。

　この確認は外泊トレーニング前までに終わらせておく必要があり，以下の項目についてチェックを行う。

①3Pコンセントがあり使用可能であること（3Pコンセントが必要な機種に限る）：3Pコンセントの設置の必要性については前もって説明をしておく必要がある。3Pコンセントに電力が供給されているかはもちろんのこと，アースがとれているかについてもチェックを行う必要がある 。3Pコンセントは寝室のほか，リビングなど複数カ所に設置してもらうことが望ましい。

②浴室にシャワーが装備されていること

③緊急車両が自宅付近まで問題なく到着できる周辺環境であること

a：検電・アースチェッカー

b：表示部分

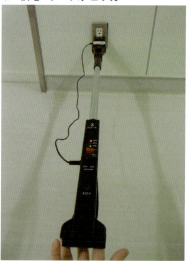
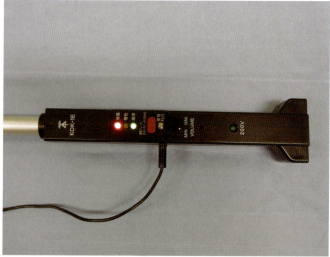

図1 東京大学医学部附属病院で使用している検電・アースチェッカー

OKチェッカー（アースチェック付き）KDK-1E，アダプターKDK-1E-100［いずれも未来工業（株）］。東京大学医学部附属病院では介護者に提出してもらった資料を基に，在宅療養環境の確認を行っている。介護者にはこの検電・アースチェッカーを貸し出し，表示部分を写真に撮ってもらっている。

④担架などで救急隊員が患者を運び出す際に支障のない居住構造であること
⑤いつでも連絡がとれること
⑥トイレ，寝室の構造または設備が患者の在宅治療中の生活に支障をきたさない環境であること
⑦管理施設まで2時間以内に到着できる範囲に自宅があること

(柏　公一)

II 補助人工心臓の適応・装着手技・周術期管理を理解する！

9 植込型補助人工心臓患者の退院に向けての準備と実際

②外出プログラム

Check it!
- 外出トレーニングでは，医療者を伴う外出（1時間程度）と，医療者を伴わない外出（3～4時間程度）を行う。
- 医療者を伴う外出トレーニングでは，外出時の必需品を用意し，公共交通機関の利用の仕方，バッテリー交換，歩行時の注意点など外出時の基本的なトレーニングができるよう計画する。
- 医療者を伴わない外出トレーニングでは，医療者がいない状況でバッテリー交換を行い，緊急時の対応ができるか確認を行う。

- 院内でのトレーニングが終了し，退院に向けた準備として外出トレーニングが行われる。病院内で行動するのとは違って，病院外は人混みや段差があり障害が多いため，より一層注意を要する。そこで，外出トレーニングとして，バス，電車，タクシーといった公共交通機関などを使用する。人混みのなか，VAD機器に注意しながら行動する練習と，外出先でバッテリー交換を行う。また，介護者には緊急時の対応方法など質問を行い，理解度の確認を行う。
- 施設によって外出トレーニングとして設けている回数に差はあるものの，最低限2回の外出トレーニングを行う。1回目は医師，看護師，臨床工学技士などの医療従事者を伴う外出とする。このときの医療従事者として人工心臓管理技術認定士が同行することが望ましい。2回目は医療従事者は同行せず，介護者や家族，患者本人のみで外出する 表1，2，図1 。
- まず1回目は医療従事者を伴う外出である。約1時間程度の外出を計画する。患者の全身状態を考慮した上で，公共交通機関などを利用し，適宜，水分補給や休憩をとるように

表1 外出トレーニング時の必要物品

☐ バックアップコントローラ
☐ 満充電のバッテリー2個以上
☐ チェックリスト
☐ ペースメーカー手帳
☐ 身体障害者手帳
☐ 補助人工心臓患者カード
☐ 介助者取扱説明書
☐ 万歩計
☐ 携帯電話
☐ 飲料水
☐ 内服薬
☐ 防寒具，防暑具，雨具，ビニール袋

表2 外出プログラムの目的とチェックポイント

第1回目（医療者同伴）の目的：	第2回目（医療者同伴なし）の目的：
①公共交通機関などを安全に利用できる ②人混みのなか，機器に注意しながら行動する ③外出先でバッテリー交換を行う	①電話で自分の状態を知らせることができ，介護者もその状態が確認できる ②退院後の生活に自信をもつことができる
チェックポイント □①介護者は患者の側で機器や患者の様子を観察できているか。積極的に動いてもらう □②急変時の対応について質問して確認する □③介護者が患者の状況に合わせて，立つ位置を変え確認することができるか 　バス乗車時⇒介護者が後ろに立つ 　　　　降車時⇒介護者が前に立つ 　タクシー乗車時⇒後ろから乗車し，機器を操作し挟まれないかを確認する	チェックポイント □①公共交通機関の使用は必須とし，行先は患者が普段使用する公共機関を踏まえてプランニングする □②介護者に緊急時の対応について外出前までに再確認する □③介護者には，外出中，患者の状態，機器を安全に持ち運べているか，周りの人のなかで安全に歩行できているかを見てきてもらう □④1回目の外出を踏まえて注意するポイントがあれば指導する

a. バッテリー交換時の様子（DuraHeart®）

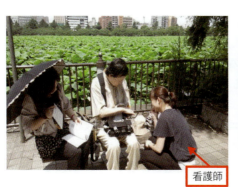

b. 歩行時の様子（Jarvik2000®）

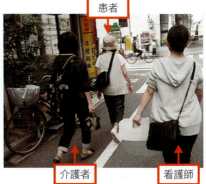

バッテリー交換時は安全な場所を確保し，練習した手順が慌てずにできるかを確認しながら行う。

図1 外出プログラムの様子

する。落ち着いた状態で安全にバッテリー交換ができる場所が確保できることが望ましい。外出前後にはバイタルサインのチェックを行い，心不全症状の有無について確認をする。また，外出時の必要物品が準備できているかを確認する。

- 2回目の外出は，1回目の外出時の注意点を参考に，介護者と患者本人のみで約3〜4時間程度の外出を計画する。このとき，緊急時に備えて医師が院内で待機できる日・時間を選択する。1回目のトレーニングのほかに緊急時の対応の練習として，外出中，バッテリー交換後に病院（緊急連絡先）へ電話をしてもらい，患者の状態やVAD機器の操作などについて質問に答えてもらうようにする。

（遠藤美代子）

II 補助人工心臓の適応・装着手技・周術期管理を理解する！

9 植込型補助人工心臓患者の退院に向けての準備と実際

③外泊プログラム

> **Check it!**
> ▶ 外泊プログラム前には，自宅療養環境が整っていることが必須である。
> ▶ 院内トレーニングで習得した内容を，自宅で実践し，入院中と同様の手順が可能であるか確認する。

- 外出プログラムを無事に終了したら，1泊2日以上の外泊プログラムを実施する **表1**。
- 外泊する前に，3Pコンセントの準備をはじめバッテリーの充電器の置き場や消毒・固定をする場所を確保するなど，自宅環境が補助人工心臓を装着しながら生活できる環境として整っていることが必須である。外出から外泊をスムーズに実施するため，目安としては1回目の外出までに準備することが望ましい。また，このときも，緊急時に備えて医師が院内で待機できる日を選択する。
- 外泊プログラムは，院内でトレーニングした内容を自宅で実践し，問題点がないかを確認することが重要である。そのためにトレーニングを受けたシャワー浴，皮膚貫通部の自己消毒，バッテリー交換やバッテリーの充電を自宅でスムーズにできるか確認する。特に，就寝時は，AC電源への切り替えや機器の置き場など，病院とは室内構造が違うため工夫をしてもらうことも必要となる。寝室，トイレ，シャワー浴などはコードの取

表1 外泊プログラム

項目	内容
目的	・退院後に療養する環境で1晩過ごし，不便なことがないか確認する ・自宅での療養生活に自信をつける
方法	・病院でトレーニングした内容を，自宅で実施してもらう ・自宅で行う内容：シャワー浴，皮膚貫通部の消毒と固定，機器管理，内服管理，自己管理表の記載など
自宅で確認してくること	（事前に介護者に自宅写真を撮影してもらい外泊可能か確認する） ⇒シャワー室，寝室，トイレの距離を確認し，移動がスムーズにできるか確認する ● EVAHEART®：機器の移動はスムーズか。ねじれはないか ● Jarvik2000®：シャワー浴時に，コントローラーとバッテリーが濡れない場所に配置できるか ● HeartMateⅡ®：パワーモジュールに接続中の動ける範囲を確認する ＊夜間の排尿・排便は，バッテリー交換をしなくてもよいように工夫する
介護者に注意してもらうこと	・自宅のシャワー室で，病院で実施した注意点に沿ってシャワー浴が実施できているか注意する。シャワー中は本人はアラームが聞き取りにくいため介護者が注意する ・入院中は数時間ごとに看護師が機器チェックをしているが，自宅では医療者はいないため，機器のアラームやバッテリーの異常には十分に注意する ・ドアを閉めた際，アラームが聞こえるかを確認する

図1 自己管理表の例(HeartMate Ⅱ®)(東京大学医学部附属病院)

り扱いに注意する。
- シャワー浴の際には,本人はアラーム音が聞き取りにくいため,介護者が注意するように指導する。また,シャワー浴ではコントローラーやバッテリーが水で濡れないように,コードを挟まないように工夫する。
- 上記のトレーニング以外でも,内服薬が指示通りに内服できているか,特に,指示されたワルファリンの内服量が正確に内服できているか,自己管理表(患者日誌)の記録はできているか,食事量や摂取内容などについても,帰院後に確認を行う **図1** 。
- 新たな問題点が発生した場合は,患者や介護者,医療者とともに解決策を検討し,補助人工心臓を装着しながら自宅で生活できるように支援していく。

(遠藤美代子)

II 補助人工心臓の適応・装着手技・周術期管理を理解する！

9 植込型補助人工心臓患者の退院に向けての準備と実際

④機器取扱いトレーニング

Check it!
- 患者と介護者の理解度を確認しながらレクチャーを行う。
- 看護師など他職種と連携しながらトレーニングを進めることが重要である。

　トレーニングはトレーニングプログラムを作成し，患者およびその介護者の理解度を確認しながらレクチャーを行う。東京大学医学部附属病院では1回約90分，3日間の日程で，スライドおよびデモ機を用いてトレーニングを行っている。1日目は機器の概要，コネクターの抜き差しの方法についての説明，2日目は電源管理，トラブルシューティングについての説明，3日目は日常生活における注意点についての説明と確認テスト（筆記および実技）が行われる。

　患者に対するトレーニングでは1日目と2日目を連続して行い，2日目終了後から3日目のトレーニングを行うまでは1週間程度，期間を空けるようにスケジュールを立てている。この1週間で患者は実機を用いて看護師と一緒に電源交換などの練習を行い，機器を取り扱う上での知識や技術を定着させる **図1**。介護者に対するトレーニングは介護者の仕事などの都合と相談しながらスケジュール調整をすることが多いため，患者とは別の日程で行われることが多い。患者および介護者にはトレーニング開始前までに患者用取扱い説明書に目を通してもらい，円滑にトレーニングが受講できるようにしてもらう。

　この標準的なプログラムで機器取扱いの技術が習得できない場合はその患者や介護者に合った目標の設定を行い，その受講者専用のプログラムを作成する必要がある。目標の設定においては他の職種とともに（医師，看護師，理学療法士，作業療法士，言語聴覚士など），それぞれの評価を基にして行うことが望ましい。

（柏　公一）

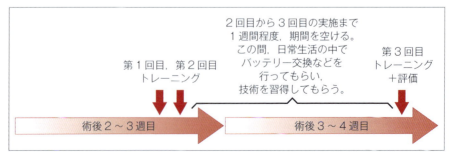

図1 患者に対するトレーニングの進め方の一例
付録掲載のHeartMate II®のトレーニング用資料を参照のこと。

Ⅱ 補助人工心臓の適応・装着手技・周術期管理を理解する！

9 植込型補助人工心臓患者の退院に向けての準備と実際

⑤創部管理トレーニング

Check it!
- 創部管理のポイントは，皮膚貫通部に無理なテンションがかからないように，ドライブラインをしっかりと固定することである．
- シャワー浴をする際は，ドライブライン刺入部およびVAD機器を濡らさないようにする．

Point
- 創部管理のポイントは，よく乾燥させてから消毒を行う．
- 皮膚貫通部，固定部位，周囲の皮膚の清潔を保ち，保湿し，保護すること．
- シャワー音でアラームが聞き取りにくいため，介護者はシャワーの近くで待機するようにする．

- 患者の状態に合わせて段階を踏みながら退院に向けて準備をしていく．皮膚貫通部の消毒や管理方法，シャワー浴の方法については看護師が指導を行う．また，緊急時の対処方法，VADの駆動状況や体温・血圧・体重・服薬確認などの日常管理などが自己管理できるように指導も行う．
- 患者だけでなく介護者に対しても同様の指導を行っていく．
- シャワー浴のトレーニングは，皮膚貫通部の浸出液がなくなり癒着が成立した後，患者の体力を考慮し開始時期を決定する．各機種専用のシャワーカバーを利用しコントローラーが濡れないようにする．また，皮膚貫通部もシャワーで濡れないようにドレッシング材でシールドするようにする．まずはパンフレットを用いて必要な物品や注意事項，シャワー浴前後に行うことについての説明を行う．その後，医師・看護師が急変時に対応できるよう待機しシャワー浴を開始する．シャワー浴時に，皮膚貫通部にテンションがかからないよう注意しながら実施する．その後，シャワー浴の手順や注意点が理解できているか確認し，自己でシャワー浴が可能であるかの評価を行う 図1 ．
- 皮膚貫通部のケアトレーニングは，まず，パンフレットを用いて，手洗い方法，必要な物品や消毒の手順，皮膚貫通部の観察方法について説明する．観察時は鏡を用いてドライブラインの裏側も確認するようにする．実際に看護師が消毒を行い消毒施行時の注意点について説明を行う．説明の翌日から，看護師立会いのもと自己消毒を開始する．看護師が手を添えながら，清潔と不潔を指導し，できている点やできていない点をフィードバックし翌日の指導につなげるようにする．このとき，動画を取り入れるのも有効である．その後，自己消毒が可能であるかの評価を行う 図2, 3 ．
- ドライブラインの太さ，硬さ，長さが異なるため，各機種に合わせた皮膚貫通部の消毒方法，固定方法についての指導が必要になる．また，皮膚貫通部の記録について指導す

①必要物品が準備できる（シャワーバッグ，シャンプー，ボディーソープ，タオル，下着，寝衣，シールドに必要なもの：オプサイト，ほか）	
②バッテリー残量を確認し，シャワーバッグへ収納できる（バッテリーは残量が見えるように入れる！）	
③皮膚貫通部のシールドをすることができる	
④衣服の着脱とシャワー浴後に体を拭くときは，椅子に座って行うか，何かにつかまりながら行うことができる	
⑤ドライブラインへテンションがかからないよう行動できる（シャワーバッグの長さ，立位時，移動中，洗体中）	
⑥頭，体，足先，陰部の順で全身を自分で洗うことができる（正中創やドレーン抜去部の洗い方も指導）	
⑦足元の石鹸を流してから立位になっている	
⑧全身～シャワーバッグまで水分を拭くことができる	
⑨シャワーバッグから取り出しコントローラーが濡れていないか確認できる	
＊シールドの方法や誰が行うかなどを確認	

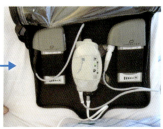

コントローラーを収納する

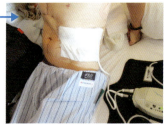

ソフキュア®ガーゼで皮膚貫通部とドライブラインの固定部位をカバーし，全体をオプサイト®ロールで覆う（下側→上側）

図1 シャワー浴チェック項目（例：HeartMate Ⅱ®）（東京大学医学部附属病院）

準備	観察	消毒	固定
・消毒液（イソジン®スティック2～8本） ・マスク ・手袋2組 ・八つ折りガーゼ2枚 ・固定テープ ・鏡 ・ゴミ袋 ・フォーリーアンカー®またはエラストポア®	・下記の観察項目を参照 ・手鏡を使用する ・観察後は手袋を破棄する	・手を洗う ・手袋を交換する ・綿球1で皮膚貫通部中心部とドライブラインを消毒する ・綿球2でドライブラインを中心部から消毒する ・綿球3で皮膚貫通部外側を消毒する ・ガーゼまたはドレッシング材で保護する	・ドライブラインを固定する（**図3**参照）

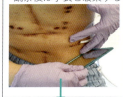

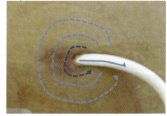

消毒方法：刺入部の中心から外側へ。また，ドライブラインも刺入部から外側へ移動させ，中心に戻らないようにする。

項目	ポイント
発赤	・皮膚貫通部の一部か／全周性か ・埋め込まれているドライブラインに沿っているか ・原因：摩擦によるもの／皮膚かぶれ／感染の兆候／その他
疼痛	・疼痛の部位：皮膚貫通部なのか／固定部位なのか／その他なのか ・疼痛の程度：持続しているのか／一時的なのか／体位によってなのか ・圧痛の有無：埋め込まれているドライブラインに沿っているか
浸出液・出血	・浸出液の性質：漿液性／血性 ・浸出液の量：ガーゼの枚数，ガーゼ交換の回数
臭気	・臭気の有無 ・臭気の程度
不良肉芽形成	・部位：一部か／全周性か
培養結果	・ブドウ球菌／緑膿菌／大腸菌／その他

図2 皮膚貫通部消毒の手順とポイント

- ある。これは，左室の柔軟性が低下することにより，左心室の拡張期圧の上昇とこれによる左心房，右心系圧の上昇し，心房の容量負荷が生じるためである。
- 個々の疾患によっては，RCMのようにすでに両心不全を起こしている患者もいる。RCM患者は，左室が小さくLVAD装着を行ったとしても左室と右室の流量バランスが難しく，術後も長期的に微妙な循環動態の調整が必要となってくることが予測される。
- 患者・家族（特に介護者）がよく病態を理解することが必要である。また，コメディカルは医師からの説明に同席するとともに，医師の説明内容に関する理解度の確認や，説明内容から予測される患者の在宅療養生活（日常生活）に密着したアプローチを行う必要があり，術前のチーム医療が重要となる。

術前のアプローチ

- 術後の右心不全を考慮して医師が機器を選択し，患者・介護者へ日常生活の制限を説明した。また，看護師は患者・家族の病状への理解度を確認しながら，VAD治療へのそれぞれの想いを傾聴し，意思決定へと繋げた。
- 本症例においても患者の自覚症状が乏しく受入れが難しい状況であったが，病識を確認するとともにVAD治療後の回復がどの程度のものなのかも併せて説明した。患者・家族に術後経過に期待を持たせすぎないことも重要であった。患者・家族ともにVAD治療への意思決定後，患者の強い希望もあり緊急時に備えたうえで外泊の許可が出され，術前に患者の気分転換を考慮した介入を行った。
- 患者と同様の説明を家族にも行い，家庭環境をよく把握したうえで家族が交替で指導を受けることができるようにアドバイスした。また，家族内の術後サポート体制を整えていただいた。主介護者（母親）の機器管理への不安が強かったため，早期に機器選定を行い，機器のイメージトレーニングやパンフレットを渡すなど不安の軽減に努めた。
- 長期入院となっているためPTによるADLの評価を行い，術後のリハビリを考慮した。また，術前，他職種が多く関わることから患者・家族の混乱を避けるため窓口を一本化した。

植込型VAD装着後在宅療養まで

- 2018年1月植込型補助人工心臓（EVAHEART®C02）を装着した。
- 東京大学医学部附属病院では，通常術後6週間を目標に在宅療養へ移行できるように各指導を行っている。この症例は，現病歴からも推察できるように術後右心不全を合併する可能性が高く，全身状態の回復に時間を要するものと考えられた。そのため，患者特有のプログラムを考慮した退院支援プログラムを行い，術後59日目で退院した。

術後経過と患者家族への指導の実際

- 自宅が遠方の関係で，主介護者や副介護者には，早期から来院できる日時を調整し，指導にあたった。また，本人の理解力については問題なく，循環動態が安定してからの指導を開始した。

通常の6週間プログラム		今回の事例(右心不全患者のプログラム)	
術後5～7日目	一般床	術前	主介護者の機器トレーニング開始
術後8～14日目	機器トレーニング① (本人・介護者共に開始) 積極的なリハビリ開始	術後8日目 術後10日目	一般床へ 浮腫みが強く，循環血液量の管理に難渋する。 主介護者の母親が機器トレーニング3回目の合格
術後15～21日目	機器トレーニング② 自己消毒自立 病棟内フリー	術後15日目 術後19日目 術後20日目 術後21日目	本人機器指導　1回目 本人機器指導　2回目 在宅環境の確認 本人機器指導合格　3回目 外出に向けて高齢母親の機器トレーニング復習 (不合格レベル) →外出まで集中トレーニング実施
術後22～28日目	機器トレーニング③ 院内フリー シャワー浴自立 栄養指導，薬剤指導	術後22日目 術後26日目 術後28日目	姉夫婦　機器トレーニング　3回目合格 自己消毒自立 栄養指導，薬剤指導 外出オリエンテーション 母のトレーニング合格から時間が経過しているため院内で練習
術後29～35日目	回転数調整 在宅環境の最終確認 外出1回目，2回目	術後29日目 術後35日目	薬剤指導 回転数調整のカテーテル検査
術後36～42日目	試験外泊(1泊2日) 事前指示書の説明 退院	術後36日目	外出1回目(バス利用)
術後43～49日目		術後49日目 術後50日目	外出2回目(タクシー利用) シャワー浴自立(合格)
術後50～57日目		術後51日目	試験外泊(1泊)往復：自家用車 ※帰院後，医師より退院に向けて事前指示書の説明を実施
術後58～65日目		術後59日目	退院(特急電車利用)

通常の6週間プログラムより前倒しおよび遅延した理由

- **前倒し(赤字)**：ベッド上で行える指導で心負荷が最小限となる指導から開始した。また，遠方家族の環境も考慮した。
- **遅延(青字)**：循環動態が安定してリハビリが進んだ段階で指導を開始した。
- 今回，予想通り循環動態が安定するまでに時間を要した。しかし，患者の理解度は良好であり，全身状態の回復を待って本人への指導を進めることで退院プログラムへの支障はなかった。特に心負荷のかかると思われた，シャワー浴や外出・外泊トレーニングなどの時期を見極めながら介入時期を決定した。また，術前から家族それぞれが何を学ぶべきか，主介護者をサポートする家族の役割を明確にして，介護者の年齢，家族環境を考慮して日程調整したことも早期退院へ繋がったと思われる。

メンタルヘルス

- 術前と比較し，術後の自覚症状は強く，明らかな右心不全徴候もみられた。VAD術後でありながら心不全徴候が著明に出ている様子や，術前よりも明らかな身体の変化，自覚症状の悪化には，本人も受け入れが難しかったであろうと想像できた。しかし，術前の病識や治療段階へのコンプライアンスが良好であったため，自身の中で気持ちを整理し，前向きな気持ちで退院プログラムに臨めたのではないかと考えられる。医療者はこの受容過程をサポートすることが重要である。
- 通常プログラムより時間を要したが，患者の病態，介護者の家庭環境などを早期から情報収集することで2週間程度の延長で早期退院へと繋げられたと考える。

（加賀美幸江）

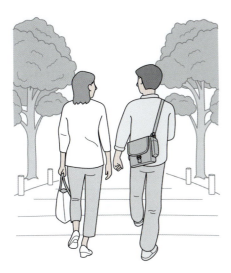

EVAHEART® CO2装着患者の外出風景

Ⅱ 補助人工心臓の適応・装着手技・周術期管理を理解する！

9 植込型補助人工心臓患者の退院に向けての準備と実際

⑥ 自宅復帰プログラムの特徴と療養支援の実際
事例2：大阪大学医学部附属病院

Check it!
- 術前から多職種で多角的にアプローチを行うことで，患者・家族に必要なケアを早期に見いだすことができ，スムーズな退院支援につながる。
- 各トレーニングに開始および合格基準を設けることで，達成目標や到達度が明確になる。

事例

- 60歳代　女性　拡張型心筋症
- 家族構成：独身，長男と2人暮らし，他府県に長女
- CRT-D植え込み，僧帽弁形成術が行われたものの強心剤依存となり，心臓移植目的に当院を紹介された。

※患者情報一部修正あり。

術前準備

意思決定支援

iLVAD治療は，患者のみならず家族のライフスタイルも変化させ，生活の質に影響を与えるため，往診による情報提供を行った。具体的なイメージができVAD治療を決意され転院。移植を受けられる確率は低く，iLVAD装着に伴う制約は一生涯続くため，家族サポートは熟考した。患者・家族と，医師，看護師，医療ソーシャルワーカー（MSW），臨床心理士，レシピエント移植コーディネーター（RTC）で他職種カンファレンスを行い，長男は在宅ワークに切り替え，長女も転居転勤しサポートを行う意思が確認された。

術前オリエンテーション

装着後の流れが把握できるよう，術前に退院支援プログラム表，日常生活管理パンフレットの説明を行った。住環境チェックシート 図1 から，自宅改修の必要性や必要な運動強度を把握した。

事前指示書の取得

これから"生きるため"に手術を受けようと決心している患者・家族の気持ちを尊重しながら慎重に説明し事前指示書を取得した。

ドライブライン皮膚貫通部マーキング

手術前日，デバイスデモ機を使用し，ドライブライン（DL）皮膚貫通部（貫通部）のマーキングを行った。

退院支援プログラムの共有

手術前日に電子カルテ上に退院プログラム表を作成し 図2 ，進捗状況を他職種で共有した。

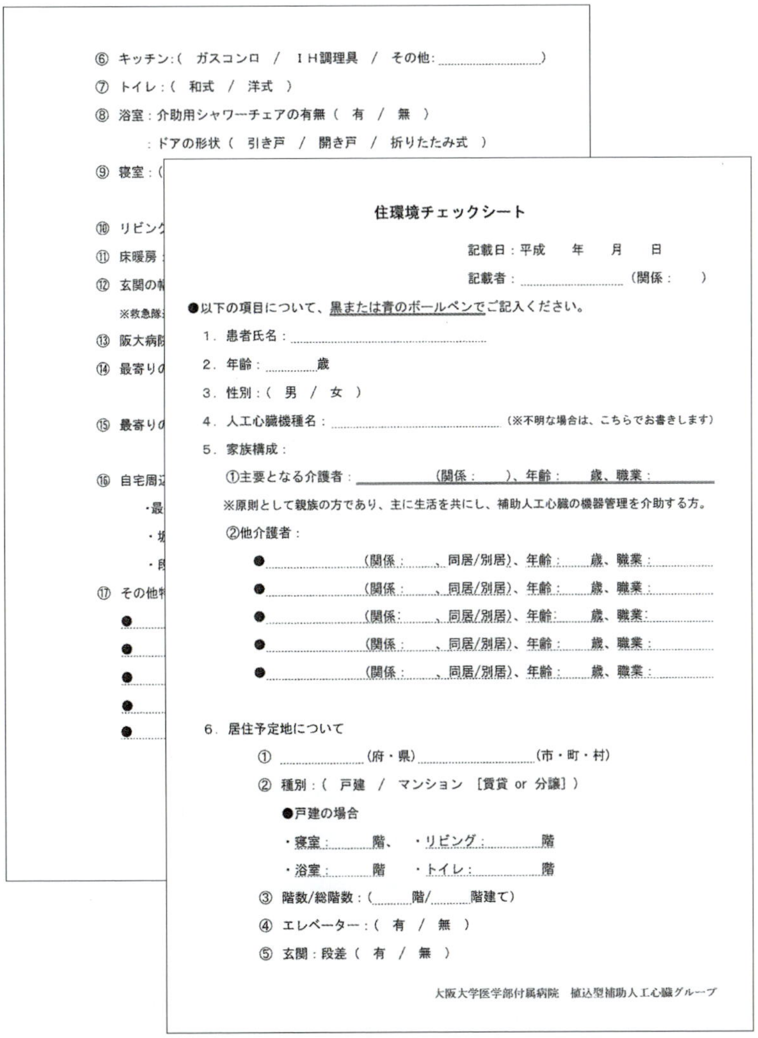

⑥ キッチン：（ ガスコンロ / ＩＨ調理具 / その他：　　）
⑦ トイレ：（ 和式 / 洋式 ）
⑧ 浴室：介助用シャワーチェアの有無（ 有 / 無 ）
：ドアの形状（ 引き戸 / 開き戸 / 折りたたみ式 ）

住環境チェックシート

記載日：平成　年　月　日
記載者：　　（関係：　）

●以下の項目について、黒または青のボールペンでご記入ください。

1．患者氏名：
2．年齢：　　歳
3．性別：（ 男 / 女 ）
4．人工心臓機種名：　　（※不明な場合は、こちらでお書きします）
5．家族構成：
①主要となる介護者：　　（関係：　）、年齢：　歳、職業：
※原則として親族の方であり、主に生活を共にし、補助人工心臓の機器管理を介助する方。
②他介護者：
●　　（関係：　、同居/別居）、年齢：　歳、職業：
●　　（関係：　、同居/別居）、年齢：　歳、職業：
●　　（関係：　、同居/別居）、年齢：　歳、職業：
●　　（関係：　、同居/別居）、年齢：　歳、職業：
●　　（関係：　、同居/別居）、年齢：　歳、職業：

6．居住予定地について
①　　（府・県）　　（市・町・村）
② 種別：（ 戸建 / マンション ［賃貸 or 分譲］）
●戸建の場合
・寝室：　階、・リビング：　階
・浴室：　階　・トイレ：　階
③ 階数/総階数：（　階/　階建て）
④ エレベーター：（ 有 / 無 ）
⑤ 玄関：段差（ 有 / 無 ）

大阪大学医学部付属病院　植込型補助人工心臓グループ

図1 住環境チェックシート

主介護者：			
他介護者：			
バッテリー交換：看護師管理			
項目【機器管理】	実施日	項目【退院支援】	実施日
VAD機器管理パンフレット配布	未	住環境チェックシート・退院支援	
		プログラム・退院パンフレットの配布	
機器説明：本人		住環境チェックシート回収・スキャン	
機器説明：家族		シャワー浴開始	
セルフテスト：本人		貫通部処置指導開始	
セルフテスト：家族		貫通部処置自立	
棟内5周歩行		薬剤指導	
ホスピタルパーク1周歩行		自己管理表の記載指導	
外出①		栄養指導	
外出②		自宅写真提出・配置確認	
バッテリー交換手技チェック（外泊前頃）		住環境の準備	
外泊		退院指導　チェックリスト　合格	
		在宅衛生物品請求	

図2 退院プログラム表

院内トレーニング

機器トレーニング

　退院支援プログラム開始基準 **表1** を満たした術後33日，臨床工学技士より本人・家族に対し2回の講習を行った。家族はトレーニング開始後6日で合格基準 **表2** を満たし，本人はトレーニング開始後13日，2回目のテストで合格した。

DL貫通部のケアトレーニング

　自己消毒は，200m独歩が可能となり傷の状態がVAD回診で確認された術後33日目より開始した。トレーニングでは，清潔・不潔が理解でき，貫通部の観察と消毒およびスキンケア，DL固定方法を修得する。全看護師が同じレベルで評価できるよう手技チェックリスト **図3** を用い，全項目助言なく実施できたら，VAD認定士（看護師）およびVAD回診でテストを行い，トレーニング開始から41日で合格となった。

　シャワー浴は，30分程度シャワー浴可能な体力，セルフテストの合格と十分な判断力があることを確認し開始。貫通部の防水，シャワー浴時の注意点などチェック表を用いて指導を行い，トレーニング開始から25日で合格となった。

表1 退院支援プログラム開始基準

- ベッドギャッジアップ60度が1時間可能で不耐症状がない
- 循環動態が安定しており理解力がある（せん妄がない）
- ADL（歯磨きやメモを取ることができる，利き手握力が15 kg程度有する，VADバッテリーを肩90度挙上位で保持できる）

表2 機器テスト合格基準

- 筆記試験9割以上合格する
- 実技試験をヒント5個以内で実施できる
- 実技テストを35分以内に実施できる
- 実技中にポンプ停止をきたす/コントローラー交換不可の場合は直ちに不合格，など

～ドライブライン皮膚貫通部管理　手技チェックリスト～

植込型 VAD 装着術を終えられ、一般病棟に転棟されました。今後は、退院に向けてドライブライン皮膚貫通部の消毒や固定の手技を獲得していきます。正しい知識と方法で実施することが、長期にわたって VAD と上手くお付き合いするコツです。

○：助言なしにできる、△：助言の下自己でできる、▲：説明・指導し看護師が実施

【消毒・固定】【スキンケア】の全ての項目が「○」になったら、人工心臓管理技術認定士による試験を受けます。合格したら、VAD 回診にて VAD Dr. による試験を受けて、合格すれば晴れて「ひとり立ち」となります。一緒に頑張りましょう。

【消毒・固定】	/	/	/	/	/
テーブルの上を整理整頓し、準備物品をそろえることができる。					
手指衛生をし、綿棒に消毒液を浸し、テープをカット、ガーゼを開封してすぐに使えるように準備することができる。					
ドライブラインに衣類やコード類があたらないよう洗濯バサミなどを利用し、衣服を胸の辺りまでたくし上げることができる。					
再度手指消毒し、ドライブラインを仮止めすることができる。					
ガーゼをはがして、適切に観察することができる。（発赤・滲出液・汚臭・肉芽・隙間の有無、痛みの有無など）					
（固定具の貼り替えがある際には、下の【スキンケア】に移動					
消毒液をつけた大きい綿棒を短く持ち、DL 皮膚貫通部周囲の皮膚の消毒ができる。					
消毒液をつけた小さい綿棒を短く持ち、DL 皮膚貫通部から 2 横指までを、汚れが完全になくなるまで磨くことができる。（表・裏・頭側・尾側と順に行う）　EVAHEART：ファブリック部分が白くなるまで					
ドライブラインを乾いた綿棒でこすり、乾燥させることができる。					

図3 DL皮膚貫通部管理　手技チェックリスト

表3 院外プログラム開始基準

- 本人および家族がテストに合格している
- 自ら機械を持ち，1km歩行が可能である
- ホスピタルパーク（坂や階段あり）1周が独歩で可能である

その他の院内トレーニング

自己管理表の記載，日常生活管理，緊急連絡を要する事象など，本人・家族へ説明した。異常の早期発見と的確な連絡は生命予後に関連するため，日常生活パンフレットの読み合わせと知識確認を繰り返し行った。

院外トレーニング

院外トレーニングは，開始基準 **表3** を満たした術後79日目より開始。医療者を伴う外出で，屋外における機器取り扱いの注意点と屋外労作による心不全症状の有無を確認。次に医療者を伴わない外出により，注意点を守り安全に外出ができるか，緊急時を想定した電話連絡で指示通り作業が行えるか確認した。

外泊訓練は，院外トレーニング開始後11日で行った。自宅生活で心不全症状の出現がなく，貫通部ケアとシャワー浴が実施でき，正しく機器管理できることを確認した。

外泊訓練終了後，衛生材料の請求，退院前ICにて最終の知識確認を行い，術後99日で退院となった。

外来管理

退院後は，週1回のメールによる貫通部の確認，月1回の定期外来にて，全身状態（血圧・体重・運動量），VADパラメータ，抗凝固，皮膚貫通部の状態確認などを行っている。術後1年以上経過し再入院は無い。

（久保田　香）

Ⅱ 補助人工心臓の適応・装着手技・周術期管理を理解する！

9 植込型補助人工心臓患者の退院に向けての準備と実際

⑥ 自宅復帰プログラムの特徴と療養支援の実際

事例3：国立循環器病研究センター

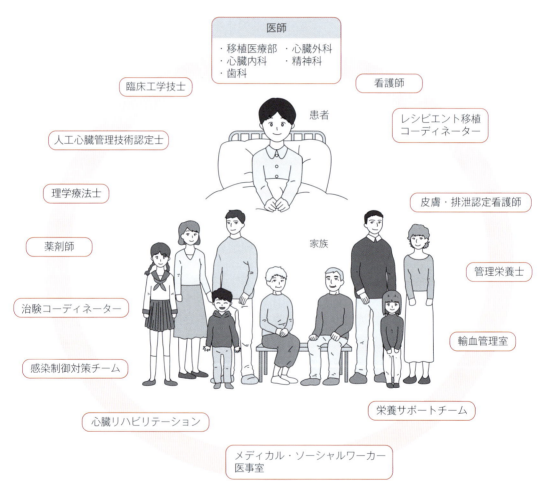

図1 国立循環器病研究センター補助人工心臓チーム

⑥自宅復帰プログラムの特徴と療養支援の実際：事例3

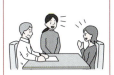
心臓移植
医学的・心理・社会的状況確認

臓器移植医学的適応症例検討会
・心臓移植適応検討

臓器移植医学的適応症例検討会
植込型LVAD適応検討

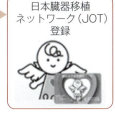
日本臓器移植ネットワーク（JOT）登録

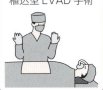
植込型LVAD手術

※国立循環器病研究センター（NCVC）は50例以上の心臓移植実施施設であるため，院内適応検討会で検討後JOT登録可能
※問題事例に限り日本循環器学会適応検討小委員会に申請

術前準備

レシピエント移植コーディネーター，メディカル・ソーシャルワーカー面談
- 家族支援体制
- 介護人の確認（1名以上複数：家族，親族）
- 退院後の居住区
- 費用について　　　　　など

移植医療部医師，心臓外科医師
- 植込型LVADについて
  ・病状と必要性
  ・機器について
  ・合併症について
  ・介護人，居住区について　など
- 植込型LVAD手術について　など
- J-MACS同意

レシピエント移植コーディネーター面談と実際
- 植込型LVAD装着前後の流れについて
- 機器管理やケアに必要な購入物品について
  ・聴診器，血圧計，体重計，スキンケア用品
- 植込型LVAD装着後の自宅準備について
  ・電源工事
  ・ベッド（高さ，設置場所）
  ・浴室準備（椅子：浴室・脱衣所，シャワーカーテンなど）
- 植込型LVAD装着後のイメージをもつための働きかけ
  ・植込型LVAD装着後の生活について
  ・デモ器を用いて実際にさわる
  ・テキストによる事前学習
  ・植込型LVAD装着患者・家族との面会調整
  ・ドライブライン位置決め

心臓外科医師・移植部医師　皮膚排泄認定看護師　レシピエント移植コーディネーター
- ドライブライン位置決め
  ・腹部の皺，動き，ベルトライン，患者が観察できる場所を考慮
  ・患者がドライブライン貫通部位置確認しイメージをもつ

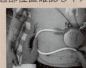
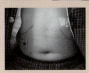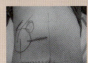

図2 植込型LVAD在宅プログラム術前の流れと実際（国立循環器病研究センター：NCVC）

Ⅱ 補助人工心臓の適応・装着手技・周術期管理を理解する！

```
                          循環動態安定後
                        ドライブライン管理
                       リハビリテーション開始
                                │
                                ▼
┌─────────────────── 外出・外泊トレーニングまでの教育内容 ───────────────────┐
│                                                                              │
│   機器講義                              機器筆記・実技試験                   │
│   人工心臓管理技術認定士：CE, Ns など   人工心臓管理技術認定士 (CE, Ns), Dr │
│                                                                              │
│   ●講義内容                            ●実技試験内容                        │
│   ・1回目：機器概要，バッテリー交換・充電方法  ・バッテリー交換              │
│   ・2回目：緊急時対応                   ・就寝準備                           │
│          アラームについて              ・停電時対応
│          →翌日からバッテリー駆動(9:00～19:00) ・緊急時対応                  │
│   ・3回目：日常点検，就寝時準備           (コントローラー交換，救急隊へ連絡) │
│          停電時の対応，車の乗り方                                            │
│          感染，脳血管障害の症状 など                                         │
│                                                                              │
│   機器取り扱い                                                               │
│   トレーニング      自己消毒・シャワー浴   スキンケア・固定方法習得          │
│      Ns             Ns, 人工心臓管理        (Ns, WOC)                        │
│                      技術認定士 (Ns)                          自己消毒・     │
│   ●トレーニング内容                                          シャワー浴テスト│
│   ・PM 駆動                                                   Ns,            │
│     ⇔バッテリー駆動     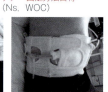  人工心臓管理  │
│   ・セルフテスト                                              技術認定士 (Ns)│
│   ・バッテリー交換                                                           │
│   ・PM, バッテリー                                                           │
│     チャージャー                                                             │
│     セットアップ                                                             │
│     バッテリー充電                                                           │
│   ・就寝時準備                                                               │
│   ・停電時対応                                                               │
│   ・緊急時対応                                                               │
└──────────────────────────────────────────────────────────────────────────────┘
                    ─────── 退院までに教育する内容 ───────

   服薬指導（薬剤師）            栄養指導（管理栄養士）       日常生活指導 (Ns)
   ●ワルファリン                ●ワルファリンと食事         ●人工心臓を装着した生活
   ●その他内服薬について        ●減塩                         の注意点
   ●自己検査用血液凝固分         ●体重コントロール           ●感染兆候
     析器（コアグチェック）                                   ●血栓・塞栓症状 など

                                   │
                                   ▼
┌───────────────────── 外出・外泊トレーニング ─────────────────────┐
│         Dr，人工心臓管理技術認定士（CE, Ns），CE, Ns, RTC            │
│                                                                        │
│   外出トレーニング（2回）           外泊トレーニング（2回）            │
│   ●公共交通機関の利用              ●病院から自宅までの時間            │
│   ●外出先でのバッテリー交換        ●居宅調査                          │
│   ●エスカレーター昇降               ・電源確認                         │
│   ●トイレ                             →3P コンセント，ブレーカー      │
│   ●歩行時の注意点（介護人の位置）   ・緊急時の搬送経路                 │
│                                        →救急車，担架                   │
│                                      ・機器セットアップ                │
│                                      ・日常生活場所                    │
│                                        →寝室，リビング，トイレ，浴室，段差など │
│                                      ・介護人の就寝場所                │
│                                      ・自宅でアラームが聞こえるか確認  │
│                                     ●シャワー浴の実際                  │
│                                     ●自己消毒の実際                    │
└────────────────────────────────────────────────────────────────────────┘
                                   │
                                   ▼
                                  退院
```

図3 植込型LVAD在宅プログラム術後の流れと実際

- 国立循環器病研究センターでは，図1 に示すチームで植込型左心補助人工心臓（植込型LVAD）装着患者を支援している。
- 術前の植込型LVAD在宅プログラムの流れと実際は，図2 に示す。患者の病状により術前期間が短い場合があるため，患者・家族の気持ちに余裕がない場合もある。レシピエント移植コーディネーター（RTC）は，病棟看護師と連携を取り，患者・家族の精神的支援を行いながら準備を進める。在宅準備を視野に入れ対応する必要があるため，当院では1回／週VADカンファレンスを開催し，情報共有を行っている。そのなかで患者・家族の細かな問題点については，RTCが情報提供を行っている。
- 術後の植込型LVAD在宅プログラムの流れと実際は，図3 に示す。循環動態安定後，リハビリテーションを開始する。この時期は創傷治癒過程であることから，ドライブライン貫通部を愛護的に扱うことが大切である。患者にベッドから降りるときの姿勢，日常生活の姿勢などを指導する。
- リハビリテーションが進んだ段階（術後2週間程度）で機器のトレーニング（講義・実技）を開始する。具体的な教育内容は 表1 に示す。当院では植込型LVAD装着後患者が複数同時期に手術になることが多く，講義は集合教育で行っている。そのため，機器の取り扱いは講義のなかだけで習得することが難しく，病棟看護師が患者・介護人の状況に応じて個別に機器の取り扱いトレーニングを行なっている。

表1 植込型LVAD教育内容

①補助人工心臓の概要
②植込型VADの構成物品
③植込型VADの動作原理
④操作方法 ・バッテリー駆動への接続 ・バッテリー残量の確認 ・バッテリーの交換 ・バッテリーの充電 ・日常管理：日常点検，セルフテスト 　　　　　　ドライブラインの管理（日常生活動作における注意点，固定方法　など） 　　　　　　シャワー（シャワーバッグの使用方法，注意点） 　　　　　　就寝準備と就寝時の注意点 ・アラームメッセージの意味と対処方法 ・AC電源（EVAHEART®），パワーモジュール（HeartMateⅡ®），据置型バッテリー（Jarvik2000®）の取り扱い ・バッテリーセルについて（HeartMateⅡ®）
⑤消毒方法 ・ドライブライン貫通部観察内容 ・消毒方法 ・スキンケアの必要性と方法
⑥日常生活 ・患者日誌　・患者緊急カード　・薬物療法　・コアグチェック使用方法 ・食事療法　・運動療法（制限すべき運動の説明含む）　・就寝時の対応　・停電時の対応
⑦緊急時の対応 ・緊急事態とは ・緊急時の対処方法および連絡方法 ・バックアップコントローラー，コントローラー交換　など

- 医師の許可が出た段階（術後4週間程度）でシャワー浴，自己消毒指導を開始する。ドライブライン貫通部ケアは，消毒，ドライブラインの固定だけでなく，スキンケアも重要である。スキンケアは，皮膚のバリア機能を正常に保つため，ドライブライン貫通部を安定した状態に保つことにつながる。ドライブライン固定やスキンケアは，患者によっては，手が届きにくい場所であったり，見えにくい場所であることがある。また，消毒やスキンケア，ドライブラインの固定を患者1人で行うことがうまくいかない場合がある。このため，介護人と一緒にケアを行うように指導する。
- 当院では，植込型LVAD装着後3カ月前後で退院している。患者のなかには，術後の経過やトレーニングの進行状況が患者が想像していたことと異なっていたり，思うように進まなかったりなど，焦燥感やいらだちを訴えることがある。また，介護人は，頻回に病院に来る機会を作れず十分なトレーニングができなかったことから試験に合格できなかったり，繰り返し学習するが覚えられなかったりなど，焦燥感，疲労感など，精神的負担を感じる場合がある。植込型LVAD在宅プログラムを進めるうえで，患者，介護人の反応に注意し，メンタルケアを行うことが重要である。

（堀　由美子）

Ⅱ 補助人工心臓の適応・装着手技・周術期管理を理解する！

10 遠隔期（退院後遠隔期）合併症と対策

①右心不全管理

Check it!
- 左室が大きくない症例では，VAD術後に中隔の偏位が起きやすい可能性がある。
- 薬剤的に右心不全をコントロールできない場合には，機械的補助を考慮せざるを得ない。

　まれに，手術後1カ月以上たった慢性期に，それまで安定して経過していた症例で，右心不全が顕性化する場合があることが報告されている。これらの症例の一部は，LVADによる左室内吸引の結果，中隔が左室側にシフトし，右室の形態が変化することで右心機能が障害された可能性が示唆されている。この右心機能障害は，拡張障害も収縮障害もともに生じる可能性がある。特に，左室が大きくない症例（拡張相の肥大型心筋症や急性心筋梗塞症例など）ではVAD術後に中隔の偏位が起きやすい可能性があり注意を要する。過度の補助流量の増加を避け，心エコーで左室内腔の大きさと心室中隔の位置をチェックしながら適正な補助流量を決定するべきである。この際に，心室中隔の偏位が原因か，右室収縮能の低下が原因かを鑑別する必要がある。

　一方，拡張型心筋症などの進行性疾患では，周術期に右心機能がなんとか維持されていても，VAD装着術後慢性期になって徐々に右心機能が低下する症例も経験される。下肢の浮腫や腹水，消化管浮腫に伴う食思不振などの右心系のうっ血症状で発症する場合もあるが，補助流量の低下，左室内容量の減少で気付かれることも多い。右心不全が軽症であれば，少量の利尿薬が有効な場合がある。しかし，右室の前負荷が減少することによって右心拍出量が減少する場合も考えられ，補助流量の変化や左室の大きさに注意して使用するべきである。また，肺血管抵抗の低下を目指してプロスタサイクリン誘導体，エンドセリン受容体拮抗薬，ホスホジエステラーゼ5阻害薬やグアニル酸シクラーゼ刺激薬などが用いられ，奏功することがある。

　薬剤的に右心不全をコントロールできない場合には，機械的補助を考慮せざるを得ない。通常は長期的な補助が必要となり，体外設置型RVADが選択される。植込型LVADを使用している症例では，退院できなくなるので適応を十分に考慮する必要がある。現在は保険償還されている植込型RVADはないが，植込型LVADを2個用いた両心補助の報告は多数見受けられる。

（西村　隆）

II 補助人工心臓の適応・装着手技・周術期管理を理解する！

10 遠隔期（退院後遠隔期）合併症と対策

②不整脈対策

Check it!

- 慢性期に入って突然に不整脈が生じる症例も多く報告されており，特に在宅治療中の植込型VAD装着症例では大きな問題となっている。
- 心室頻拍に対しては，ビソプロロールなどのβ遮断薬が有効なことも多く，投与してみる価値がある。
- 左室内の脱血管が心室壁に物理的に接触することで，機械的刺激により不整脈を生じている症例もある。

　遠隔期に持続性の心室頻拍や心室細動を合併する症例も少なくない。術前に心室頻拍が多発している症例でも，VADによる補助によって内因性および外因性のカテコラミンが減少し，不整脈が制御されることが多い。術前に明らかなフォーカスが特定できている心室頻拍では，VAD装着時にアブレーションを併施する場合もある。しかし，慢性期に入って突然に不整脈が生じる症例も多く報告されており，特に在宅治療中の植込型VAD装着症例では大きな問題となっている。

心室細動

　VAD装着後は，心室細動となっても左心機能は機械的に維持されるため，突然の右心不全としての症状は出現するが，全身循環はある程度維持されることが多い。短時間であれば血圧もある程度維持されるため，意識も清明な症例がほとんどである。しかし，右室の収縮が得られないため，肺循環は静脈還流圧に依存しており，長時間にわたる十分な肺静脈還流は得られ難く，左室は虚脱してしまうことも多い。このため早期に鎮静下に電気的除細動を行うことが望ましい。植込型除細動器（implantable cardioverter defibrillator：ICD）や両室ペーシング機能付植込型除細動器（cardiac resynchronization therapy-defibrillator：CRT-D）を挿入してある症例でも，覚醒下での作動となってしまうため苦痛が大きく，ショックデリバリーは起きないように設定している施設もある。

心室頻拍

　心室頻拍に対する抗頻拍ペーシングは，作動時に不快感を訴えることはあるが苦痛は少なく有用である。除細動後には再発を予防するためにアミオダロンなどの抗不整脈薬を投与する。術前にアミオダロンが投与されていても，VAD植え込み術後中止していることが多く，1～2カ月して効果が消失してきたころに再度不整脈を生じるということがある。

心室頻拍に対しては，ビソプロロールなどのβ遮断薬が有効なことも多く，投与してみる価値がある。

機械的刺激による不整脈

　一方，左室内の脱血管が心室壁に物理的に接触することで，機械的刺激により不整脈を生じている症例もある。このような場合には回転数やpreloadの調整が有効なことがある。特に，心室細動のために右心機能が消失して左室が虚脱している症例では，左室内の脱血管は左室壁に持続的に接触している場合があり，除細動を行ってもすぐに再発する原因となりうる。このような症例では，鎮静下に補助流量を落とすと同時に，急速輸液を行って左室の容量を維持しつつ除細動を行うことが望ましい。

　種々の治療でも改善しない難治性の心室頻拍や心室細動で，慢性に経過する場合もある。2年以上の長期にわたり心室細動下にVADで循環を維持し，心臓移植に到達した症例も報告されている。

（西村　隆）

Ⅱ 補助人工心臓の適応・装着手技・周術期管理を理解する！

10 遠隔期（退院後遠隔期）合併症と対策

③大動脈弁逆流

　一般的な大動脈弁逆流は拡張期にのみ弁逆流を認める。しかしながら補助人工心臓治療中の大動脈弁逆流は拡張期だけでなく収縮期にも弁逆流を認める，特異的な合併症の一つである 図1 。単純な弁逆流ではなく，大動脈基部や大動脈弁の変性などによって実質的に大動脈弁が機能不全をきたした状態であるため，大動脈弁不全症と呼ぶことが多い。

　頻度に関してはどのように本症を定義するかによってさまざまな報告があるものの，少なくとも約25％の症例は補助人工心臓治療開始後1年以内に中等度以上の大動脈弁不全症を発症する[1]。本症は長期的な血行動態の変化が影響しているために，進行性である点に問題がある。

　詳細なメカニズムは明らかになっていないが，大きくは大動脈基部と大動脈弁周囲の解剖学的な変性と補助人工心臓装着による血行動態の変化が原因にあると考えられている。解剖学的な変性に関しては，補助人工心臓による脈圧の低下や大動脈に縫合された送血管からの血流による大動脈基部の乱流形成などが血管壁に与える影響が考えられている。血行動態の変化に関しては，自己心の収縮力の低下と補助人工心臓による左室腔からの強力な脱血によって大動脈弁が開放できなくなり，大動脈基部から弁を通じて逆流を促してしまうことが原因と考えられている[2]。

　動物モデルでは，左室拡張末期圧や左房圧が上昇し，中心静脈圧も合わせて上昇していることが確認されている。実臨床においても，肺動脈楔入圧，中心静脈圧が上昇することが確認されている。肺動脈脈圧指数は低下しており，右心不全を示唆しているのかもしれない。回転数を上昇させることで少なくとも一時的には血行動態を改善させ，心拍出量を増加させることはできるものの，長期的にはむしろ大動脈弁不全症を増悪させると考えられている。

　危険因子としては，女性，大きい体表面積，連続流型の補助人工心臓の使用（脈圧を低下させるため），高い回転数の設定（左室内腔圧を低下させ，逆に大動脈基部の圧力を増加

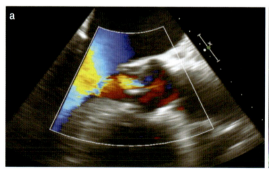 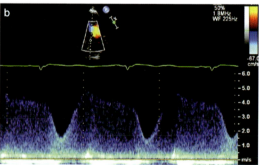

図1 大動脈弁不全症における大動脈弁逆流（a）とその定量評価（b）
高度な大動脈弁逆流が拡張期のみならず収縮期にも及んでいることがわかる。

させるため）などが知られている．術後の危険因子として大動脈弁の閉鎖がよく知られている．安静時には大動脈弁が閉鎖しているように見えても，運動時には開放している症例もあり，そのような患者には大動脈弁不全症は発症しにくいようである．

　大動脈弁不全症が死亡率に与える影響に関しては，賛否両論の報告がある．心不全を増悪させるために，心不全による再入院を増やしたり，運動耐容能を低下させたりするとの報告がある[2]．

　大動脈弁不全症の存在は心臓超音波検査を用いて評価されるが，重症度を正確に評価することは難しい．通常の大動脈弁逆流と異なり収縮期にも逆流を認めることが十分に考慮されず，過小評価されていることが多い．カテーテル検査と送血管に対する心臓超音波検査を合わせて行うことで重症度を定量化することができ，予後の層別化にも有用とする報告がある．

　軽症の大動脈弁不全症に対しては，自己心の拍出量を減らさないためにも漫然とした利尿薬の使用を控えたり，回転数を低めに設定して大動脈弁の開放に努めたりすることが推奨されているが，血行動態を保つこととの兼ね合いがあるために抜本的な治療にはなりにくい．その他，後負荷を減らすために降圧剤を調整したり，自己心の逆リモデリングを促進するためにβ遮断薬などを増量したりすることが有効かもしれない．重症の大動脈弁不全症に対しては，弁置換術，弁形成術のほか，アンプラッツァーによる弁閉鎖なども試みられる．待機時間の問題が解決できれば，心臓移植という手段もある．

文献

1) Jorde UP, Uriel N, Nahumi N, et al: Prevalence, significance, and management of aortic insufficiency in continuous flow left ventricular assist device recipients. Circ Heart Fail 7: 310-319, 2014.
2) Imamura T, Kinugawa K, Fujino T, et al: Aortic insufficiency in patients with sustained left ventricular systolic dysfunction after axial flow assist device implantation. Circ J 79: 104-111, 2015.

（今村輝彦）

Ⅱ 補助人工心臓の適応・装着手技・周術期管理を理解する！

10 遠隔期（退院後遠隔期）合併症と対策

④肺高血圧管理

　従来，肺血管抵抗が6 Wood単位以上の症例は心臓移植の適応がないため，わが国では植込型VADが装着されることはなかった．今後，植込型VADの適応に心臓移植の可否が無関係となっても，左心系への血流が障害される肺高血圧症例の適応には十分な注意が必要である．また，左心不全に伴う肺高血圧に対してVAD装着を行い改善する症例も多いが，一定以上の肺高血圧が残存して慢性管理に難渋する可能性もある．

　VAD管理の慢性期に肺高血圧が増悪してくると，VADの脱血に障害をきたして補助流量が低下してくることが多い．右心系は拡大して右心不全様の臨床症状をきたすこともある．この際に，VAD補助流量を増加させる必要があると判断して駆動回転数を上げると，心室中隔の左室側への偏移をきたし，さらなる右心機能障害を引き起こして急激な右心不全状態に陥ることがある．必ず，心臓超音波検査を行って適切な左室内腔の大きさと心室中隔の位置を確認しながら管理する必要がある．

　臨床上，肺高血圧の増悪が疑われる場合には，心臓超音波検査での三尖弁逆流から推測される右室収縮期圧でその程度と推移を観察していく必要がある．ある程度の悪化が持続する場合には，再入院して右心カテーテル検査を行い，肺動脈圧と肺動脈楔入圧の測定を行う必要がある．この際に，一酸化窒素吸入試験や高濃度酸素吸入試験を併施しておくと治療方針の決定に役立つことがある．

　近年，肺高血圧治療薬の進歩は目覚ましく，様々な新たな作用機序の薬剤を用いることが可能になってきた．従来，薬剤反応性が悪く内科的治療を断念してきた症例でも，VAD治療との組み合わせによって肺高血圧がコントロール可能な症例も増えつつある．従来，LVAD治療にとって，馴染みにくい疾患である肺高血圧も今後新たな治療戦略が生まれることが期待されている．

〈西村　隆〉

Ⅱ 補助人工心臓の適応・装着手技・周術期管理を理解する！

10 遠隔期（退院後遠隔期）合併症と対策

⑤腎不全管理

BTT（bridge to transplantation）として植込型VADを装着した症例では，術前の腎機能は一定の範囲内に保障されており，慢性期においても腎不全をきたす可能性は高くない。しかし，長期間にわたる管理のなかで腎機能が悪化してしまう症例も散見されており注意を要する。また，わが国においてもDT（destination therapy）が開始された後には，植込型VADの適応として腎機能が良好である必要がなくなる可能性が高い。今後のVAD治療においては，いかに腎機能を維持しつつ管理するか，いかに低下した腎機能のなかで安全にVAD治療を継続していくかも注目すべき技術である。

薬剤投与のメリットとリスク

まず，腎機能に影響を与える薬剤の管理には注意する必要がある。特に，管理中の右心機能の維持や原疾患の進行を遅らせる目的でACEI（アンジオテンシン変換酵素阻害薬）やARB（アンジオテンシンⅡ受容体拮抗薬）を投与する症例が多いが，これらの薬剤は投与前の腎機能や血圧などの血行動態によっては腎機能の悪化をきたすことが多い。投与によるメリットとリスクを十分に勘案しながら，投与量を決定する必要がある。慢性期のVAD管理中は通常の心不全症例より低血圧傾向で管理することが多いが，過度の降圧は腎機能にとっては不利になることに留意しておく必要がある。一方，経過中にドライブライン皮膚貫通部などの感染に対して長期間抗生物質を投与しなければならなくなる症例も散見される。腎毒性を持つ抗生物質もあるため，その投与量や期間，薬剤の選択にも注意を要し，定期的な腎機能のモニタリングが必要である。

また，利尿薬や水分摂取量制限による体液量管理によって腎機能が悪化してしまう症例もある。右心機能が低下している症例では浮腫や肝機能の管理のために一定量の利尿薬が必要なことが多い。しかし，安易に利尿薬を投与して血管内容量を減少させると，左室内腔の縮小によってVAD駆動に問題をきたしたり腎機能が悪化したりすることがある。このような症例においては，連日の体重測定や頻回の心臓超音波検査などを使って，比較的厳密な体液管理が必要である。

VAD患者の慢性血液透析の可能性

現在はきわめてまれではあるが，VAD管理中に慢性血液透析を行う症例も今後出てくる可能性がある。透析前後で大きく体液量が変動するため，VADの脱血状態や右心機能などに注意を要すると考えられる。Dry weightの設定には胸部X線だけではなく心臓超音

波検査なども併用して，VAD駆動に影響を与えないように注意する必要がある．海外で行われているVAD患者に対する慢性血液透析では，リスクは上がるが，一定の範囲で安全に施行できると考えられている．

（西村　隆）

Ⅱ 補助人工心臓の適応・装着手技・周術期管理を理解する！

10 遠隔期（退院後遠隔期）合併症と対策

⑥肝機能障害管理

　低還流によるショック肝や肝うっ血による急性肝機能障害は，VAD治療によって改善し，慢性期には消失する症例が多い．しかし，術前にこれらが長期間遷延していた症例では，慢性期にも肝機能障害が残存する症例がある．術前の総ビリルビン値が高値の症例はVAD治療のリスクファクターとして知られており，肝障害に伴う血中アルブミン濃度低下症例と並んで，注意を要すると考えられている．

薬剤性肝機能障害と肝うっ血増悪

　また，VAD治療慢性期に肝機能障害をきたす病態として，薬剤性肝機能障害と肝うっ血の増悪に注意を要する．特に，新たに抗不整脈薬の追加が必要になった場合に肝胆道系酵素の上昇をきたす場合があり，投与開始後に肝胆道系酵素および肝機能のチェックを怠らないようにする必要がある．また，感染症に対して抗生剤を投与開始する場合にも同様の注意が必要である．一方，肝うっ血に関しても，右心不全や肺高血圧の増悪に伴って静脈還流圧が徐々に増加して，VAD治療慢性期に肝障害を来す症例がある．これらの症例では定期的に心臓超音波検査を行い，下大静脈径の計測などで静脈還流圧の経過を慎重に見ていく必要がある．肺高血圧治療薬や利尿薬，経口強心薬などによって改善する症例もあるが，三尖弁逆流が強い症例では外科的介入が必要となる場合もある．

　近年，抗ウイルス薬の進歩によってウイルス性肝炎の症例に対しても，VAD治療が拡がりつつある．完全に寛解して長期予後が期待される症例も多く，今後適応がさらに拡大していくと見込まれている．しかし，合併症の発生率が高いVAD治療においては，肝機能障害がすでに進んでいる肝炎症例に対しては十分な配慮を伴う管理が要求されると思われる．

ワルファリンコントロール

　慢性期のVAD管理にとって肝機能障害が大きな問題となる点は，ワルファリンのコントロールが不良となることである．現在のすべてのVAD管理は，程度に差はあるが厳密な抗凝固管理が必要である．肝機能障害が存在すると，ワルファリンのコントロールが不安定となり，血栓塞栓症やポンプ内血栓症，出血性合併症が引き起こされる原因となり得る．このような症例では，コアグチェックを用いた，厳密なPT-INRの管理が必要である．抗凝固状態が不安定な時期にはコアグチェックによるPT-INR測定を頻回に行い，遠隔モニタリングやワルファリン投与量のスケール化によって良好な管理が行えているとの報告もある．

〈西村　隆〉

Ⅱ 補助人工心臓の適応・装着手技・周術期管理を理解する！

10 遠隔期（退院後遠隔期）合併症と対策

⑦糖尿病

　糖尿病合併症例に対する慢性期VAD管理で，最も注意する必要がある点は易感染性である。厳重な創部管理が行えている症例でも，長期管理のなかでは一定の確率でドライブライン皮膚貫通部の感染をきたすことが知られている。易感染性のある糖尿病合併症例ではこの確率がさらに高まる可能性があり，一層，注意が必要である。いったん感染を引き起こし，不良肉芽が形成されてしまうと，創傷治癒遅延を有する糖尿病合併症例では治療に難渋することがある。その観点からも，創部状態の慎重な管理によって感染初期に適切な治療を行って，重症化を防ぐことが重要である。

　また，糖尿病の管理が不十分な場合には，さまざまな末梢動脈性の疾患が合併することが懸念される。特に，虚血性心筋症や広範囲心筋梗塞に対してVAD治療を行う場合には，さらなる冠動脈病変の進行はVAD管理を困難にする誘因となり得る。適切な食事療法と適度の運動療法に加えて，厳密な薬物療法を行って，長期間にわたる安定した血糖コントロールを行うことが必要である。

〈西村　隆〉

Ⅱ 補助人工心臓の適応・装着手技・周術期管理を理解する！

10 遠隔期（退院後遠隔期）合併症と対策

⑧感染対策

　植込型VAD治療の合併症再入院はドライブライン感染（DLI）が最多で、長期の再入院となるのもDLIが多い[1]。DLIから菌血症に至る例やポンプポケット感染（広義の縦隔炎）に至ってデバイス交換を要することもあり、また、血流感染を合併すると脳血管障害を合併するリスクが上昇する[2]。DLIに致命的な合併症が続発することもあり、DLI対策は植込型VAD治療を長期に安定して行うためにきわめて大切である。

DLIの予防

　DL皮膚貫通部（Exit Site: ES）から感染することが多く、ESの安定を保つことが重要である。ESの特定の部位に余計な負荷がかからないようにDLをテープやフォーリーアンカー®などで固定する。手術時に着衣やベルトと干渉しにくい位置にESを作成することとDLのファブリックが腹壁筋層内に収まるように配置することも重要である。

　通常は毎日ESの消毒とガーゼ交換を行う。消毒にはポビドンヨードやクロルヘキシジンが使われるが、長期に渡って消毒が繰り返されることでES周囲の健常皮膚が障害されることもあるので、必要に応じて消毒薬を変更する。

　シャワー浴の際にESを水で洗うか防水処置をするかは議論があるところである。東京大学医学部附属病院では、防水処置をした方がDLIは減少し、特に緑膿菌を含むグラム陰性桿菌の検出が激減したため、現在シャワー時は防水処置をして水に濡らさない管理をしている。

DLIの内科的治療

　ESに発赤、腫脹、排膿が見られて細菌が検出されたら抗生物質投与を考慮する。定期的にESの細菌検査を行い、検出された細菌に最適な抗生物質を選択する。内服抗生物質で有効なものがあり、感染所見が高度でなければ内服薬で対応するが、感染所見が高度な場合や内服抗生物質で有効なものがないときには入院として静注抗生物質投与を考慮する。菌種が明らかでなく高度の感染所見が急に生じた場合には、入院として起炎菌が明らかになるまで広域抗生物質を投与して菌種が判明したら早急にde-escalationする（p.91 Ⅱ-2-⑥「感染対策」参照）。

　抗生物質投与をいつ終了するかは議論のあるところである。長期投与は耐性化・菌交替のリスクがある。代表的な起炎菌であるブドウ球菌は、耐性化しても内服抗生物質で有効なものがある場合が多く、感染所見が軽快しても抗生物質投与を終了するとすぐに再燃しやすいため、長期投与となることが多い。一方、緑膿菌は長期投与により耐性化しやすく有効な抗生物質がなくなってくることがあるため、排膿があっても局所の感染に留まりド

レナージが良好であれば抗生物質投与終了とすることが多い．

DLIの外科的治療

　DLIにより腹壁膿瘍を形成し，ドレナージが不十分であれば，外科的ドレナージやデブリードマンが必要である．ドレナージが良好に保たれていれば，感染があっても維持できる場合は少なくない．植込型VAD患者は出血傾向があり，外科的治療を行う場合には抗血栓療法は減弱させた方がよい．デブリードマンが腹壁筋層内にまで及ぶ場合には全身麻酔が必要になる．デブリードマンを行った部位は一期的に閉鎖せず開放のままとして，出血が十分に制御されたところで局所陰圧閉鎖療法（NPWT）を行うのが有効であり，周期的自動洗浄液注入機能を伴うNPWT（NPWTi-d）*は感染を伴う難治性創傷に特に有効で使用を考慮する．血液ポンプにまで感染が至った場合にはデバイス交換および大網充填を考慮せざるを得ない．

体外設置型VADの送脱血管挿入部（ES）感染症

　体外設置型VADのES感染症対策は植込み型VADのDLI対策と同様である．

＊用語解説：周期的自動洗浄液注入機能を伴う局所陰圧閉鎖療法（NPWTi-d）
　従来のNPWTは感染が十分に軽快してから行うこととされていたが，創部に周期的に生理食塩水を注入して一定時間浸す機能を付加したNPWTが感染を伴う難治性創傷に対して有効であるとして，2017年にV.A.C.ULTA®（KCI社）が製造販売承認され保険適応となった．

文献

1) Kimura M, Nawata K, Kinoshita O, et al: Readmissions after continuous flow left ventricular assist device implantation. *J Artif Organs* 20: 311-317, 2017.
2) Trachtenberg BH, Cordero-Reyes AM, Aldeiri M, et al: Persistent blood stream infection in patients supported with a continuous-flow left ventricular assist device is associated with an increased risk of cerebrovascular accidents. J Card Fail 21: 119-125, 2015.

〈木下　修〉

Ⅱ 補助人工心臓の適応・装着手技・周術期管理を理解する！

10 遠隔期（退院後遠隔期）合併症と対策

⑨ポンプ血栓

　欧米では頻度の高い合併症であるが，日本では比較的頻度が少ない[1]。ポンプ血栓はそのままポンプ不全につながる。補助人工心臓治療中の患者は言うまでもなくその血行動態維持の大部分をポンプに依存しているため，ポンプ不全は患者の血行動態の破綻に直結する。従って，日本では頻度こそ少ないものの，看過すべきでない重篤な合併症として常に念頭に置いておく必要がある。

　一般的な危険因子として，補助人工心臓の回転数が低いこと，心房細動の存在，心房・心室内の血栓の存在や患者のコンプライアンスが不良であったことなどが挙げられる。HeartMate Ⅱ®における危険因子は，女性，body mass indexが高いこと，若年，血清クレアチニン高値，術後1カ月のLDH高値，右心不全の存在などが挙げられる。デバイスの植え込みに関連する危険因子として，ポンプポケットが浅いことや，脱血管とポンプのなす角度が小さいことが挙げられる。HVAD®に関しては，平均体血圧が90mmHg以上，アスピリン投与量が81mg/日以下，PT-INRが2より小さいことなどが挙げられる。

　これらの危険因子を考慮して，回転数や植え込み時の手技，抗凝固療法の管理に関するプロトコルを遵守させた試みがPREVENT試験である[2]。プロトコルを遵守できた患者群は植え込み6カ月後のポンプ血栓が有意に少なかった。

　最適な管理には最適な診断法の確立も不可欠である。しかしながら，ポンプ血栓は特に初期段階には無症状であることが多く，しばしば診断に苦慮する。HeartMate Ⅱ®においては，LDHが最も有用な管理指標であり，正常上限の2.5倍を超えた場合にポンプ血栓を疑う。この場合，抗凝固・抗血小板療法を強化するとともに必要に応じてエコーランプテストを行う。正常例では回転数を上昇させるにつれて左室拡張末期径は小さくなるはずだが，ポンプ血栓を認める場合は小さくならないことで診断される[3]。

　ランプテストの結果が陽性であればポンプ交換を検討する。陰性であれば薬物治療を強化して，LDHの改善を観察する。それでも改善されない場合は，最近の傾向では手術非適応例でない限り積極的なポンプ交換が推奨されている。

　HVAD®においてはLDHが上昇しにくくランプエコーテストも有用でないとされており，ログファイルを参考にしたり，必要に応じてCTや血管造影検査を併用したりして総合的に診断を行う。

文献

1) Nakatani T, Sase K, Oshiyama H, et al: Japanese registry for Mechanically Assisted Circulatory Support: First report. J Heart Lung Transplant 36: 1087-1096, 2017.
2) Maltais S, Kilic A, Nathan S, et al: PREVENtion of HeartMate II Pump Thrombosis Through Clinical Management: The PREVENT multi-center study. J Heart Lung Transplant 36: 1-12, 2017.
3) Uriel N, Morrison KA, Garan AR, et al: Development of a novel echocardiography ramp test for speed optimization and diagnosis of device thrombosis in continuous-flow left ventricular assist devices: the Columbia ramp study. J Am Coll Cardiol 60: 1764-1775, 2012.

〔今村輝彦〕

Ⅱ 補助人工心臓の適応・装着手技・周術期管理を理解する！

10 遠隔期（退院後遠隔期）合併症と対策

⑩消化管出血

　補助人工心臓治療中の消化管出血は術後の再入院の大きな原因の一つとしても知られており，看過できない重要な合併症の一つである。循環器領域でも心房細動の患者に対して抗凝固薬を使用したり，冠動脈ステント留置術後に抗血小板薬を使用したりすることによる消化管出血をしばしば経験する。しかしながら補助人工心臓治療中の消化管出血は，動静脈奇形の形成やvon Willebrand病の進展などが複雑に絡み合った結果として発生している点が異なり[1]，抗凝固薬や抗血小板薬の中止だけではしばしば対応できない。

　第一に，抗凝固療法が効きすぎないための，きめ細かなPT-INRの調整が重要である。消化管出血が疑われる場合に抗凝固薬・抗血小板薬の減量または中止を検討するほか，絶食のうえでプロトンポンプ阻害薬の投与を行う。

　補助人工心臓の回転数が高いことによる脈圧の低下が動静脈奇形の発生に寄与しているとの考えから，一般的には回転数を下げることが推奨されている。しかしながら，脈圧が保たれていても消化管出血の頻度は下がらないとの報告もあり，少なくとも血行動態を犠牲にしてまでも回転数を下げる必要はないと考えられている。

　上記の対応でも改善されない場合，内視鏡を用いた侵襲的治療を行うが，出血源を同定できないことも多い。難治例にはビタミンKや新鮮凍結血漿の投与を検討するが，塞栓症の危険性に注意する必要がある。

　消化管出血が安定すれば，抗凝固薬・抗血小板薬を再開するが，必要に応じて減量する。繰り返す治療抵抗性の消化管出血に対しては，オクテレオチド，サリドマイド，ダナゾールなどの投与が検討されるが，副作用や費用に留意する必要がある。

　幸いなことに，欧米の報告と比較すると，日本の消化管出血の発生頻度は著しく低い。近年，魚油の成分であるオメガ3が消化管出血の抑制効果に関して期待されている[2]。動静脈奇形の発生に関与するアンジオポエチン2などの発現量の人種差や食生活の違いが消化管出血発生頻度の差に影響を与えているかもしれない。

文献

1) Eckman PM, John R: Bleeding and thrombosis in patients with continuous-flow ventricular assist devices. Circulation 125: 3038-3047, 2012.
2) Wang W, Zhu J, Lyu F, et al: omega-3 polyunsaturated fatty acids-derived lipid metabolites on angiogenesis, inflammation and cancer. Prostaglandins Other Lipid Mediat 113-115: 13-20, 2014.

（今村輝彦）

Ⅱ 補助人工心臓の適応・装着手技・周術期管理を理解する！

10 遠隔期（退院後遠隔期）合併症と対策

⑪脳血管障害（脳梗塞・頭蓋内出血）

　脳血管障害への対応は他項（p.95 Ⅱ-2-⑧「脳血管障害（脳梗塞・頭蓋内出血）」）も参照。

　植込型VADの遠隔期には病院外で発症することが問題となる。脳血管障害合併時には突然の強い頭痛や嘔気，意識障害，麻痺やしびれなどが症状としてみられるが，患者自身は救急車要請や病院への相談連絡が自分でできない状態となっていることが多く，そのために介護者やVAD治療中であることを知っている人が患者の近くにいることが望ましい。

　VAD患者がこのような状態に陥った場合，まず119へ電話して救急車を要請し，救急車が到着するまでの間に管理病院へ連絡して相談するように介護者に指導しておく。脳血管障害は発症からの時間とともに救命率が下がるため，管理病院から遠方の場合には近隣の高度医療機関に応急対応を依頼する方が望ましいことがある。対応してもらう近隣病院では，必要に応じて気道確保と呼吸循環の維持を図り，頭部CTで診断することを依頼する。CTで明らかになった病態を管理病院と共有し，管理病院で治療体制を整えている間に救急転院搬送し，管理病院到着後に速やかに治療が開始できるようにする。頭蓋内出血であれば，近隣病院でビタミンKとプロトロンビン複合体を転院搬送前に投与することで救命率の向上が期待される。近隣病院が植込型VAD実施病院・管理病院であれば，近隣病院で治療まで行うことも考慮する。

〔木下　修〕

Ⅱ 補助人工心臓の適応・装着手技・周術期管理を理解する！

11 植込型LVAD症例の在宅治療のQOL向上に向けて

①通勤・就職

Check it!
- 補助人工心臓を装着しながらの社会復帰は可能である。
- 勤務中も1人でいることを避ける。
- トラブルシューティングなどのトレーニングを受講したサポーターや産業医・保健師などに，機器のトラブルシューティングや緊急時対応について学んでもらう。

- 植込型補助人工心臓を装着していても社会復帰は可能である．可能な限り，社会へかかわりをもつことが大切である．重症心不全のため入院を契機に辞職される方もいるが，なるべく退職せずに休職制度などを利用しながら治療を受けるように促す．これは，心臓移植後の社会復帰にもつながることになる．社会復帰することで新たな目標ができることもあり，やりがいを感じることもできる．
- 患者の全身状態が落ち着いていること，患者に社会復帰への意欲があること，会社の理解があること，会社の方が機器トレーニングを受けていることが必要である．
- 休職中の場合，まずは会社側と社会復帰に向けて相談してもらう．現在の仕事を継続できるのか，または社内で事務的な部署へ異動が可能なのか，短時間勤務などの勤務期間や出勤の時間の調整ができるのかなどである．会社によってさまざまな条件が異なるため，無理のないよう会社と調整してもらうようにする．
- 多くの重症心不全患者は術前の心不全期間が長期にわたることから職を失うことがしばしばある．無職の場合，職業安定所の障害者枠で検索する人も多い．主な職種としては事務的な仕事であり，避けたい職種としては身体を激しく動かす仕事，電源確保ができない場所での仕事，水を取り扱う仕事，電磁波を強く受ける仕事，夜勤する仕事などがあげられる．
- 事務的な仕事を得るために，公的な支援として，パソコン教室などが開設されていることもあるため，各自治体に相談するように促す．また，自宅で通信教育などを活用して資格を得ることもある．
- 会社との調整が済んだら，復帰時期をみて機器トレーニングを受講してもらう．受講してもらう対象者は会社によってさまざまである．産業医，直属の上司，同僚など，その会社によって異なっているが，複数の方に参加してもらい，具体的な機器のトラブルシューティングや緊急時の対応について学んでもらうことになる．また，患者の同席のもと，患者の病態についても説明を加え理解を求める．
- 会社環境の準備として，コントローラーを体幹周囲に置くため場所の確保が必要である．また，機種によっては，バッテリー充電器を設置することがある（**図1** 参照）．
- 通勤は介護者が自家用車などにより送り迎えをすることが多い．電車などを利用する場

合には，ラッシュを避ける，始発電車に乗り座って移動するなどの工夫が必要なことがある。

（遠藤美代子）

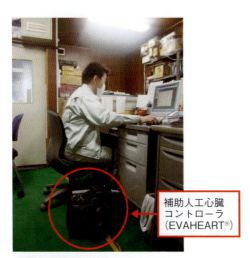

図1 職場復帰の様子
植込型補助人工心臓を装着しながら，事務処理をしている様子。

❶ 全身状態の回復

〈復職を考える前提〉
植込型補助人工心臓を装着した生活に慣れ，日常生活が安定している

チェックポイント
・心不全症状が落ち着いていますか？
・精神的にも落ち着いていますか？
・生活が安定していますか？
・皮膚貫通部に問題がないですか？
・家族の協力が得られますか？
・復職に意欲がありますか？

❷ 会社へのアプローチ

・会社へ本人または家族が連絡し，復職する意思を表明する
・上司や産業医などとの面談→どのように患者をサポートしていくか協議する

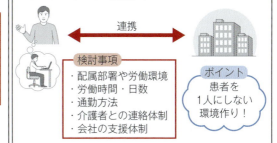

検討事項
・配属部署や労働環境
・労働時間・日数
・通勤方法
・介護者との連絡体制
・会社の支援体制

ポイント
患者を1人にしない環境作り！

❸ 病状説明と機器トレーニング

・患者同席のもと，会社関係者に説明を行う

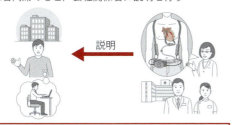

・医師から，身体的に復職が可能であることを説明
・緊急時の対応を説明
・機器指導（トラブルシューティング）を行う
【会社：同僚，上司，産業医・保健師】

❹ 復職

・患者の病状を確認しながら，就労を継続する

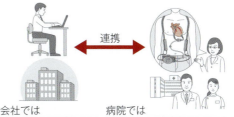

会社では
・産業医との面談や上司との面談を継続し，適宜，対応する

病院では
・月1回以上の外来受診を継続し，就労状況を確認する
・身体・精神的な状態を確認していく

図2 社会復帰までの流れ

Ⅱ 補助人工心臓の適応・装着手技・周術期管理を理解する！

11 植込型LVAD症例の在宅治療のQOL向上に向けて
②通学・就学

Check it!
- ▶ 就学はVAD装着後のQOL向上や成長発達課題の達成などが期待できる。
- ▶ 各施設で就学支援に関する開始基準・評価基準を設け，患者・家族と共有する。
- ▶ 患者のQOLと学校生活上の安全のバランスに配慮しながら支援する。
- ▶ 学校側の意見を聞きながら柔軟に対応する。

　植込型VADは退院が可能であり，さらにある一定の基準 **表1** を満たせば就学が可能である。就学・復学することでVAD装着後のQOLの向上や成長発達課題の達成などが期待できるため，就学支援の体制を整備しVADチームで就学を後押しする必要がある。

> **Point　日本の移植待機患者の1割が20歳以下**
> 日本において心臓移植待機患者の20歳以下の割合は約1割である。この年代は生理的成熟と心理的諸機能が完成する時期であり，学校生活や交友関係がその後の人格形成に影響する。VAD装着中であっても，可能な限り適切な環境や学校教育，規則正しい生活に身を置くことは非常に重要である。

学校との調整内容

- **図1** の「学業復帰支援の流れ」に沿って説明する。

学校との調整

①就学の手続き
- 就学が可能だとVADチームが判断したら，患者に支援の流れや評価基準を説明する。
- はじめは患者と学校間での調整と事務手続きなどから始まる。手続きの段階では患者・家族が主体で動き，自ら学校側に状況を説明しなくてはならない。VADチームは進捗

表1　学業復帰支援の開始基準

①退院後の全身状態が安定し，就学するための十分な体力がある
②ドライブライン貫通部のトラブル・感染症の状態が就学に耐え得る
③抗凝固療法が安定している
④日常生活での機器管理について本人または介護者が自立している
⑤患者・家族が就学に前向きである

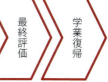

図1 学業復帰支援の流れ

を確認しながら，必要時サポートを行う。

②情報提供と説明
- 医療者は依頼があれば学校側が必要としている情報の提供や患者の状態・VAD医療に関する説明を行う。
- 学校側が正しい情報によって十分な理解を得られるよう支援する。必要があれば学校側とVADチームで日程を調整し面談などを実施する。

> **Point 窓口の一本化**
> 患者の就学・復学を進める際，学校側の担当者（担任や養護教諭など）とVADチーム内の担当者をそれぞれ決め，様々な調整の窓口を一本化しておくと支援がスムーズに実施できる。

🔺 就学に伴う安全確認

①学校内の安全確認
- 可能であればVADチームで学校を訪問する機会を作り，安全確認を実施することが望ましい。訪問できないときには，チェックリストを作成し，患者・家族の撮った写真・動画などで確認を行う。
- 基本的チェック事項：授業を受ける教室や座席位置，トイレの場所・便器の配置，保健室の有無・AEDの場所など，安全に学校生活を送ることができる環境にあるかを確認する。
- 個別的チェック事項：患者の現在の体力などを考慮し，教室までの階段昇降が可能か，エレベータがあるかなどを評価する。
- VAD機器を置く位置など，具体的に学校担当者と調整する。

> **Point 学業復帰支援を中断せざるを得ない状況**
> 医療者から見て安全に学校生活が送れない，血行動態を悪化させる恐れがあると判断された場合は就学を延期・中止することも検討しなくてはならない。患者・家族が無理をして，逆に体調を悪くすることもあるため，学業復帰支援は慎重に進めなくてはならない。

②通学方法・経路の確認
- 自宅から学校までの通学手段・経路の確認は就学時の安全を評価する上で重要な項目で

ある．必要時，患者とVADチームスタッフで一緒に通学して安全確認を実施する．
- 通学に必要な時間，公共交通機関（電車・バス・タクシー）の使用方法，乗り換えの回数・場所，通学時間帯の混雑具合などを評価する．

> **Point** 通学時・授業中の介護者の問題
> 家族にも生活や仕事があるため，毎日通学に付き添う介護者の問題は各施設が頭を悩ますところだろう．VADトレーニングを受けた教師や友人をサポーターとして認めるなど，施設ごとに基準を設ける必要がある．患者・家族の個別性に合わせ柔軟に対応することが求められる．

③緊急対応に関する取り決め
- 学校内での介護者・サポーターについて調整が必要である．可能であれば，教師や養護教諭に緊急対応トレーニングを実施する．
- 急変時の緊急連絡方法と対処の流れについて説明し，救急隊の搬送経路などを確認する．

最終評価

患者の身体状態，家族の理解・サポート力，学校側の理解・サポート体制，環境，通学方法など多角的視点で最終的な評価する．また，学校側の意見を聞きながら柔軟に対応する必要がある．

学業復帰

はじめのうちは，無理をしないよう通学回数や学校への滞在時間を調整することも検討する．外来で体調管理が維持できていることを確認しながら，徐々に通常の学校生活に戻していく．

> **Point** 精神的なサポート
> 就学支援が必要な患者はセンシティブでデリケートな年代である．健常者とのギャップに気づくことで現実と直面し，中には学業復帰後に心理的葛藤を抱える者や気分が落ち込む者がいることを理解しておく必要がある．

さいごに

患者・家族とVADチームで学業復帰支援の開始基準，評価基準，流れについて共有しておくことが重要である．就学・復学以前に体調管理や機器の安全管理などが重要であり，患者の体調や体力の評価によっては通学が困難な事例もある．QOLと安全を秤にかけながら，患者の個別性に合わせた学業復帰支援を計画することが重要である．

（山中源治）

装着期間が長期に及ぶわが国のVAD装着患者において，良好なQOL，予後を得るためにはドライブライン貫通部の感染対策は重要な課題である[1]。肥満，栄養障害，若年などがドライブライン貫通部の感染発症を多く認めると報告されている[2,3]。急性期の貫通部の安定が得られていない時期はもちろんであるが，維持期に社会復帰後，運動機会が増加した時期にも注意が必要である。原因は明らかではないが，国内外からドライブライン断線の報告も上がっているため[4,5]，体幹回旋・屈伸運動の繰り返しを要する運動は控えることが望ましい。

文献

1) Kirklin JK, Naftel DC, Pagani FD, et al: Seventh INTERMACS annual report: 15,000 patients and counting. J Heart Lung Transplant 34: 1495-1504, 2015.
2) Imamura T, Kinugawa K, Nitta D, et al: Readmission due to driveline infection can be predicted by new score by using serum albumin and body mass index during long-term left ventricular assist device support. J Artif Organ 18: 120-127, 2015.
3) Trachtenberg BH, Cordero-Reyes A, Elias B, et al: A review of infections in patients with left ventricular assist devices: prevention, diagnosis and management. Methodist Debakey Cardiovasc J 11: 28-32, 2015.
4) Dimitri K, Michael ZT, Randall CS, et al: Percutaneous Lead Dysfunction in the HeartMate II Left Ventricular Assist Device. Ann Thorac Surg 97: 1373-1378, 2014.
5) Nader M, Carmelo AM, Ranjit J, et al: Pump Replacement for Left Ventricular Assist Device Failure Can Be Done Safely and Is Associated With Low Mortality. Ann Thorac Surg 95: 500-505, 2013.

（天尾理恵）

II 補助人工心臓の適応・装着手技・周術期管理を理解する！

11 植込型LVAD症例の在宅治療のQOL向上に向けて

⑤運転（自動車，自転車，オートバイ）

Check it!
▶ 植込型LVAD在宅治療はあくまでも「在宅治療」であって「自由に生活する」ものではない。

- 植込型LVAD装着患者の自動車，自転車，オートバイの運転は禁忌である。
- 理由は，運転中突然機器のトラブルの発生，脳血管障害の発生，不整脈など，意識消失すると，重大事故に発展する場合がある。
- オートバイ，自転車は，上記に加えて転倒による血液ポンプが植え込まれた腹部を強打するなどによる血液ポンプ損傷，腹腔内出血，機器の破損など，生命に関わる大事故につながる。
- 植込型LVADは在宅治療が可能となることで社会生活を送れることからQOLが期待される。しかし，この治療は，あくまでも『**在宅治療**』であって『**自由に生活する**』ものでは**ない**。
- 「これくらいは大丈夫だろう」ということが重大事故につながり，自分だけでなく，他者を巻き込むことになることを十分理解するよう患者，家族に厳重に指導することが重要であり，また医療従事者はそのことを指導する義務がある。

（堀　由美子）

Ⅱ 補助人工心臓の適応・装着手技・周術期管理を理解する！

11 植込型LVAD症例の在宅治療のQOL向上に向けて

⑥食事，禁酒，禁煙に関する事項

> **Check it!**
>
> **食事のポイント**
> ①減塩食
> ②安定した抗凝固療法を考慮した食事内容
> ③体重コントロール（肥満予防）を考慮した食事内容
>
> **飲酒・喫煙**
> ①禁酒・禁煙は必須である。

食事について

①減塩食

- 植込型LVADは左室を補助しており，右心系は，自己心機能に依存する。自己心機能を維持するうえでも塩分制限を継続する必要がある。国立循環器病研究センターでは，塩分は6g/日を目安としている。
- 植込型LVAD装着患者は，これまでの心不全治療で減塩食を行っているが，退院までの間に，再度患者，家族に管理栄養士から栄養指導を行う。

②安定した抗凝固療法を考慮した食事

- 植込型LVAD装着患者は，血液ポンプ内血栓を防ぐために，抗凝固療法（ワルファリン，アスピリン）を行う。
- ワルファリンは，ビタミンKを多く含む食事を摂取することでPT-INRが低下することから，納豆，クロレラ，青汁は禁忌とし，その他緑黄色野菜の摂取量に注意が必要である。
- 自宅の血液凝固測定装置（コアグチェック®）によるPT-INR値，外来通院時のPT-INR値に注意し，変動がある場合は外来診察時に食事内容を問診，確認する。

③体重コントロール（肥満予防）を考慮した食事

- 植込型LVAD装着後，血液ポンプが胃部を圧迫することから体格が小さい患者は1度に多く食事を摂取することができず，食事摂取量が少ない時期がある。少しずつ改善し，徐々に食事摂取量が増え，全身状態の改善とともに食欲が増加する。
- 退院後，患者は，入院生活の制限に解放されることで摂取カロリーが過剰となり体重増加することが多い。急激な体重増加は，抗凝固療法が不安定になったり，体重増加による体型の変化からドライブライン貫通部が悪化する原因になる。そのため，食事バランスや食事摂取量に注意するよう指導する。

禁酒，禁煙について

- 植込型LVAD装着患者の飲酒は，泥酔による機器の取り扱いのトラブルや，内服薬の飲み忘れ，抗凝固療法が不安定になるなどの問題があり，喫煙については，心血管イベントのリスクを助長させる。そのため，禁酒・禁煙は必須である。
- 植込型LVADは，K604-2[1]にあるように『心臓移植適応の重症心不全患者で，薬物療法や体外式補助人工心臓等などの他の補助循環法によっても継続した代償不全に陥っており，かつ心臓移植以外には救命が困難と考えられる症例に対して，心臓移植までの循環改善を目的とした場合に算定する』とある。わが国の現時点における植込型LVAD装着患者は，同時に心臓移植待機患者であるため禁酒・禁煙は必須である。
- このような行為がある患者に対しては，心臓移植待機における医学的緊急度をStatus 1からStatus 3に変更するなどの措置が必要となる。

文献

1) 診療点数早見表　2012年4月版　医学通信社　p.564.

（堀　由美子）

Ⅱ 補助人工心臓の適応・装着手技・周術期管理を理解する！

11 植込型LVAD症例の在宅治療のQOL向上に向けて

⑦入浴・シャワー浴

> **Check it!**
> ▶ シャワー浴の開始は，皮膚貫通部の完全な癒着が重要である。
> ▶ ドライブラインが動揺しないよう固定や入浴動作に注意を払う必要がある。
> ▶ 皮膚貫通部の感染予防にはファブリックを十分に乾燥させることが重要である。
> ▶ 自宅環境の事前聴取と整備が安全なシャワー浴の実施に必要不可欠である。

- シャワー浴は，身体を清潔に保ち感染を予防するために重要である。しかし，ドライブライン（DL）皮膚貫通部（以下，貫通部）に直接水道水をかける行為は，貫通部の感染を引き起こすとの報告もあり[1]，防水が必要か否か貫通部の状態や機種に応じて検討が必要である。
- 入浴は，機器の浸水，貫通部感染の恐れがあるため禁止している。
- シャワー浴の開始は，全身状態が安定し，シャワー浴が可能なADLに回復している，貫通部からの滲出液がなく，貫通部とファブリックが完全に癒着し間隙がない，機器の取り扱いが自立していることが必須である。
- シャワー浴は，各機種専用のシャワーバッグにコントローラーおよびバッテリーを入れ機器が濡れないようにする。
- DLが短くシャワーバッグを身体から離せないタイプのものは，バッグを斜め掛けするか，バッグを乗せる台を設置する。この際，バッグに直接水がかかるためバッグの置き方やシャワーの当て方に注意し，水が浸入しないよう注意しなければならない。
- テープ類は水に濡れることで剥がれやすくなる。DLの固定テープが剥がれると，固定が不十分になりDLが引っ張られ貫通部にテンションがかかるため，シャワー浴前に必ず固定状態を確認する。シャワー浴中に固定が緩くなった場合には，シャワー浴を中断し固定を強化または交換する。
- ファブリックが貫通部より出ている場合は，シャワー浴後，濡れたファブリックを十分に乾燥させることが重要である。
- 患者の入浴動作では，洗髪など前傾姿勢による腹部の屈曲や，上半身をねじったりすることで貫通部にテンションがかからないよう注意が必要である。
- 浴室は滑りやすいため，坐位でのシャワーを推奨し，身体を洗う順番や立ち上がりのタイミングなど細部まで注意が払えるよう指導を行う。
- シャワーチェアの購入や手すり，滑りやすい床材であればマットを設置するなど，在宅での安全確保に向け必要な情報を収集し，患者個々に応じたシャワー浴の方法を検討し入院中に準備を行うことが重要である。

文献

1) Aburjania N, Sherazi S, Tchantchaleishvili V, et al: Stopping Conventional Showering Decreases Pseudomonas Exit Site Infections in Left Ventricular Assist Device Patients. Int J Artif Organs 40: 282-285, 2017.

（久保田　香）

II 補助人工心臓の適応・装着手技・周術期管理を理解する！

11 植込型LVAD症例の在宅治療のQOL向上に向けて

⑧夫婦生活

> **Check it!**
> - 妊娠は禁忌であり，必ず避妊すること。
> - ドライブライン皮膚貫通部にストレスがかからないように注意が必要である。

- 米国心臓協会（American Heart Association：AHA）の性行為と心血管疾患に関するステートメントによると，若い既婚男性でパートナーと営む性行為は，運動強度3〜4METsに相当し，軽度〜中等度の身体活動に匹敵すると報告されている。また，心不全患者における性行為はNYHAクラスⅠ〜Ⅱであれば許可されるが，NYHAクラスⅢ〜Ⅳでは状態が安定し最適に管理されるまで推奨されないとしている[1]。
- 植込型VAD装着患者の多くは，術前NYHAクラスⅢ〜ⅣがⅠ〜Ⅱへ改善し，自立した日常生活を送ることができ，3.0〜4.5METs程度の活動（例えば，家事をこなす，VADを担いでの平地歩行，練習場でのゴルフなど）や軽労作であれば働くことも可能となる。
- そのため，植込型VAD装着患者においても術後の安定した時期には十分可能であると考えられる。
- 退院した多くの患者が性生活に興味を持つようになり，半数以上が性生活を行うことができたという報告がある[2]一方で，勃起不全（ED）や膣乾燥の他にLVADの損傷や自分や相手を傷つけるのではないかといった心理的理由により，満足度は低いとの報告もある[3,4]。
- 植込型VAD装着患者が，**性行為を行う際はドライブライン皮膚貫通部（以下，貫通部）に接触したり，機器をぶつけたりしないように注意する。また皮膚貫通部にテンションがかからないよう，必要以上に前かがみになったり，体をねじったりしないといった体勢を避ける必要がある。**
- 性行為中に息苦しさや疲労感のある心不全患者では，症状出現時，安静になることができるようリクライニングの使用や下側になることが推奨されており[1]，これは貫通部の保護や機器の損傷を防ぐためにも重要である。
- 性行為の負荷によって心不全症状の悪化が懸念される場合もあるため，夫婦生活を持つ場合には，担当医に相談する必要がある。
- 植込型VAD装着患者の妊娠・出産例の報告がある[5]。しかし，胎児の成長による血液ポンプ損傷の可能性や，抗凝固薬による催奇形性，習慣性流産の可能性，妊娠経過における血行動態の変化がLVADに与える影響に関して不明な点が多く，**妊娠は禁忌である。性生活を希望する女性患者に対しては，必ず避妊するよう指導しなければならない。**
- 経口避妊薬の服用は，血液凝固系に影響を与え，血栓形成の発生リスクが上昇するので使用は慎重に行う必要があるため担当医に相談する。

- 円満な夫婦生活は生活の質を維持するために重要な項目であり、正しい知識の提供は安全な行為の確立、不安の軽減につながると考える。

文献

1) Levine GN, Steinke EE, Bakaeen FG, et al: Sexual activity and cardiovascular disease: a scientific statement from the American Heart Association. Circulation 125:1058-1072, 2012.
2) Samuels LE, Holmes EC, Petrucci R: Psychosocial and sexual concerns of patients with implantable left ventricular assist devices: a pilot study. J Thorac Cardiovasc Surg 127: 1432-1435, 2004.
3) Hasin T, Jaarsma T, Murninkas D, et al: Sexual function in patients supported with left ventricular assist device and with heart transplant. ESC Heart Fail 1: 103-109, 2014.
4) Merle P, Maxhera B, Albert A, et al: Sexual Concerns of Patients with Implantable Left Ventricular Assist Devices. Artif Organs 39: 664-669, 2015.
5) Makdisi G, Jan MY, Dungy-Poythress L, et al: Successful Delivery in a Patient With Left Ventricular Assist Device and Unplanned Pregnancy. Ann Thorac Surg 104: e31-e33, 2017.

〈久保田　香〉

Ⅱ 補助人工心臓の適応・装着手技・周術期管理を理解する！

12 Bridge to recovery 補助人工心臓離脱

①Bridge to recovery 離脱基準

離脱までの治療

Check it!

▶ 術後，β遮断薬・ACE阻害薬（忍容性が低い場合はARB）・ミネラルコルチコイド受容体拮抗薬（MRA）を十分量投与。
▶ リハビリテーションの併用。
▶ 拡張型心筋症様の病態以外は離脱困難。
▶ 術前に心不全治療歴のない症例は期待できる。

　わが国のようにドナーが不足している現状では，自己心機能の回復の可能性を最大限追求してVADからの離脱を試みる姿勢は重要である。重症例では右心補助が装着されていることもあろうが，まずは右心補助からの離脱が最優先される。この場合は，多くの症例で静注のカテコラミンやホスホジエステラーゼ（PDE）Ⅲ阻害薬の投与下に右心補助の流量を減らしていくことで血行動態を観察する。右心補助を毎分1L程度まで落としても血行動態，特にLVADのfillingに影響がなければ右心補助からの離脱手術を行う。

　一般にVAD装着術後血行動態が安定した後はできるだけ速やかにβ遮断薬・アンジオテンシン変換酵素（ACE）阻害薬［忍容性が低い場合はアンジオテンシンⅡ受容体拮抗薬（ARB）］・ミネラルコルチコイド受容体拮抗薬（MRA）の3剤併用療法を開始する。これはほとんどのLVAD適応患者は基礎疾患が収縮性心不全（heart failure with reduced ejection fraction：HFrEF）であるからで，その標準的薬物治療をLVADによる血行動態補助の下再開し，術前には可能でなかったレベルまで最大限試してみるという意義がある。適正なvolume status管理のために一定量の利尿薬は必要となることがあるが，最終的にフロセミド20mg程度まででコントロールできない場合は離脱困難であろう。一方，上記抗心不全薬は忍容性がある限り十分量まで増量する。特にβ遮断薬はリバースリモデリングを期待して可能ならば体重あたりカルベジロール換算1mgを目標としている。

　内科治療と平行してリハビリテーションも重要である。VAD装着を必要とするほどの重症心不全では術前に長い病悩期間があればあるほど骨格筋の廃用性萎縮を伴うことも多く，運動耐容能が心機能以外の要素で制限されている部分も大きい。術後早期からリハビリテーションを開始するが，詳細については他項（p.131 Ⅱ-8「リハビリテーション」）を参照されたい。

　基礎疾患や術前の心不全治療状況も離脱可能となるかどうかの大きな因子である。実

際，劇症型心筋炎や産褥性心筋症などは数カ月LVAD補助を行うことで自然に自己心機能が顕著に改善することをしばしば経験する。心筋生検所見や病歴についても詳細に検討すべきである。好酸球性心筋炎や巨細胞性心筋炎ならばステロイド治療への反応により心機能の回復を見込める。拡張型心筋症と考えられる病理組織像を呈する症例でも突然発症した形式をとる場合は心不全治療歴がないことが多い。この様式でVADに至った症例は術後の抗心不全薬のリバースリモデリングに対する効果が期待できるので，十分時間をかけてその可能性を追求すべきである。特にVAD装着前にβ遮断薬による治療歴がほとんどない，あってもごく少量しか導入できなかった場合などは，術後に高用量β遮断薬による治療を行うことでリバースリモデリング，そして離脱が期待できる[1]。

逆に肥大型心筋症の拡張相，拘束型心筋症，心サルコイドーシス，広範な心筋梗塞による虚血性心筋症など術前の心不全治療の有無にかかわらず抗心不全薬によるリバースリモデリングが期待しにくいと考えられている病態では，離脱の期待値が低いと言わざるを得ない。心サルコイドーシス自体はステロイドに反応する病態と思われるが，LVADが必要となる程に心機能が低下した症例でステロイドに反応して回復する事例は経験的にほぼない。

離脱の目安

Check it!
- LVAD補助下でも毎心拍自己大動脈弁開放
- BNP＜100 pg/mL
- 最大酸素摂取量＞正常の60％
- LVEF＞35％

上記のような抗心不全治療とリハビリテーションの組み合わせで術後1～2カ月経過すると自己心機能の回復する症例ではさまざまな指標が改善してくる。

①LVAD補助下でも自己大動脈弁の開放がみられる

これは心エコーのMモードで何心拍に何回開放しているかをみるのがよい。自己心機能が改善してくれば開放頻度は増す。離脱可能な症例では標準的なLVAD設定でもたいてい毎心拍開放が認められる。

②BNP値の減少

LVAD装着後，BNPが100 pg/mL以下になる場合には自己心機能が相当程度回復している指標となる。

③運動耐容能の改善

リハビリテーションに伴って心肺機能検査（CPX）を施行する。最大酸素摂取量が増加して従来正常の60％程度または16 mL/kg/minに至ることが離脱可能な1つの目安といわれてきた。しかし，その基準に達するまでに多くの症例で半年から1年必要となる。確実に離脱可能となるまで待つという方法論もあるが，体外設置型を装着している場合にはなるべく早めに離脱可能性を評価して，もし離脱できないようなら創部感染がほぼ生じない術

後3カ月程度で植込型LVADへのコンバートの判断をしたい。そこで，筆者らは術後3カ月程度でCPXを施行し，最大負荷量≧51 W，最大酸素摂取量≧12.8 mL/kg/min，VE/VCO$_2$ Slope≦34を満たすかどうかを検討し，このすべてを満たす場合には早めにOff-testへ向かうことを提唱している[2] 図1 。

④LVEFの改善

拍動流と連続流では左室駆出率（left ventricular ejection fraction：LVEF）の捉え方が異なる可能性はあるが，少なくともLVEFが35％程度までには改善していない症例の離脱は困難と思われる。

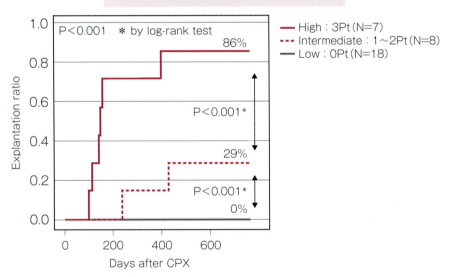

図1 体外設置型LVADからの離脱を予測するスコア（Ex-score）
（植込術後最初のCPX-おおむね3カ月後）

文献

1) Imamura T, Kinugawa K, Hatano M, et al: Preoperative beta-blocker treatment is a key for deciding left ventricular assist device implantation strategy as a bridge to recovery. J Artif Organs 17: 23-32, 2014.
2) Imamura T, Kinugawa K, Nitta D, et al: Novel scoring system using postoperative cardiopulmonary exercise testing predicts future explantation of left ventricular assist device. Circ J 79: 560-566, 2015.

（新田大介，絹川弘一郎）

Ⅱ 補助人工心臓の適応・装着手技・周術期管理を理解する！

12 Bridge to recovery 補助人工心臓離脱

②LVAD weaningの実際と離脱に向けた駆動補助 "off test"

Check it!
- 連続流のweaning protocolに確定したものはない。
- 拍動流のweaningは5回/週ずつ拍動回数を減らす。
- Off testは生食負荷と運動負荷を施行する。
- 負荷後ΔPCW<10mmHg, peak VO_2>12mL/kg/minが離脱の最低条件。

連続流LVADにおけるLVADのweaningプロトコルはまだ確立していない。参考までに逆流しないと考えられる最低回転数をデバイス別に記載しておくが，この回転数で長期間補助することはポンプ血栓の恐れもあり，行うべきではない。

EVAHEART®：800rpm，DuraHeart®：1,200rpm，HeartMateⅡ®：6,000rpm，Jarvik2000®：8,000rpm

この回転数は連続流において離脱前のoff testの際に試みる下限ともいえるであろうが，最低限の補助流量は残存するので完全なoff testではない。これまでの報告ではこの最低回転数程度に落として生食負荷を施行するプロトコルを採用して離脱の可否を見定めている[1,2]。

以下は拍動流LVAD（体外設置型NIPRO VADを想定している）の離脱へ向けたweaningとoff testについて述べる。

Weaning

Weaningは血行動態の安定した状況で行うのはもちろんであるが，感染症や栄養状態，リハビリテーションの進行状況なども勘案して慎重に進める必要がある。通常1分間の拍動回数を1週間あたり5回ずつ減らしていく。下限は1分間55回の拍動回数にとどめるのがよい。それ以上減らすとポンプ内血栓の恐れがある。%systoleや駆動圧についてはfull fill full emptyを前提にweaningに際して大きく変化させる必要はない。この間，自己大動脈弁の開放度合い，BNP値，LVEF，CPXの指標を経時的に測定観察し，上述した離脱の目安に到達したらoff testに移行する。

Off test

拍動流のoff testは送気球による手押しの状態とする。右心カテーテルを挿入し，手押しの状態でまず15分間観察し，血行動態の測定を行う。

> **Point** この時点で肺動脈楔入圧の上昇，血圧低下，心拍数増加，めまい，などを生じる例はまず離脱困難であり，引き続いて負荷をする必要はない。

手押しの状態で問題がなければ生理食塩水10mL/kgを15分間で投与する生食負荷およびエルゴメーターによる運動負荷とCPXを行う（両方の負荷を同日に行うのは負担が大きいので通常別の日に施行する）。運動負荷中は圧データの基線が動揺して正確でない可能性があるが，生食負荷の場合は右心カテーテルによる血行動態が正確に評価できる。ということもあり，最近では運動負荷を省略する施設が多いようである。生食負荷により肺動脈楔入圧が10mmHg以上増加する場合は拡張機能障害が強く残っていると考えられ離脱困難である。また，生食負荷によりFrank-Starlingの原理上心機能が回復していれば前負荷に反応して心拍出量が少しでも増えることが必要である。肺動脈楔入圧がある程度上昇しても心拍出量がまったく増えない場合はFrank-Starling曲線のフラットなところで動いている，すなわち全然左心機能が改善していないことになる。生食負荷により肺動脈楔入圧が上昇しないから拡張障害はないと思って喜んで離脱して失敗することもあるが，圧データをよく見ると生食負荷後心拍出量が増加せず右房圧が上昇していることがあり，右心不全が強く残っている場合があるので注意が必要である。

> **Point** 手押しの状態でのCPXでは最大酸素摂取量が12mL/kg/minを上回る事が離脱の指標と考えている。

離脱症例

実際に離脱した症例を 図1 に示す。この症例は未治療で心原性ショックに陥った拡張型心筋症の37歳男性である。図1 に示すように体外設置型NIPRO LVAD装着後カルベジロールを1日量60mgまで増量し，リハビリテーションを進めることで約1年後にはBNP 63pg/mL，最大酸素摂取量17.4mL/kg/min（正常の60％），LVEF 47％（LVDd 43mm）となった。LVAD拍動回数1分に60回の基でも毎心拍自己の大動脈弁は開放していた。生食負荷前後の血行動態は 表1 の通りであった。また手押しでのCPXでも最大酸素摂取量15mL/kg/minであり，十分離脱可能と考えられ，VAD装着428日後離脱した。この患者は運良く1年以上経って離脱できたし，またこの時代は植込型LVADも保険償還されていなかったのでコンバートもなかったが，現在はコンバートの可能性を早めに見極めるため前述のCPX指標を目安にすべきであろう。実際この患者の最初のCPXではすべて前述の指標を満たしており，BNPも低く，LVEFも35％程度であり，術後半年の時点で

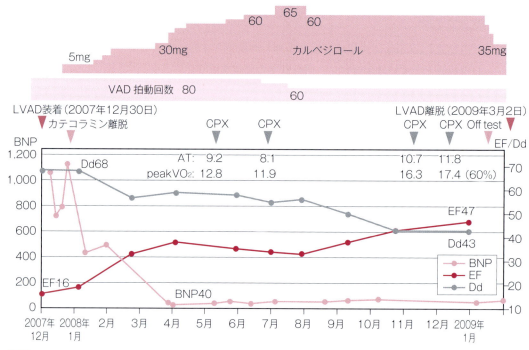

図1 Bridge to recoveryの1例(体外設置型拍動流)

表1 Off-testの際生食負荷に対する血行動態的反応(体外設置型拍動流)

	肺動脈楔入圧 (mmHg)	心係数 (L/min/m²)	心拍数 (bpm)	血圧 (mmHg)
生食負荷前	6	2.65	70	108/70
生食負荷後	9	3.32	72	104/72

生食負荷Off-testを施行することが望ましいと思われる。

また，植込型VAD離脱症例の1例を **図2** に示す。症例は42歳男性，約7ヵ月の経過の呼吸困難，倦怠感にて精査の結果，拡張型心筋症(LVEF 12%, LVDd 74mm)と診断され，HeartMate II®を装着された。当症例も同様にVAD装着後に徐々に心機能改善を認め，また頻回に外科的処置を要するドライブライン感染入院を繰り返していたこともあり，β遮断薬，ACE阻害薬漸増の上，離脱を図る方針とした。装着後約1年後の心エコーにおいてはLVEF 42%(LVDd 48mm)，最大酸素摂取量16.9mL/kg/min(正常の61%)まで改善し，BNPも50pg/mL程度で推移していたため，off testを施行。生食負荷前後の血行動態は **表2** の通りであり，離脱可能と考えられ，VAD装着508日後離脱した。当患者のVAD装着前の心筋病理において炎症細胞浸潤はなく，心筋炎とは考えにくいものの線維化は軽度であった。

②LVAD weaningの実際と離脱に向けた駆動補助"off test"

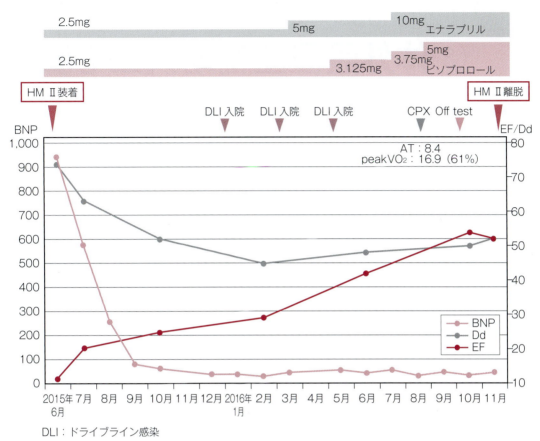

図2 Bridge to recoveryの1例（植込型連続流）

表2 Off-testの際生食負荷に対する血行動態的反応（植込型連続流）

	肺動脈楔入圧 （mmHg）	心係数 （L/min/m²）
検査開始時 （8,200rpm）	6	1.87
回転数低下時 （6,000rpm）	9	2.04
生食負荷後 （6,000rpm）	10	2.19

文献

1) Kimura M, Kinoshita O, Nishimura T, et al: Successful weaning from the DuraHeart with a low left ventricular ejection fraction. J Artif Organs 16: 504-507, 2013.
2) Yoshioka D, Toda K, Sakaguchi T, et al: Initial report of bridge to recovery in a patient with DuraHeart LVAD. J Artif Organs 16: 386-388, 2013.

（新田大介，絹川弘一郎）

Ⅱ 補助人工心臓の適応・装着手技・周術期管理を理解する!

12 Bridge to recovery 補助人工心臓離脱

③体外設置型補助人工心臓離脱手術

抗血栓療法

　　体外設置型VADでは抗血栓療法が強力に行われており,離脱手術に向けて抗血栓療法のリバースを行う。抗血小板薬は必要な日数休薬し,血栓形成傾向の強い患者ではより作用時間の短い薬剤への一時変更を考慮する。抗血小板薬を休薬できない場合はPC（濃厚血小板）を十分に用意して手術に臨む。抗凝固療法のリバースには,手術室入室前にビタミンKを投与した上で,麻酔導入後にプロトロンビン複合体を投与するのが出血リスクと血栓形成リスクを最小限にできる（p.92 Ⅱ-2-⑦「抗血栓・出血傾向対策」参照）。

手術

　　体外設置型VAD患者が生存退院するためには,必ず再手術（移植,離脱,植込型VADへの植え替え）が必要であり,装着手術時に再手術を考慮した手術を行うべきである[1,2]。再胸骨正中切開し,脱血管を露出していくように癒着を剥離する。脱血管を抜去して心尖カフをクランプしてカフを縫合閉鎖することでオフポンプでも行える。心尖カフ遺残による有害事象（感染,周囲組織の損傷,左室内血栓形成）を危惧するなら,ごく短時間人工心肺を用い,心停止にはせず心室細動か心拍動下で心尖カフを切除して,同部位をフェルトストリップ（あるいは自己心膜ストリップ）でサンドイッチして縫合閉鎖する。縫合ラインがLAD（左前下行枝）と平行になるとLADを縫い込んでしまう危険性があるため,LADと垂直にした方がよい。結紮時に左室内を十分に脱気する。送血管は大動脈吻合部の直上でクランプして人工血管を縫合閉鎖する。人工血管を遺残させたくないときは,上行大動脈にサイドクランプをかけて人工血管を切除し,同部位を縫合閉鎖することもできる。将来再度心不全が重症化してVADが必要になることもありうるため,将来の再手術に備えて可能な限りGore-Texシートで丁寧に被覆して閉胸する[1]。
　　送脱血管挿入部は感染組織・不良組織は十分にデブリードマンし,感染遺残がなければ縫合閉鎖する。感染遺残がある場合や組織欠損が大きい場合には,局所陰圧閉鎖療法（NPWT）をしばらく行ってから二期的に閉創する。

周術期管理

　　離脱手術の際にIABPやカテコラミンを用いた場合には術後に漸減・終了し,β遮断薬を中心とした心不全治療薬を開始・漸増する。周術期の心臓交感神経系の亢進を抑制する

ため,離脱前に投与されていたβ遮断薬は術直前には必ず投与することも重要である。
　左室心尖部の縫合閉鎖部は血栓形成しやすい状態と考えられ,術後にはPT-INR 2程度を目標にワルファリンによる抗凝固療法を行う。抗凝固療法をいつまで行うかは,離脱後の定期的な心エコーでの心尖部の動きや血栓形成有無で判断する。

文献

1) 木下　修,小野　稔:体外設置型補助人工心臓後の植込み型補助人工心臓装着術.胸部外科領域における再手術-最近の動向.胸部外科 66: 690-695, 2013.
2) Hisagi M, Nishimura T, Ono M, et al: New pre-clotting method for fibrin glue in a non-sealed graft used in an LVAD: the KYO method. J Artif Organs 13: 174-177, 2010.

（木下　修）

Ⅱ 補助人工心臓の適応・装着手技・周術期管理を理解する！

12 Bridge to recovery 補助人工心臓離脱

④定常流植込型補助人工心臓離脱手術

Check it!
- EVAHEART®，HeartMate Ⅱ®およびJarvik 2000®は心尖カフをすべて除去しなければならないので，人工心肺が必要となる。
- DuraHeart®は人工心肺なしでも離脱可能である。

　抗凝固状態を術前に適切に調整（PT-INR 1.5程度）し，抗血小板剤は1週間前には中止する。ヘパリン持続静注に置換してもよい。Swan-Ganzカテーテルおよび経食道心エコー（transesophageal echocardiography：TEE）の挿入は必須である。

　胸骨再正中切開を行い，ポンプポケットを剥離・開放する。皮膚切開の下端は剣状突起より4〜5cm下まで延ばすとポンプポケットの処理が行いやすい。送血人工血管と脱血カニューレを剥離・露出する。ドライブラインを内側からできる限り剥離する。心臓の横隔面と前壁から剥離を始め，心尖部と側壁に進めていく。可及的に脱血カニューレにテーピングする。右房や大動脈の剥離はほとんど不要であるので，ここまでは人工心肺補助なしで可能である。

　心尖カフをすべて除去する場合には人工心肺が必要となる。上行大動脈送血−右房1本脱血で行うことができるが，大腿動静脈送脱血でも構わない。人工心肺を開始すると同時に，VAD駆動を停止させて送血人工血管を遮断・切離する。脱血カニューレを抜去する時は心拍動下・心室細動下のどちらでもよい。脱血カニューレの人工血管部分を遮断・切離する。

　Jarvik 2000®では送血人工血管を遮断する。心尖部周囲の剥離を追加して脱転する。心尖カフの固定糸をすべて切離して，カフを電気メスで心外膜から剥離すると，心尖カフとVADを一体的に抜去できる。心尖部の閉鎖は2-0または3-0の針の長い縫合糸で行う。周囲が線維化しているために通常フェルト補強は不要である。送血人工血管は，吻合部直上を遮断して大動脈吻合部から2cm程度残して切除する。断端を2重に縫合閉鎖する。

　EVAHEART®ではGore-Tex人工血管を使用しているので，止血補助剤を使用して針穴を封鎖する。

　HeartMate Ⅱ®については，心尖カフを除去しないでカフ内にプラグを詰め込む方法も報告されている[1,2]。最近，胸骨正中切開を行わず，VADポンプを残したままでVAD補助から離脱する方法が報告された[3]。この方法では，送血人工血管を結紮して，ドライブラインの体外部分を切除するのみであるが，遠隔期残存デバイス感染の危険性がある。

　DuraHeart®は人工心肺なしでも離脱可能である。心尖カニューレをカフに固定してい

る固定糸（通常3本）を切離する．VADポンプと脱血カニューレを一体のまま心尖カフから抜去する．心尖カフの人工血管部を指でつまんで出血を制御し，鉗子で人工血管部を遮断し直す．カフの人工血管部を2重に縫合閉鎖する．人工心肺を使用する場合には，心尖カフをすべて除去して心尖部を縫合閉鎖すればよい．送血人工血管の処理は他のデバイスと同様に行う．

　将来の再VADなどの再開胸に備えて，心臓前面はGore-Texシートで保護しておく．

文献

1) Cohn WE, Gregoric ID, Radovancevic B, et al: A felt plug simplifies left ventricular assist device removal after successful bridge to recovery. Journal Heart Lung Transplant 26: 1209-1211, 2007.
2) Potapov EV, Stepanenko A, Henning E, et al: A titanium plug simplifies left ventricular assist. J Heart lung Transplant 29: 1316-1317, 2010.
3) Baldwin AC, Sandoval E, Letsou GV, et al: Surgical approach to continuous-flow left ventricular assist device explantation: A comparison of outcomes. J Thorac Cardiovasc Surg 151: 192-198, 2016.

〔小野　稔〕

Ⅱ 補助人工心臓の適応・装着手技・周術期管理を理解する！

12 Bridge to recovery 補助人工心臓離脱
⑤離脱後の心不全治療

Check it!
- 離脱後は通常の心不全治療を確実に行う。
- 心不全の再燃からLVAD再挿入になることもある。

　LVAD装着中増量したβ遮断薬は，離脱前後いったんカルベジロール相当量で20mg以下の通常量に戻すことが多い。その後，血行動態を観察しながら再度可能な限り増量したほうがよい。ACE阻害薬またはARB，MRAも引き続き併用することはいうまでもない。

　しかし，このような薬物治療を十分に行っても離脱後心不全が再燃する症例もある。離脱後数カ月以内に再増悪することが多いが，ある程度安定した後に数年後から心不全を繰り返してLVAD再装着に至った症例も経験している。

（新田大介，絹川弘一郎）

Ⅱ 補助人工心臓の適応・装着手技・周術期管理を理解する！

13 補助人工心臓治療成績

①急性心不全における補助人工心臓治療成績

日本臨床補助人工心臓研究会HP（http://www.jacvas.com/adoutus/registry）に日本の1996～2012年9月までの補助人工心臓治療成績が掲載されている。これまで市販されてきた体外設置型補助人工心臓（p-VAD）は30日使用で認可され，主として開心術に伴う体外循環離脱困難や術後低心拍出量症候群（low output syndrome：LOS），および劇症型心筋炎や急性心筋梗塞に起因した急性心不全に対する補助手段として市販されてきた。一方，2006年のNovacor®LVADの日本撤退以後，心臓移植ブリッジデバイスとして開発された植込型LVADが2011年まで製造販売承認・保険償還が得られなかったために体外設置型ニプロ VADは慢性心不全にもブリッジデバイスとして用いられてきたが，急性心不全と治療成績は全く異なる。

2009～2012年の4年間にわが国ではBVS 5000を除く体外設置型VAD 64例（ニプロ VAD 63例，AB 5000 1例）が日本臨床補助人工心臓研究会に報告された 表1 。虚血性心疾患25例（うち急性心筋梗塞22例），心筋炎30例，弁膜症7例，先天性1例，詳細不明1例で，平均年齢47歳，補助期間は2～905日（228±307日）であった。左心補助46例，両心補助18例であった。報告時点での生死が判明している63例の治療成績はon-goingを含め，左心補助では生存16例（35.6％），死亡29例（64.4％），両心補助では生存7例（38.9％），死亡11例（61.1％）であった 表1 。左心補助離脱症例の1例がその後死亡しているので全体の生存率は35.9％（23/64）であった。

ミシガン大学の報告[1]では心原性ショックのためにECMOを装着した症例（n＝11）と直接HeartMate®VEを装着した症例（n＝18）の1年生存率はそれぞれ43％と75％であった。ECMOから植込型LVADへ移行した症例（n＝7）の植込型LVAD装着後の1年生存率は71％で，直接HeartMate®VEを装着した症例と同等の治療成績であった。

表1 体外設置型補助人工心臓の治療成績（2009～2012年9月，JACVASレジストリー）

	左心補助(n＝46)	両心補助(n＝18)	計(n＝64)
施行中(on-going)	9(19.6％)	2(11.1％)	11(16.7％)
離脱	3(6.5％)	3(16.7％)	6(9.4％)
移植	2(4.3％)	0	2(3.1％)
植込型LVADへ移行	2(4.3％)	2(11.1％)	4(6.3％)
離脱死亡	1(2.2％)	0	1(1.6％)
非離脱死亡	29(63.0％)	11(61.1％)	40(62.5％)

（日本臨床補助人工心臓研究会：2012年度補助人工心臓レジストリーより引用改変（http://www.jacvas.com/adoutus/registry））

欧州の短期の機械的補助循環(mechanical circulatory support：MCS；IABP，TandemHeart™，IMPELLA®，CentriMag®，ECMO)4,151例のメタ解析[2]では，45～66％の短期MCS症例が生存退院した。短期MCSから長期植込型LVADに移行した症例が3～30％であり，末期心筋症の22％(12～35％)が長期LVAD症例に移行した。

　NYのマウントサイナイ病院の急性心筋梗塞(n=21)および急性心不全(n=22)により心原性ショックに陥り長期型植込型LVADを装着した心臓移植適応症例連続43例の後ろ向き分析[3]では，5例にRVADが装着され，手術死亡率は14％(6/43)，1年生存率は73.9％，1年目の心臓移植率は30.8％であった。

　植込型LVAD治療の臨床導入により急性心不全・心原性ショックに対する治療戦略は大きく変化してきた。従来，急性心不全に対するVAD治療は短期の体外式VADが使用され離脱生存を目指してきた。しかし，欧米では既に植込型LVADによる"Bridge to Decision"，"Bridge to Candidacy"，"Bridge to Bridge"，"Destination Therapy"という概念が一般化していて，AHA Statements 2013 図1 ではもはや急性心不全，慢性心不全とカテゴリーを分類はしていない。急性心不全においても短期的な補助循環で心機能が回復しない症例に対しては多臓器不全を克服した時点で植込型LVADを装着し，心臓移植やdestination therapy(DT)を目指した長期補助循環に移行する戦略が標準的重症心不全治療戦略となっている。こうした治療戦略を取ることにより急性心不全に対するMCS治療成績のさらなる向上が期待される。

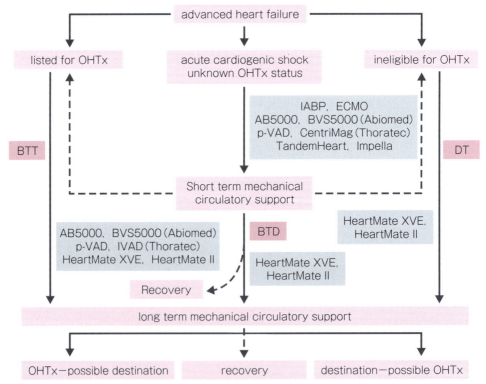

図1 AHA Statementで提唱された機械的補助循環治療アルゴリズム

(Peura. JL, et al: Recommendations for the Use of Mechanical Circulatory Support: Device Strategies and Patient Selection : A Scientific Statement from the American Heart Association. *Circulation* 126: 2648-2667, 2012.より引用)

文献

1) Pagani FD, Lynch W, Swaniker F, et al: Extracorporeal life support to left ventricular assist device bridge to heart transplant: A strategy to optimize survival and resource utilization. Circulation 100(19 Suppl): Ⅱ 206-210, 1999.
2) den Uil CA, Akin S, Jewbali LS, et al: Short-term mechanical circulatory support as a bridge to durable left ventricular assist device implantation in refractory cardiogenic shock: a systematic review and meta-analysis. Eur J Cardiothorac Surg 52: 14-25, 2017.
3) Pawale A, Schwartz Y, Itagaki S, et al: Selective implantation of durable left ventricular assist devices as primary therapy for refractory cardiogenic shock. J Thorac Cardiovasc Surg 155: 1059-1068, 2018.

（許　俊鋭）

Ⅱ 補助人工心臓の適応・装着手技・周術期管理を理解する！

13 補助人工心臓治療成績

②心臓移植ブリッジにおける補助人工心臓治療成績

　欧米では1990年代初頭から第1世代拍動流植込型LVAD（HeartMateI®）が臨床導入され，bridge to transplantation（BTT）に使用されてきた。2008年に植込型連続流LVADであるHeartMateⅡ®（軸流ポンプ）のBTT適応が承認された後，現在では拍動流LVADはほとんど使用されなくなっている[1]。この連続流軸流ポンプはHeartMateⅡ®，連続流遠心ポンプはHVAD®である。2017年10月にはHeartMate3™（遠心ポンプ）がBTTで認可された。INTERMACSの2016年の新規植え込みが減少しているが，HeartMate3™の治験（Momentum 3試験[2]）がそのときエントリー中だったからと説明されている（2017年までの報告においてINTERMACSには保険償還されたデバイスだけの登録なので，HeartMate3™は入っていない）。

　おおむね年間2,500例の植え込みがINTERMACSに登録されている。**表1**をみると，最近は米国の移植登録サイトUnited Nations for Organ Sharing（UNOS）にリストアップされた後LVAD植え込みになるBTT listedの割合は，約25％程度で多くはない。その成績は，1年後の生存率は85％である[1]。**図1**をみると17カ月頃に移植とVADは同数の43％くらいになっている。すなわち，BTT患者の移植待機平均日数が17カ月前後ということである。VADからのブリッジの成績が良くなってきたことで，安定して待機できるということからBTT患者の待機期間が以前より長くなっている。

表1 INTERMACSに登録された新規LVADの植え込み時治療戦略

CF-LVAD/BiVAD Implants：April 2008～December 2016, n＝17,632

Device Strategy at time of implant	Implant Date Era						TOTAL	
	2008～2011		2012～2014		2015～2016			
	N	%	N	%	N	%	N	%
BTT Listed	1,525	32.3%	1,808	24.1%	1,427	26.4%	4,760	27.0%
BTT Likely	1,164	24.7%	1,390	18.5%	717	13.3%	3,271	18.6%
BTT Moderate	476	10.1%	714	9.5%	415	7.7%	1,605	9.1%
BTT Unlikely	163	3.5%	194	2.6%	123	2.3%	480	2.7%
Destination Therapy	1,347	28.5%	3,355	44.7%	2,687	49.8%	7,389	41.9%
BTR	29	0.6%	23	0.3%	8	0.2%	60	0.3%
Rescue Therapy	14	0.3%	24	0.3%	15	0.3%	53	0.3%
Other	4	0.1%	2	0.03%	8	0.2%	14	0.1%
TOTAL	4,722	100%	7,510	100%	5,400	100%	17,632	100%

（文献1）より引用改変）

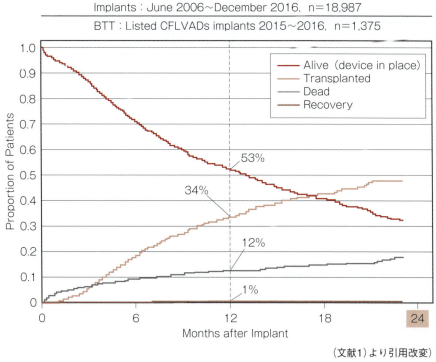

図1 INTERMACSにおけるBTT listed患者のLVAD植え込み後の予後

　一方，わが国では体外設置型拍動流ポンプのToyobo VAD（現在のニプロVAD）が1992年から正式にBTTとして認可され，長年使用されてきた．全国的なレジストリはないものの，わが国の主要施設における体外設置型VAD術後の1年生存率はおよそ50〜80％と報告されている（日本循環器学会/日本心不全学会合同　急性・慢性心不全診療ガイドライン2017年改訂版http://www.j-circ.or.jp/guideline/pdf/JCS2017_tsutsui_h.pdfを参照）．2011年4月に保険償還された植込型連続流LVADであるEVAHEART®，DuraHeart®に加えて，2013年5月にはHeartMate II®，2014年1月にJarvik2000®が保険償還され，BTTに限定して使用されている．J-MACSによると年間の新規植え込み数は150例以上となってきており，また植込型LVAD治療1年後の生存率は92％である[3]．**図2**　をみるとわが国における移植待機の実情がよくわかる．植込型LVADでは平均1,000日で移植を受けている[4]．体外設置型VADは離脱または植込型へのコンバート合わせて平均100日ということもわかる．

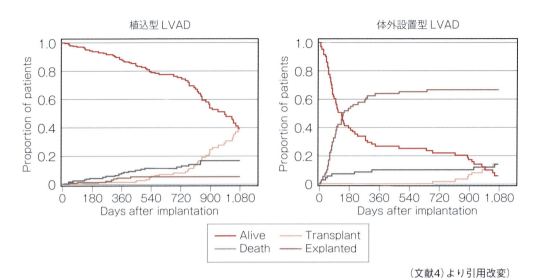

(文献4）より引用改変）

図2 J-MACSによるVAD術後の予後

文献

1) Kirklin JK, Pagani FD, Kormos RL, et al: Eighth annual INTERMACS report: Special focus on framing the impact of adverse events. J Heart Lung Transplant 36: 1080-1086, 2017.
2) Mehra MR, Goldstein DJ, Uriel N, et al: Two-Year Outcomes with a Magnetically Levitated Cardiac Pump in Heart Failure. N Engl J Med. 2018.
3) 日本胸部外科学会：J-MACS Statistical Report 2017年10月（http://www.jpats.org/uploads/uploads/files/J-MACS%20Statistical%20Report（2010年6月-2017年7月）.pdf）
4) Nakatani T, Sase K, Oshiyama H, et al: Japanese registry for Mechanically Assisted Circulatory Support: First report. J Heart Lung Transplant 36: 1087-1096, 2017.

（絹川弘一郎）

Ⅱ 補助人工心臓の適応・装着手技・周術期管理を理解する！

13 補助人工心臓治療成績

③Destination Therapyにおける欧米の植込型LVAD治療成績

　欧米では，高齢，不可逆的臓器障害，悪性疾患の合併など，移植適応外の患者に対してDestination Therapy（DT）として植込型LVAD治療が適用されている。REMATCH studyにより内科治療と比較してDT治療の有効性，安全性が確立された後FDAが2002年にHeartMateⅠ®を認可した。特に2010年にHeartMateⅡ®をDTデバイスとして承認した後急速にDTが広まっており，最近では約半数がDTとして植え込みされている（Ⅱ-13-②-表1）。予後はBTTと比較するとやや劣り，1年生存率は78％である[1]。Momentum 3試験には60％程度のDT患者がエントリーされており，HeartMate3™植え込み後の1年生存率は88％であった 図1 [2]。今後，HeartMate3™がDTデバイスとして承認を受けてくるとINTERMACSの成績もさらに向上することが期待されている。

　LVAD植え込み後の有害事象はさまざまであるが，術後3カ月までがいずれも多い[1]。な

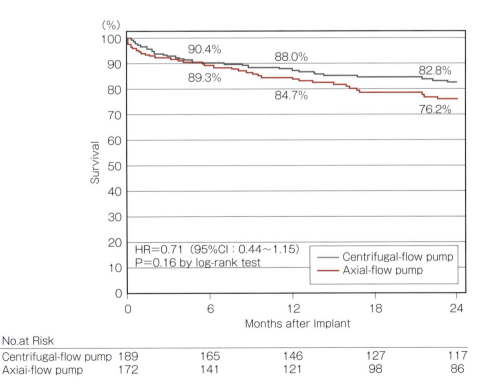

図1 HeartMate3™とHeartMateⅡ®の生存率の比較（Momentum 3試験）

かでも出血（消化管出血が多い），不整脈，感染（ドライブライン感染が多い），ポンプ血栓，脳卒中などが多い。このような有害事象で再入院することは非常に多く，6カ月以内に約60％，1年以内に約75％の患者が再入院している[1]。

文献

1) Kirklin JK, Pagani FD, Kormos RL, et al: Eighth annual INTERMACS report: Special focus on framing the impact of adverse events. J Heart Lung Transplant 36: 1080-1086, 2017.
2) Mehra MR, Goldstein DJ, Uriel N, et al: Two-Year Outcomes with a Magnetically Levitated Cardiac Pump in Heart Failure. N Engl J Med. 2018.

〈絹川弘一郎〉

Ⅱ 補助人工心臓の適応・装着手技・周術期管理を理解する！

14 小児における補助人工心臓治療

小児に用いられる補助人工心臓デバイス

　現在，小児に対しての補助人工心臓デバイスとしては体外設置型のBerlin Heart EXCOR®が主に用いられている．体格の比較的大きな小児においては，植込型のHeartWare HVAD®などが用いられることもある．

▲ EXCOR® pediatric

　EXCOR® Pediatricは，小児用，空気圧駆動/拍動型の体外設置型補助人工心臓（VAD）であり，体表0.7 m²以下の小児に用いることができる現在唯一のVADである．2017年1月現在，世界で1,800例以上の植え込みの実績がある．
　EXCOR® Pediatricはポンプ 図1 ，カニューラ，およびIkus駆動装置から構成される 図2 。脱血用カニューラを左室心尖部，または心房に装着し，送血用カニューラを上行大動脈，または肺動脈へ装着することにより，左心または右心の補助，および両心補助を行う．Ikusの空気圧駆動によりポンプを拍動させ，拍出量を制御することにより心機能を補助する．ポンプのサイズは血液室最大容積に応じて，1回拍出量10 mL，15 mL，25 mL，30 mL，50 mL，60 mLの5種類があり，この中から被験者にあわせてサイズを選択する．小さな体格の小児に使用する10 mL，15 mL，25 mL，30 mLポンプはそれぞれ，おおむね体重3～9 kg，7～14 kg，10～25 kg，20～30 kgが適応となる 図3 。

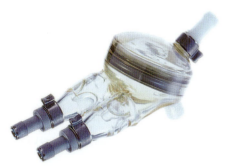

図1 EXCOR® Pediatric pump

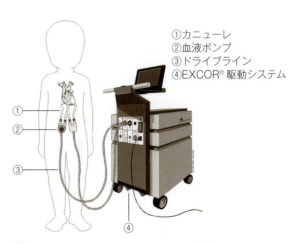

①カニューレ
②血液ポンプ
③ドライブライン
④EXCOR® 駆動システム

図2 EXCOR® Pediatricシステム概略

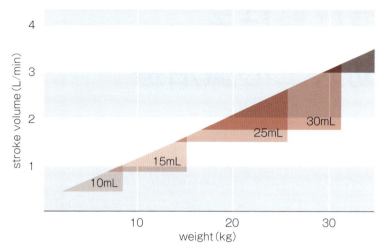

図3 EXCOR® pump size

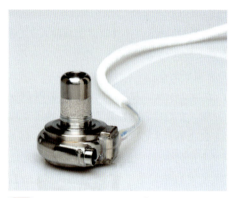

図4 HeartWare HVAD® pump

HeartWare HVAD®

　HeartWare HVAD®は血液ポンプ容量50mL，重さ160gと小型の植込型遠心ポンプである **図4** 。2006年に臨床応用されて以来，全世界で130,000以上の症例に用いられている。小型で体格の小さな患者に適しており，世界的には小児患者への応用も積極的に行われている[1]。わが国においても近い将来保険償還が見込まれており，小児患者への植込型補助人工心臓としての期待が高まっている。

適応と手術タイミング

　以下，小児用デバイスであるEXCOR® pediatricについて述べる。他の機器については他項を参照のこと。

適応：基本的に，心臓移植までのブリッジを目指すため（Bridge to transplantation：BTT）の循環補助を必要とする小児の重症心不全患者を対象とする。

手術のタイミング：重症心不全に対する補助人工心臓の治療成績は向上しており，成人においては，全身の臓器機能が保たれている比較的早期において植込型補助人工心臓を装着

する方が良いといわれている。しかし，わが国においては小児，特にEXCOR®が対象となるような体格の小さな小児のドナーは極めて不足しており，EXCOR®を装着してもどの程度の期間移植を待機すればよいかの予測は不可能である。しかしながら，原則としてはECMOが導入される前の状態で装着する方が望ましいことは明らかである。小児のドナー不足の解消が切実に望まれている。

植え込み手術のポイント

左室心尖部脱血，上行大動脈送血の左心補助（LVAD）が基本となる。右心不全も伴う場合には右房脱血，肺動脈送血の右心補助（RVAD）が必要となることもある。また，拘束型心筋症などで左室脱血が困難な場合は左房脱血が行われることもあるが，頻度は少ない。

心尖部カニューレの装着

心尖部カニューレ挿入部は小児の場合，左前下行枝から約2cm程度となる。心尖部カニューレは斜めに切られており，長い側が側壁側にくるように（開口部が中隔側を向くように）挿入する 図5 。

送血カニューレの装着

送血カニューレの吻合は次回の移植手術のことを考慮し，できるだけ基部近くにする。また，胸骨からの圧迫および右室の圧迫を防ぐため，上行大動脈のやや右側につけるのが望ましい。カニューレによる右室の圧迫を避けるなどの目的で人工血管を間置する 図6 。

周術期管理

抗凝固・抗血栓療法

術後24～48時間後，止血が確認されていれば，ヘパリンの持続投与を100U/kg/dayか

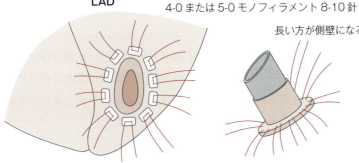

図5 心尖部カニューレの装着

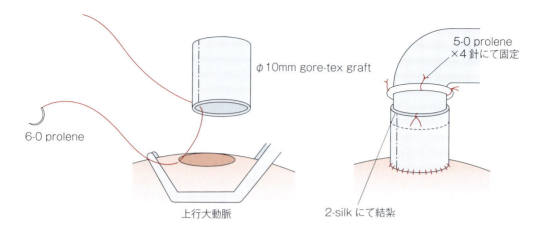

図6 送血カニューレの装着

ら開始し，徐々に200U/kg/dayまで増量し，aPTTの目標は50秒以上とする。ただし，東京大学医学部附属病院ではヘパリンの過投与による出血傾向の増悪を防ぐために，aPTTが目標値まで達しない場合もヘパリンの最大量は400u/kg/dayまでとしている。経口，または経管栄養が開始できれば，ワルファリンを開始し，INR 3前後を目標とする。また，アスピリン1mg/kg/day，ジピリダモール4mg/kg/dayを開始する。

右心不全

周術期の右心不全には十分な注意を払う必要がある。ポンプの充填不良がある場合は，ボリューム不足だけではなく，右心不全も考え，一酸化窒素の投与，カテコラミンの使用によって右心を補助することも考慮する。また，術後長期にわたって，次第に右心不全が顕在化することもあり，定期的なエコーや胸部X線などを行って心機能の評価を行う必要がある。

合併症対策

血栓症

血栓症に対しては，日々のポンプチェックが最も重要である。血栓の好発部位はポリウレタンの弁の付着部，カニューレとポンプの接続部などの血液の流れの変化する箇所である。白色の小さな安定した血栓の場合はポンプ交換の必要はないが，赤色の血栓，あるいは浮遊血栓の場合は交換を考慮する。

感染

欧米での報告でもカニューレ周囲の感染は2/3程度の症例で認められており，特に，長期にわたって装着している場合，患者の活動度が上がるに伴ってカニューレが動きカニューレ周囲の皮膚との間に肉芽の形成が認められ，これに感染することが多い。このため，カニューレの固定が重要となる。また，感染した場合は，局所の消毒などでコントロー

ルできることもあるが，周囲の皮膚に感染が及ぶ場合などは，抗生物質の投与を検討する必要がある．

治療成績

海外における成績

Hetzerらは23年にわたるEXCOR®Pediatric 122例の成績を報告している[2]．平均年齢は8.6歳（生後3日〜17歳）で，35人が1歳未満であった．疾患の内訳は，心筋症（56名），劇症型心筋炎（17名），先天性心疾患（18名），心臓手術後（28名），心臓移植後心不全（3名）などである．平均装着期間は63.6日（1〜841日）で，56名（45.9％）が心臓移植に到達し，43名（35.2％）が装着中に死亡している．主要な合併症としては，カニューラ周囲の感染（67％），術後早期の肺炎（23％），脳梗塞（22％），脳出血（37％）があった．

米国においては2007〜2009年にかけて体表面積＜$0.7m^2$（コホート1）と$0.7m^2$〜$1.5m^2$（コホート2）を設けた単群前向き臨床試験が行われ（各24例），2011年12月にFDAの承認を受けた[3]．両群ともに拡張型心筋症がもっとも多く，ついで先天性心疾患であった．年齢・体格の中央値は，コホート1で11.7カ月・9.2 kg，コホート2で111.2カ月・30.7 kgであった．補助形式はコホート1でLVAD/BiVAD 71％/29％，コホート2でLVAD/BiVAD 58％/42％であった．装着1年後の転帰はコホート1で心臓移植88％，離脱生存4％，補助中死亡8％，コホート2では，心臓移植88％，離脱生存4％，補助中死亡8％であった．これにより，心臓移植を前提とした待機デバイスとして，EXCOR®のECMOに対する優位性が示された．

わが国における成績

わが国においては，2012年8月から行われた医師主導治験において2015年8月終了までに合計9例の患者に装着が行われ，最終的に装着患者全員が心臓移植へ到達した．平均装着期間は364日（45〜846日）であり，3名が国内，6名が海外で心臓移植を受けた．2015年6月に承認され，その後も装着数は増加している．2018年3月現在で，治験症例を含めて総計38例で装着が行われており，うち，17例が心臓移植へ到達，4例が離脱し，16例が現在装着中，死亡は1例である．心臓移植までのサポート期間は341日と欧米の報告と比べて極めて長いにもかかわらず，良好な成績であると考えられる．しかしながら，心臓移植に到達した14人のうち，10人が渡航移植に頼っている．渡航移植は金銭面での負担も大きく，また，海外へ渡って他国のドナーを利用することそのものへの批判も少なくはない．

文献

1) Adachi I, Burki S, Zafar F, et al: Pediatric ventricular assist devices. J Thorac Dis 7: 2194-2202, 2015.
2) Hetzer R, Kaufmann F, Walter EMD. Paediatric mechanical circulatory support with Berlin Heart EXCOR: Development and outcome of a 23-year experience. Eur J Cardio-Thoracic Surg 50: 203-210, 2016.
3) Fraser CD, Jaquiss RDB, Rosenthal DN, et al: Prospective trial of a pediatric ventricular assist device. N Engl J Med 367: 532-541, 2012.

（平田康隆）

第Ⅲ章

補助人工心臓の特徴と各セットアップ・管理のポイント！

Ⅲ 補助人工心臓の特徴と各セットアップ・管理のポイント！

1 ニプロ補助人工心臓
（東洋紡，国立循環器病研究センター型）

①システムの特徴 図1

- ニプロVADシステムは国立循環器病研究センター（NCVC）の高野らにより開発され，1982年に東大型VAD（日本ゼオン社）に2年遅れて最初の臨床使用が行われた。この2機種は世界で初めて製造販売承認・保険償還を受けた医療機器である。
- 1986年に東洋紡社が臨床治験を実施し，1990年に製造販売承認，1994年に保険償還された体外設置型補助人工心臓である。20 mLの小児用ポンプも70 mLの成人用ポンプと同時に製造販売承認されたが市場に出たのは70 mLの成人用ポンプのみであった。
- 製造販売は2010年に東洋紡社からニプロ社に移ったが，2005年にゼオン（東大型）VADが撤退して以降，ニプロVADが日本で唯一の成人用体外設置型拍動流補助人工心臓として活躍してきた。2006年からはBTTデバイスとしても保険償還されるようになった。
- 空気駆動型拍動流ポンプ（Diaphragm Type）で，血液ポンプおよび脱血管・送血管は抗血栓性を持つセグメント化ポリエーテルウレタンウレアで内面コーティングされ，一葉弁機械弁（ディスク弁）が流入側・流出側に使用されている。Diaphragmは1重膜でEXCOR®（Berlin Heart社）のような国際基準である3重膜でないため，膜損傷時の空気誤送のリスクがある。
- 脱血管と送血管はポンプのアルミ合金コネクターに接続する。送血管先端には人工血管（ノンシールドグラフト，径12 mm）が上行大動脈に吻合するために取り付けてあるが，プレクロッティングが必要である。脱血管は**左室心尖部に取り付けられた装着用カフを通して左室内に挿入し固定する**。

（許　俊鋭）

①システムの特徴

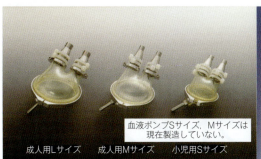
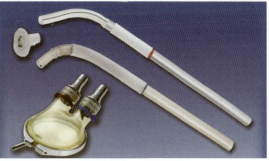

成人用Lサイズ　成人用Mサイズ　小児用Sサイズ

血液ポンプSサイズ，Mサイズは現在製造していない。

各サイズのデータ

- 保証された血流量以下で使用する際は、抗凝血療法を行う必要がある。

Lサイズ	・1回最大拍出量	70mL
	・最大拍出量	7.1L/min
	・抗血栓性が保証される最低拍出量	2.0L/min
Mサイズ	・1回最大拍出量	40mL
	・最大拍出量	4.0L/min
	・抗血栓性が保証される最低拍出量	1.5L/min
Sサイズ	・1回最大拍出量	20mL
	・最大拍出量	1.8L/min
	・抗血栓性が保証される最低拍出量	0.8L/min

● Diastolic Position

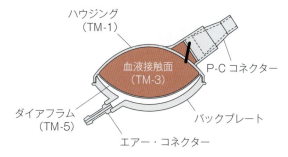

● Systolic Position

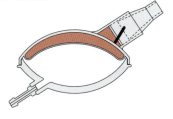

図1　ニプロ補助人工心臓セット（実際の販売はLサイズのみ）

Ⅲ　補助人工心臓の特徴と各セットアップ・管理のポイント！

III 補助人工心臓の特徴と各セットアップ・管理のポイント！

1 ニプロ補助人工心臓（東洋紡，国立循環器病研究センター型）

②植え込み手術時のデバイスセットアップ

セット 表1 内の各々構成品を清潔操作にて取り出す。外側のアルミの袋は遮光用でアルミ袋内は滅菌されていないことに注意を要する。

血液ポンプおよびカニューレの洗浄

- ヘパリン生食水で血液ポンプおよびカニューレをそれぞれ3回洗浄する。ポンプの空気チャンバー側に生食水が入らないよう注意する。
- 血液チャンバー内に気泡が付着しないようゆっくりとポンプ内に生食水を注入し，満たされたら気泡を立てないように生食水を捨てる。この操作を3回繰り返してポンプ内を洗浄し，新たにヘパリン生食水で満たしてシリコン栓をしておく。
- カニューレ，カフ，金属コネクターも十分に洗浄する。

送血カニューレ人工血管のプレクロッティング（KYO method[1]）

フィブリン糊（ベリプラスト，ボルヒールなど）のフィブリノゲン末（バイアル1）をアプロチニン液（バイアル2）全量で溶解し，A液とする。トロンビン末（バイアル3）を，アプロチニン液量と同量の塩化カルシウム液（バイアル4）で溶解し，B液とする。A液を人工血管の網目に十分にしっかりと擦り込み，B液を塗布する。人工血管全体のプレクロッティングにフィブリン糊を3ccほど使用する。

フィブリン糊によるプレクロッティングを完璧に施すことで，VAD離脱時や心臓移植時のポンプ摘出時の周囲組織と送血管人工血管の癒着が回避でき，摘出手術が容易になる。施設によっては人工血管をシールドグラフトに取り換えているが，手間とコストを考慮した場合，フィブリン糊プレクロッティングが優れている。

表1 ニプロ 補助人工心臓セットの内容（350万円）

セット構成品（滅菌）			付属品		
①血液ポンプ	1個		①シリコン栓	2個	
②送血用カニューレ	1本		②タイバンド	10本	
③脱血用カニューレ	1本		③駆動チューブ	1本	
④左室心尖部装着用カフ	1個				

文献

1) Hisagi M, Nishimura T, Ono M, et al: New pre-clotting method for fibrin glue in a non-sealed graft used in an LVAD: the KYO method. J Artif Organs 13: 174, 2010.

（許　俊鋭）

III 補助人工心臓の特徴と各セットアップ・管理のポイント！

1 ニプロ補助人工心臓（東洋紡，国立循環器病研究センター型）

③植え込み手術のポイント

体外循環と皮下トンネル

- 開胸後，まずは皮下トンネルを作成する。送血管の人工血管と塩化ビニルチューブの接続部分が横隔膜レベルになると想定してベロア部分が皮下にちょうどすべて埋まる位置の皮膚に切開を置き，皮下脂肪層を分け，腹直筋鞘前葉を切開する。送血管・脱血管での出血に気をつけつつ，腹直筋鞘内を貫通させる位置で心嚢側から腹直筋鞘に切開を置く。産婦人科用のブジーでこれらの経路を徐々に太くする（送血管は18Fr，脱血管は19Frまで拡大するとちょうどいい大きさとなる）。止血を確認したうえでヘパリンを投与し，上行大動脈送血，上下大静脈脱血で人工心肺を確立する。送血管は中枢寄りでのVAD送血人工血管の吻合を想定し，通常よりも遠位に挿入するイメージでタバコ縫合の糸かけをする。

送血管装着

- 送血管に装着されている人工血管は多孔性で，そのままでは血液の漏出がきわめて多いため，あらかじめ「プレクロット」処置をしておく必要がある。フィブリン糊を全長に渡って人工血管繊維に塗りこんでおく。別の方法としては，人工血管をシリコンチューブとの接続部分近くで切離し，別の12～14mm径のシールド人工血管（Gelweave®など）と吻合することで置換する。それらの人工血管を適当な長さで切断のうえ，上行大動脈に5-0モノフィラメント糸で吻合する 図1 。吻合場所は，将来の心臓移植時の大動脈遮断および離断・吻合スペースを確保するためにも，近位上行大動脈（上行大動脈近位部の帯状の脂肪組織付着部位が目安）で，正中よりやや右側面寄りが望ましい。
- 吻合は通常中枢側マットレス縫合後連続吻合で行うが，人工血管が比較的硬いため，慎重な操作を要する。柔らかくハンドリングしやすい別の人工血管に置換した場合は，術者の好みに応じてパラシュート吻合から開始することも可能である。針穴からの出血防止のために外膜も一緒に吻合する。VAD駆動を開始するとこの吻合部から出血しやすいので，吻合部にもフィブリン糊を塗布する。

脱血管装着

- 脱血カフのフェルトにも送血人工血管へのプレクロット操作と同じようにフィブリン糊を染みこませておくと，後の出血を低減できる。

- 補助人工心臓装着適応となる患者は一般に左室の駆出力が高度に低下しているため，心尖部を挙上し心尖部切開部から左室にベント用の吸引カテーテル（いわゆる「ドボン」）を挿入することで，心拍動のままで脱血管の装着が可能である。
- 脱血カフ装着位置を脱血管先端が僧帽弁に向かうように左室心尖部に決め，人差し指が通るぐらいの孔を開ける。10×15mm程度の大きめのプレジェット付3-0モノフィラメント糸を8〜12針全周性にかける。まず全層に針を通し内腔に針を抜いた後，針を180度返し，左室壁1/3程度の深さから刺入して孔の辺縁から5mm程度離れたところに刺出する。脱血カフの「つば」部分に順次糸をかけ結紮し，心尖部に装着する 図2 。
- その後，皮下トンネルから血液ポンプ装着側の脱血管を体外に出す。
- 脱血カフ（シリコン部分）を3本の鉗子で支持し，脱血管を挿入する。カフの上縁と脱血管の白いフェルトコーティングとが接するレベルまで挿入する必要がある。脱血カフをタイバンドで固定する。タイバンドのかしめ部は離脱時に正中切開創から見つけやすいように9時の部位に置く。
- 脱血カフ装着部（「つば」周囲と針刺出部付近）にサージセル®コットンやフィブリン糊などを貼付・塗布し，出血防止と針穴からの空気吸込みを防止する。

血液ポンプ装着

- 皮下トンネルより送血管を体外に出す 図3 。
- 送・脱血管に血液を充填し，空気を抜いた後にクランプをかけ，適当な長さで切断し，ポンプに取り付ける。助手がシリンジでヘパリン生食を注入し気泡の混入を防ぎながら，脱血側から先に接続する。
- チャンバー内に気泡がないことを確認後，ポンプと送・脱血管をそれぞれ2本のタイバンドで固定する。まず金属カニューラの段差部分のポンプ側で固定し，さらに金属コネクター先端部にタイバンドの片端が位置するように固定する。

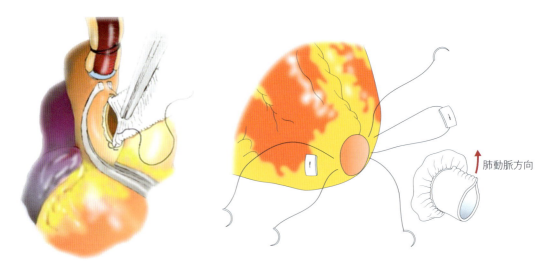

図1 ニプロVAD送血人工血管の近位上行大動脈への吻合　　図2 ニプロVAD左室心尖脱血管用カフ縫着

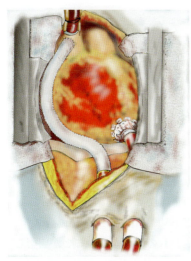

図3 ニプロVAD左室脱血方式における送・脱血管装着図

血液ポンプの駆動

- 駆動は最初は手動で行う。すなわち，短切した駆動チューブにカテーテルチップの50 mLシリンジを差し込んだものをチャンバーに接続し，チャンバーを持ち上げつつシリンジで数回空気を出し入れし，空気の混入がないことを確認後，長い駆動チューブおよび駆動装置に切り替える。その後，体外循環から徐々に離脱する。体外循環終了時に駆動陰圧−50 mmHg，駆動陽圧＋200 mmHg，駆動回数85 bpm，％Systole 30〜35％となることを目標に，チャンバー内の血液の充満具合を確認しながら各パラメータを目標値に近づけつつ体外循環からの離脱を進めるのがコツである。
- 閉胸時にはGore-Tex®メンブレンで送血人工血管も含めて心臓前面を被覆し，再開胸に備える。送血人工血管は正中創の真下にならないように，やや右側に配置されるような長さが望ましい。また送血人工血管を別個のGore-Tex®メンブレンでくるんでおくと，次回手術時の心表面との癒着剥離が容易となる。

（縄田　寛）

III 補助人工心臓の特徴と各セットアップ・管理のポイント！

1 ニプロ補助人工心臓
（東洋紡，国立循環器病研究センター型）

④ポンプ駆動のポイント

　駆動装置は空気駆動型で，現在は据置型駆動装置VCT-50χとポータブル駆動装置Mobart NCVC®を臨床使用している。1986年の東洋紡VAD臨床治験開始以降，当初は一台の装置で両心補助が可能なVCT-100，VCT-200（VCT-100にIABP駆動システムを付加した装置）が用いられていた。次第に両心補助が行われる頻度が低いことが判明しVCT-100，VCT-200は製造中止となり，片心補助用VCT-50χやポータブル駆動装置Mobart NCVC®に移行した 図1 。

VCT-50χ

- 左右どちらかの片心補助に用いるが，2台同時に同期駆動を行うことで両心補助も可能である。
- 駆動時には拍動数・陽圧・陰圧・% Systoleを設定し，ダイアフラムの膨らみ具合および超音波流量計による流量を最適に調節するマニュアルモードを基本としている。駆動は心電図に同期した同期モードと非同期モードがある。心電図モニター，圧トランスデューサーアンプを内蔵している。
- 通常，外部空圧源（壁陽圧・陰圧），AC電源を使用するが，これらのバックアップとして空圧ポンプ（エアコンプレッサー）・バッテリーが内蔵されていて，必要時に自動的に

a：Mobart NCVC® 　　b：VCT-50χ（片心補助）　　c：VCT-200（両心補助）

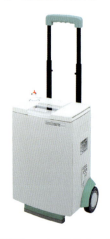 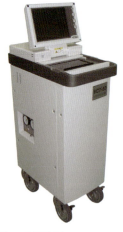 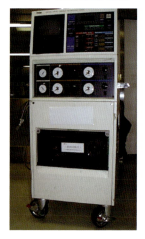

図1 ニプロ補助人工心臓の駆動装置
現在，MobartとVCT-50χは発売されているが，VCT-100，200は発売されていない。

作動して駆動を継続させる。
- 据置型駆動装置で本装置を使用するときは，必ずバックアップの機器を準備する。
- バッテリーは常時充電すること（バッテリー駆動は満充電した状態で30分以内）。バッテリー低下のアラームが発生した場合は，直ちにAC電源を接続すること。
- 装置を交換したときは，必ず血液ポンプのダイアフラム膜の動き，血流量などの指標により血液ポンプが安全な状態で駆動されていることを確認すること。
- 使用中は駆動条件が変更されないように，操作パネルのLOCKスイッチをONにする。

小型駆動装置：Mobart NCVC®

- VCT-50χは大きさ・重量・消費電力など，リハビリテーションや施設間移送に際して不便があり，2003年にMobart NCVC®が開発された。
- Mobartの空気駆動圧の発生はエアコンプレッサーではなく，小型・高性能の容積変化型アクチュエーターが使用され，騒音（最大騒音は約43 dB）も大きく改善された。
- 大きさは，幅33 cm×高さ43 cm×奥行24 cm，本体重量13 kg，バッテリー0.8 kg/unit（2個搭載可能）で，2輪のキャリーバッグ方式にて移動できる構造となっている。
- 高い精度でのポンプ流量値計測とそれに伴う警告最低流用値設定が可能となったこと，マイクロプロセッサの暴走検出機構を搭載し，検出時にはリセットされるシステムとなっている。液晶ディスプレイの上段に血液ポンプ吐出流量値・流量低下警報設定値が表示されている。流量情報値は，誤差を10％以内となるように設計されていて流量測定用の超音波プローブの必要度を少なくすることに貢献している。
- VCT-50χと同様，拍動数・陽圧・陰圧・% Systoleを設定し，ダイアフラムの膨らみ具合および超音波流量計による流量を最適に調節するマニュアルモードを基本としているが「心電図同期モード」は搭載していない。
- VCT-50χには搭載していない陽圧・陰圧を固定し，ストロークボリュームを設定することで，最適な拍動数と% Systoleを自動調節する「オート拍動モード」を搭載している。
- ニッケル水素電池を2個搭載しており，1個で約1時間の駆動が可能で，2時間まで無交換にて連続使用が可能である。消費電力も従来機種が400～500 Wと非常に高かったが，Mobartでは50 W以下となっている。

基本的なポンプ駆動方法

▲ ポンプ駆動の開始（体外循環からの離脱）

- 最初手動ポンプ 図2 または50cc浣腸器で軽くポンプ駆動し，楽にポンプが充満し気泡の吸い込みが無いことを確認する。大動脈基部に気泡除去用のAir針を立て，頭部を低くし脳に空気が行かないように配慮する。
- 経食道心エコー（TEE）で左室サイズを確認しながら5～10分程度手押しでポンプ駆動をする。
- 問題が無ければ駆動チューブをVCT-50χに接続し，装置駆動に切り替える。

- 左心補助の最初の装置設定は，駆動陰圧0〜25mmHg，駆動陽圧は＋100〜150mmHg，駆動回数30回/分，％Systole 10〜20％に設定する。
- TEEで左室・右室のサイズを確認しながら左室が虚脱しないよう，体外循環血流量を徐々に下げながら，駆動条件を上げていく。左房・左室内に残留気泡が無いこともTEEで確認しながら体外循環を停止する。最終的な駆動条件は，駆動陰圧40〜50mmHg，駆動陽圧は＋200〜220mmHg，駆動回数70〜90回/分，％Systole 30〜40％に設定する。
- 右心補助の設定は初期設定，駆動陰圧0mmHg，駆動陽圧は＋50mmHg，駆動回数30回/分，％Systole 10〜20％程度に設定する。肺高血圧や右心不全の程度にもよるが，安定期に入ったならば駆動陰圧10〜30mmHg，駆動陽圧は50〜70mmHg，駆動回数70〜90回/分，％Systole 30〜40％に設定する。右心補助の条件は，あくまで左心補助とのバランスを考慮して調整する。

安定期のポンプ駆動

- 表1 で示すようにポンプ駆出流量には多くの要因が絡むので，"full fill and full empty"でポンプを駆動するように調節し，ドプラ血流計で通常の体格（体重40〜70kg）で4〜6L/minが得られるようにする 図3 。

（許　俊鋭）

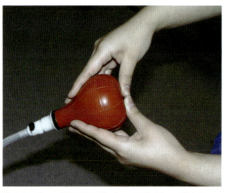

図2 ポンプ駆動開始時は手動ポンプ使用

表1 駆出流量に影響する要因

① 駆動陽圧
② 駆動陰圧
③ 駆動回数
④ ％Systole
⑤ 駆動チューブの長さと空気粘性抵抗
⑥ ダイアフラムの応答性
⑦ 人工弁抵抗と人工弁の応答性
⑧ カニューレの抵抗
⑨ 後負荷
⑩ 前負荷
⑪ 血液粘性

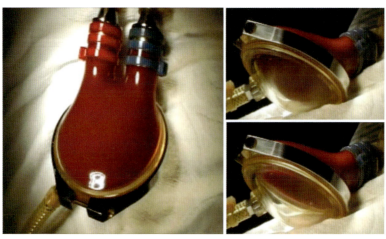

図3 安定期の"full fill and full empty"のポンプ駆動状態

Ⅲ 補助人工心臓の特徴と各セットアップ・管理のポイント！

1 ニプロ補助人工心臓（東洋紡，国立循環器病研究センター型）

⑤機器管理のポイント（チェックリスト）

- VCT-50χは内蔵されたコンプレッサーにより駆動陽・陰圧を発生させて連続駆動が可能である。通常はコンプレッサーの音も大きいため，外部空圧源（圧縮空気および吸引の配管），AC電源を使用して管理する。
- バッテリー駆動とすることで移動可能で，バッテリー満充電での駆動は30〜60分（バッテリーの劣化具合により変動）である。バッテリー消耗による駆動停止は重大な事態となるので，移動時間を十分に考慮する必要がある。
- また，ポンプ内に少量の血栓形成が生じた場合，抗凝固療法を強めることで血栓を溶かす処置を行う。しかし多量の血栓や可動性の血栓が形成された場合，ダイアフラムの破損が考えられた場合は可及的速やかにポンプの交換を行う。
- 駆動ケーブルがねじれたり折れたりしてチャンバー（シリコンメンブレン）に圧が正しくかからなくなってもアラームを発する機構がないため，駆動ケーブルのねじれには常に注意を払う必要がある。
- 日々の管理において東京大学医学部附属病院では，VCT-50χについて次のようなチェックリストを用いて安全を確保している。

・非常電源に接続されている
・陽陰圧チューブが接続されている
・本体の車輪がロックされている
・本体の異常（破損，発熱，異音，異臭）がない
・駆動チューブの異常（破損，ねじれ）がない
・キーロックがかかっている
・エラー表示がない
・手押しポンプがある
・非常時に送脱血管をクランプするためのチューブ鉗子が2本ある
・バッテリー残量が十分である

（縄田　寛）

III 補助人工心臓の特徴と各セットアップ・管理のポイント！

2 AB 5000

①システムの特徴

Check it!
- 血液ポンプの駆動はポンプ内の充填を感知することで自動で拍出を行うfill-to-empty式を採用しているため，拍動数，ポンプ駆動圧などの設定はない。
- 脱血量は内蔵コンプレッサーによる陰圧によって調整が可能。

　AB 5000は陽陰圧空気駆動，拍動流式の体外設置型補助人工心臓である。血液ポンプは血液，空気側ともにゴム状の伸縮可能なポリウレタン製の2つのブラダーをハウジング内に有した充填量100 mL（一回拍出量約95 mL）の血液ポンプである。ポンプの流入出部にはABIOMED社の完全埋込型補助人工心臓AbioCor®に用いられているポリウレタン製の人工三尖弁が採用されており，血行力学的に自然な流れを作りポンプ内の乱流を最小限に抑えている。これらには抗血栓処理としてAngioflex®が施されたポリウレタンを用いることで抗血栓性の向上も期待されている 図1, 図2 。

　駆動装置としてはコンソールとポータブルドライバーの2種類があり，1台で左・右，両心の補助を行うことができる。また，コンプレッサーが内蔵されているため圧縮空気・吸引等の**医療ガス配管を用いることなく駆動が可能（Point）**であり，駆動陽圧，脱血陰圧を発生させる。

　血液ポンプハウジング内の空気の流れをドライブラインを介して感知することでポンプの充填状態を監視しており，充填が完了すると自動的に収縮期に移行する。よって操作者

a. 駆動コントロール　　　　　b. 血液ポンプ

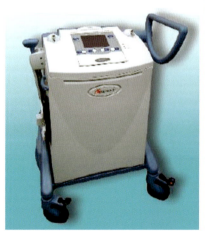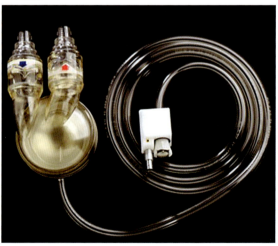

図1 AB 5000血液ポンプと駆動コンソール

①システムの特徴

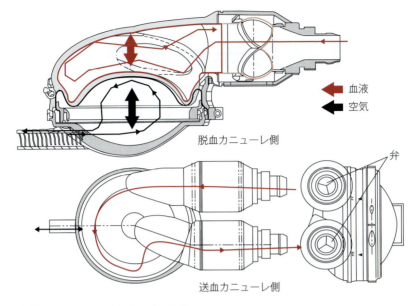

図2 AB 5000血液ポンプの構造

は血液ポンプのon-offと**脱血陰圧の設定のみを行うことで,収縮・拡張期の切り替え,拍動数は自動で制御される(Point)**。

　また,緊急時の対処として停電や搬送に備え内臓バッテリーが装備されており,45分間のバッテリー駆動が可能となっている。機械的な故障に対してはハンドポンプが常備されており駆動装置が停止した際は手動操作が可能であり,ハンドポンプ1つで2つのポンプを同時に駆動することができるため両心補助の手動操作も可能となっている。

(寒河江　磨)

Ⅲ　補助人工心臓の特徴と各セットアップ・管理のポイント!

III 補助人工心臓の特徴と各セットアップ・管理のポイント！

2 AB 5000
②植え込み手術時のデバイスセットアップ

▼ 必要物品 図1

- 血液ポンプ : 1セット
- プライミング液(生理食塩液) : 5 L
- バルブシリンジ : 1個
- 底の深い容器(血液ポンプ全体が浸かる程度) : 1個

　充填を開始する前にハンドポンプを用いてポンプ内ブラダーが正常に収縮・拡張することを確認する。問題がなければポンプ流入出部にクランプ付プライミング用チューブを接続し、バルブシリンジなどでポンプ内をプライミング液で満たす。その後、血液ポンプが浸かる程度にプライミング液を満たした容器にポンプを沈め、ハンドポンプを用いポンプ内の空気の除去を行う。ハンドポンプでの駆動を数回行った後、流入出部のクランプを閉じ容器から取り出し残存空気の確認を行う。空気が残っているようならポンプを軽く叩くなどして流出部近辺に空気を集め、ハンドポンプによる駆動を繰り返す。**流出側三尖弁付近は空気が残存しやすい(Caution!)**ため念入りな確認が必要となる。

　ポンプが浸かるような底の深い容器が準備できない場合は、バルブシリンジなどを用い血液流入側からプライミング液を流入させる。ポンプ内が満たされたら流出側から液を捨て再度ポンプ内を満たす。この工程を数回繰り返し空気の残存がなくなったらプライミング用チューブのクランプを閉じプライミングを終了する。

(寒河江　磨)

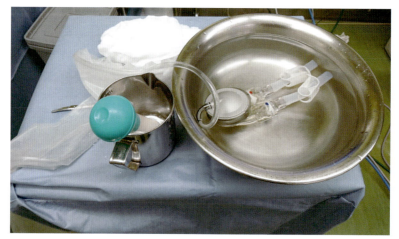

図1 血液ポンププライミング時必要物品

Ⅲ 補助人工心臓の特徴と各セットアップ・管理のポイント！

2 AB 5000

③植え込み手術のポイント

　人工心肺のセットアップは，通常の開心術に準ずる。装着の対象となる患者の多くはINTERMACS profile level 1が多く，血液凝固能が破綻していることがある。送血管には，φ10mmのHemashield Gold®（コラーゲンコーティング）が用いられているが，人工血管の針穴や人工血管そのものからのoozingの止血に難渋することが多い。

> **Point** off-label useとなるが，スキンカフ端から5〜10mm離れたポリウレタンの部位で離断し，J-Graft Shield Neo® 14mmに置換している施設もある。

　上行大動脈への吻合は，人工血管を30〜45°相当にbevelingし，4-0 or 5-0モノフィラメント糸を用いた端側吻合を行う。駆動開始後の止血は困難なため，テフロン®フェルト／自己心膜ストリップを用い，遮断解除前にsurgical glueを噴霧するなど止血対策を入念に行う。
　脱血管はφ32／42Frの2サイズで，長さはregularとshortが選択可能であるが，多くは42Frが選択される。心尖部カフは，Hemashield Gold®とテフロン®フェルトで構成され，人工血管の長さはregular cannulaにあるマーカー間と同じである。
①刺入予定部位に，固定糸を8〜12本等間隔にかける。心尖部カフのフェルトシートを，円形にトリミング（最低10mm幅）する。
②縫着糸をカフに通した後，誘発心室細動もしくは心室ペーシング（180〜200bpm）下に，No.11メスで挿入部位（触診での心尖部よりやや前方かつ外側）へ十字切開を加える。心筋はこの時点で採取する。心尖部血栓が疑わしい場合，心尖部を円形にくりぬき血栓を摘除する。

> **Point** 42Frカニュラを採用した場合，NIPRO LVAS用の心筋パンチャーを用いることが口径差なくコアリングができる。

③ケリー鉗子などで左室内腔に達したことを確認し，心尖部カフに通した脱血管を愛護的に刺入する。この際，脱血管開口部は心室中隔を向くほうが良好な脱血が得られることが多い。
④刺入長は経食道エコーやepicardiac USで確認し，血管テープやタイバンドで固定後，腹壁外に導出する。心筋切開，固定糸刺入，カフ縫着，脱血管刺入の順は異なってもよい。

> **Caution** ただし，カフ縫着後の心筋切開は，視野が狭く正確な刺入が難しいと思われ推奨しない。

（大岡智学）

Ⅲ 補助人工心臓の特徴と各セットアップ・管理のポイント！

2 AB 5000

④ポンプ駆動のポイント

　送脱血カニュラと血液ポンプとの接続は脱血側から行う．この際，忘れずに送脱血カニュラにカニューレリストレイントを装着しておく．人工心肺から血液を戻し人工呼吸を再開することで左室内腔に十分に血液を満たし，ハンドポンプを用いてゆっくり脱血・拍出を行い空気の残存がないことを確認する．ポンプ駆動は，ポンプ内の充填をコンソールが感知することで自動的に拍出を行うfill-to-empty式を採用しており，駆出圧は固定だが（LVAD 420 mmHg／RVAD 300 mmHg），脱血圧は，−35〜−100 mmHgの範囲，5 mmHg刻みで可変である．

　通常は，十分な前負荷（ただし中心静脈圧＜15 mmHg），強心剤投与（dobutamine, milrinone, epinephrine），肺血管抵抗を下げるためにcarperitide, nitroglycerin, $PaCO_2$ 35〜40 mmHgを目標とした人工呼吸器の設定，場合により一酸化窒素（10〜20 ppm）投与を併用し，右心不全対策を十分に行ったうえで人工心肺からいったん離脱し，その後ポンプの駆動を開始する．十分な循環血液量が得られない場合は，右室補助（RVAD）追加を考慮する．

Caution
駆動開始時は脱血圧を−35 mmHgとし，空気引き込みを防止する．また，十分な左室前負荷をかけて，経食道エコーにて左室内腔のサイズ，脱血カニュラの位置・深さを確認し，問題があれば修正する．

Point
心室中隔の形態は，適切な左室前負荷のよい指標である．脱血管の位置に物理的な問題がなければ，通常−35 mmHgの吸引圧でも十分な脱血が得られる．吸引圧を高くすることでポンプ充填の時間が短縮され拍出回数増加，つまり拍出量増加につながるが，過度の陰圧により溶血や空気引き込みの危険性が増加する．IABPとの併施は不可である．

（大岡智学）

III 補助人工心臓の特徴と各セットアップ・管理のポイント！

2 AB 5000

⑤機器管理のポイント

Check it!
- ドライブラインが屈曲に弱く，長さも短いため，屈曲対策や延長も検討。
- コンソールにはアラーム履歴機能を有していないため事後の確認は不可能。

- ドライブラインには血液ポンプ接続部とコンソール接続コネクター付近に屈曲防止のため補強のワイヤーが内装されているが，**中間部には補強がないため屈曲を起こしやすい(Caution!)**ため注意が必要であり，OA機器のケーブル結束チューブなどを用いた屈曲対策や，ドライブラインの全長が他機種に比べ短いため患者の行動範囲によってはドライブラインの延長も考慮するべきである。延長に関しては**純正のドライブラインの2倍程度までならポンプの駆動に支障をきたすことなく延長が可能(Point)**となるため，6 mmチューブやドライブラインを用いて延長を行う。
- コンソールにコンプレッサーが内蔵されているため医療ガス配管を必要としない点は駆動場所の選択の幅が広がり有益だが，常にコンプレッサーの駆動音がするため音への配慮も必要である。
- **血栓に関しては流出側弁付近に好発(Caution!)**するため注意が必要である 図1 。**構造上血液ポンプ内全体の血栓確認は困難(Caution!)**であるが，使用後の血液ポンプの観察でもポンプ内血栓を認めることは稀であるため，流出弁付近を中心に目視可能な範囲で確認を行う。
- アラーム履歴に関しては，ポータブルドライバーでは履歴機能を有しているため事後に確認が可能となっているが，コンソールには履歴表示機能を有していないためアラーム

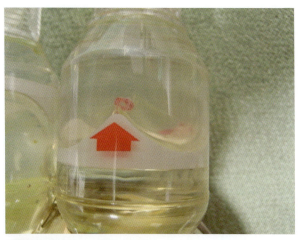

図1 流出側弁に付着した血栓

発生時に本体の液晶部を確認しなければ異常状態の確認ができないため注意が必要である。
- ハンドポンプにて手動操作を行う際の注意点としては，使用時LEFT，RIGHTのポートによりハンドルの押し引きとポンプの充満，駆出が逆のタイミング（LEFT使用時はハンドルを押すとポンプが充満，引くことで駆出）で行われるため確認が必要となる。また，**シャトルスイッチでAB 5000を選択せずに操作を行うと1回駆出量がBVS 5000の血液ポンプ駆出量の75mLとなる（Point）** ため低拍出になる恐れがある。手動操作の際はシャトルスイッチでAB 5000が選択されていることを確認してから手動操作を行う 図2 。

（寒河江　磨）

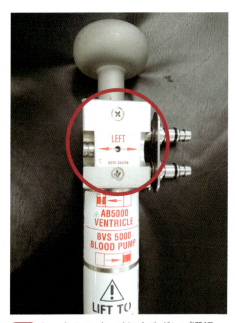

図2 シャトルスイッチによるポンプ選択

Ⅲ 補助人工心臓の特徴と各セットアップ・管理のポイント！

3 Berlin Heart EXCOR®
①システムの特徴

Check it!
- ▶ 新生児から小児に対して使用することが可能な体外設置型・空気駆動式のVADである。
- ▶ Systolic PressureとDiastolic Pressure，Pump Rate，Systolic Durationの4つのパラメーターを設定する。
- ▶ 駆動装置Ikusはコンプレッサーのみで駆動し，1台で両心補助を行うことができる。

Berlin Heart EXCOR® Pediatric 図1 は，新生児から小児に対して使用することが可能な体外設置型・空気駆動式のVADである。血液ポンプ 図2 には10，15，25，30，50，60 mLと6種類のサイズがあり，10，15，25，30 mLポンプは，それぞれ体重2.5〜8.5 kg，

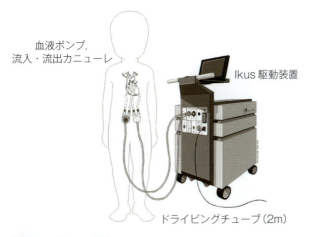

図1 システムの概略

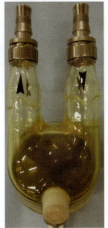
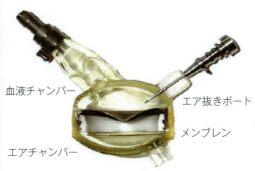

図2 血液ポンプ

7～15 kg，14～26 kg，17～31 kgに適応している。10，15，25，30 mLポンプの流入弁・流出弁にはポリウレタン製の三葉弁が使用されている。また，メンブレンは三層構造になっている。それぞれのメンブレンの間にはGraphite Powderが塗られており，三層目の空気チャンバー側にはGraphiteがコーティングされている 図3 。流入・流出カニューレにも多くのバリエーションがある。

　流入カニューレと流出カニューレは皮膚を貫通し，体外に設置される血液ポンプと接続する。血液ポンプはドライビングチューブによって駆動装置Ikusと接続され，血液ポンプのメンブレンに陰圧がかかることで血液ポンプ内に血液が流入し，陽圧がかかることで血液ポンプから血液が流出する。設定するパラメータは血液ポンプに供給する陽圧と陰圧の大きさ［それぞれSystolic Pressure（収縮期駆動圧），Diastolic Pressure（拡張期駆動圧）］，Pump Rate（拍動数）およびSystolic Duration（相対的収縮期）の4つである。

　Ikus駆動装置 図4 にはドライビングチューブの接続口が2カ所あり，1台で両心補助を行うことができる。内蔵のコンプレッサーのみで駆動するが，独立したコンプレッサーが3つ内蔵されており，駆動中のコンプレッサーに異常が発生した場合でも，ただちに別のコンプレッサーによって駆動が継続されるような安全対策が施されている。Ikusの内蔵バッテリーによる駆動保証時間は30分である。

（柏　公一）

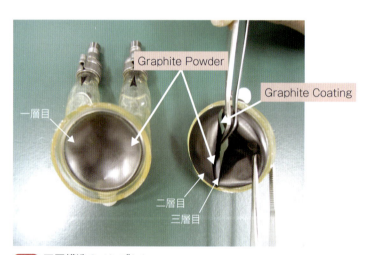

図3　三層構造のメンブレン

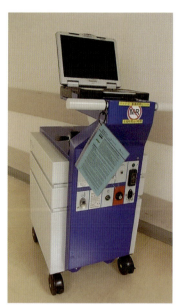

図4　駆動装置Ikus

3 Berlin Heart EXCOR®
②植え込み手術時のデバイスセットアップ

Check it!
- 駆動装置Ikusはウォーミングアップをさせておく。
- 血液ポンプはあらかじめ，洗浄とエア抜き，充填を行っておく。

　Ikusは駆動開始の2時間前には自己診断を完了させ，ウォーミングアップをさせておく。ウォーミングアップはタンクユニット 図1 をIkusに接続し，Systolic Pressure：200mmHg，Diastolic Pressure：0mmHg，Pump Rate：70回/分，Systolic Duration：40％の設定で行う。駆動開始前になったらウォーミングアップを止め，駆動方式［Univentricular（UVAD）か，Biventricular（BiVAD）］，ポンプサイズ，カニューレサイズ，初期設定値（Systolic Pressure：100mmHg，Diastolic Pressure：−5mmHg，Pump Rate：30回/分，Systolic Duration：40％）を入力する。

　血液ポンプはあらかじめ，生理食塩水で数回洗浄し，その後，エア抜きと充填を行っておく。洗浄と充填はエア抜き用ポートに脱気用の針を刺して行う 図2 。

（柏　公一）

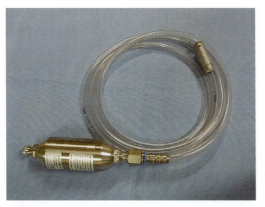

図1 タンクユニット

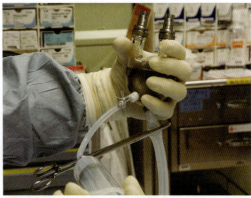

図2 洗浄，エア抜き，充填の方法
エア抜き用ポートに刺した脱気用の針を介して行う。

Ⅲ 補助人工心臓の特徴と各セットアップ・管理のポイント！

3 Berlin Heart EXCOR®
③植え込み手術のポイント

人工心肺の確立

　胸骨正中切開にて行う。補助人工心臓装着術では術後の出血を抑えることが重要であり，止血を丁寧に行う。

　心尖部を起こす必要があるため，皮膚切開は剣状突起よりやや尾側まで伸ばす。血行動態が比較的安定している場合は，この時点で心尖部の位置を確認し，心尖部カニューレおよび送血カニューレの皮膚貫通部の位置を決定する。可能であればヘパリン注入前に皮下トンネルを作成するのが望ましいが，人工心肺開始後でも構わない。皮下トンネルは腹直筋の背側（後鞘の前面）を剥離し，トンネルが腹腔内に出ないように注意する。また，皮膚切開をあまり大きくし過ぎるとカニューレの固定が悪くなり感染を起こしやすくなるので，注意する。

　上行大動脈送血，上下大静脈脱血にて人工心肺を開始する。上行大動脈の近位部に送血カニューレを縫合するため，人工心肺の送血の位置は，なるべく上行大動脈の遠位部に置く。

　左心ベントはなくても手術可能だが，特に乳児の場合，心臓の脱転操作などによって容易に肺うっ血から肺出血をきたすことがあるため，東京大学医学部附属病院では右上肺静脈から左房ベントを挿入している。

心尖部カニューレの装着

　左室を脱転し，背側にガーゼを置いて心尖部を持ち上げる。左前下行枝を確認して心尖部側壁の切開予定部をマーキングするが，このとき，左室をある程度張らせた状態でマーキングを行う必要がある。心尖部カニューレ挿入部は小児の場合，左前下行枝から約2 cm程度となる。まず，心尖部カニューレよりやや小さい程度を目安に，中隔から遠位の部位から円柱状に切除を行う。血栓の有無を確認し，必要があれば除去する。心尖部カニューレが挿入できることを確認する。

　心尖部に4-0または5-0モノフィラメント糸に5×3 mm程度の大きさのプレジェットをつけ，8～10針でマットレス縫合を 図1 のごとく置く。心外膜側から刺入し，左室内腔に至り，筋層から刺入して心外膜側へ刺出する。心尖部カニューレは斜めに切られており，長い側が側壁側にくるように挿入する（開口部が中隔側を向くようにする）。

　心尖部カニューレの縫合が終了したら，心尖部に力がかからないように注意しながら皮下トンネルからカニューレを引き出す。

送血カニューレの装着

　送血カニューレの吻合は次回の移植手術のことを考え，できるだけ基部近くにする。また，

胸骨からの圧迫および右室の圧迫を防ぐため，上行大動脈のやや右側につけるのが望ましい。送血カニューレは皮下トンネルから先に通しておいて，その後上行大動脈との縫合を行う。

　送血カニューレはそのままでは上行大動脈に縫合するのは難しく，多くの施設で人工血管を間置している。東京大学医学部附属病院ではNguyenの方法[1]と同様に，6mmの送血カニューレの場合は，送血カニューレの先端に10mmのPTFEグラフトをかぶせ，2号絹糸で外側から結紮固定を行い，4-0モノフィラメント糸で4針固定を行う 図2 。

　上行大動脈にサイドクランプをかけ，切開し，5-0または6-0モノフィラメント糸でグラフトと上行大動脈を縫合する。10mmの送血カニューレの場合は，12mmのグラフトを5-0モノフィラメントで縫合し，これを同様に上行大動脈に縫合する。

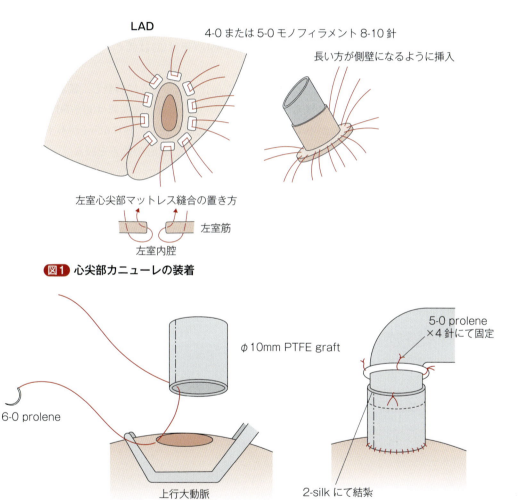

図1 心尖部カニューレの装着

図2 送血カニューレの装着

文献

1) Nguyen K: A technique for implanting outflow cannulas for Berlin Heart EXCOR ventricular assist device in small pediatric patients. J Thorac Cardiovasc Surg 142: 223-224, 2011.

（平田康隆）

Ⅲ 補助人工心臓の特徴と各セットアップ・管理のポイント！

3 Berlin Heart EXCOR®
④ポンプ駆動のポイント

　ポンプの設定パラメータは①収縮期駆動圧(mmHg)，②拡張期駆動圧(mmHg)，③拍動数(bpm)，④相対収縮期間(%)の4項目である 表1 。

　ポンプのメンブレンをよく観察して，完全充填／完全駆出(full fill/full empty)を目指して調整し，可能な限り収縮期駆動圧，拡張期駆動圧(絶対値)は低くすることがポイントとなる。

　拍動数は，患者の体重に合わせた心拍出量が確保されるように調整し，装着後体重が増加すれば，それに合わせて拍動数を増加させていく。相対収縮期間は30〜50％で調整されることが多いが，emptyが不十分であれば収縮期間を長く，逆にfillingが不十分であれば収縮期間を短く(＝拡張期間を長く)することによってfillingの改善を図る。

(平田康隆)

表1 ポンプ設定パラメータ

パラメータ	可能な範囲	<↓>/<↑> 次の単位で調節	<Bild-↓>/<Bild-↑> 次の単位で調節
収縮期駆動圧(mmHg)	60〜350	2.5	25
拡張期駆動圧(mmHg)	0〜−100	2.5	25
拍動数(bpm)	30〜150	1	10
相対収縮期間(%)	20〜70	1	10

Ⅲ 補助人工心臓の特徴と各セットアップ・管理のポイント！

3 Berlin Heart EXCOR®

⑤機器管理のポイント（チェックリスト）

Check it!
- ▶ 機器の点検はチェックリストに基づいて行う。
- ● 血栓，タイガンベルトの締め付け位置についても確認を行う。
- ● Ikusは駆動2,000時間もしくは先のメンテナンスから6カ月経過時に定期点検を行う。

　日常点検は，血液ポンプと駆動装置が正常に動作しているかを確認することが中心となる。血液ポンプのチェック項目としては，①メンブレンの動き，②血栓の有無，③外観，破損の有無が挙げられる。血液ポンプのメンブレンはfull-fill, full-emptyで動いているかを確認し，収縮不全や拡張不全が起きている場合はその原因を検索する。VAD装着患者の重篤な合併症の1つに，血栓による脳塞栓症が挙げられる。EXCOR®の血液ポンプは体外に設置されているため，血液ポンプ内に形成された血栓を観察することが可能である。観察時には，懐中電灯や鏡を用いて丁寧に観察する。血栓が好発する部位としては，血液ポンプのウレタン弁の縁やポンプの辺縁部が挙げられる　**図1**　。血栓形成が認められた場合は，大きさの変化や浮遊の有無などにも注意して観察し，場合によっては緊急で血液ポンプの交換を実施することも考慮する必要がある。また，関係する医療スタッフが情報を共有することができるように，血栓が形成された場所やその大きさについて，経時的に記録に残すことが重要である。血液ポンプとカニューレの接続部分が外れる可能性もあるため，タイガンベルトが適切な位置で締まっていることも確認する。メンブレンが損傷した場合（孔が開いた場合）はメンブレンの間に血液や空気が入り込むため，収縮，拡張不全が生じることもある。収縮，拡張不全が起きていなくてもメンブレンの一層目が破損した場合は，血液ポンプ辺縁部に血液が垂れ込んで泡状になっている様子が観察される　**図2**　。メンブレンの三層目が破損した場合は，メンブレン間のGraphite Powderが多量にエアチャンバー側のハウジングやドライビングチューブに付着している様子が観察されるが，三層目のエアチャンバー側のメンブレンにコーティングされているGraphiteの剥がれと鑑別する

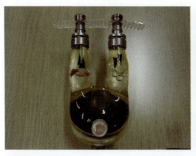
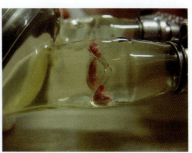

図1 血液ポンプのウレタン弁の縁にできた血栓

必要がある。

駆動装置の故障によって血液ポンプが動作しなくなった場合は，速やかに対処しなければならない。駆動装置には，手動で血液ポンプを動かすことができる専用の器具 **図3** が付属しており，バックアップの駆動装置が準備できるまでの間は手動で動かすことができる。

Ikusは駆動時間2,000時間もしくは先のメンテナンスから6カ月が経過した時点で定期点検を行う。 **図4** に東京大学医学部附属病院で使用しているチェックリストを示す。

（柏　公一）

a：メンブレンの起始部
b：メンブレンの一層目が損傷し，メンブレン起始部に血液が垂れ込んだ血液ポンプ

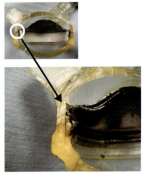

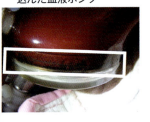

図2 メンブレン一層目が損傷した血液ポンプ

図3 手動ポンプ

Berlin Heart EXCOR® Pediatric 点検チェックリスト

		年　月　日 病室	年　月　日 病室	年　月　日 病室	年　月　日 病室
設定条件の確認	Systolic Pressure	mmHg	mmHg	mmHg	mmHg
	Diastolic Pressure	mmHg	mmHg	mmHg	mmHg
	Pump Rate	bpm	bpm	bpm	bpm
	Systolic Duration	%	%	%	%
	駆動時間	時間	時間	時間	時間
作動状況・外観の確認	作動音	□ 異音がしないこと	□ 異音がしないこと	□ 異音がしないこと	□ 異音がしないこと
	設置場所	□ 周辺環境 □ 車輪のロック	□ 周辺環境 □ 車輪のロック	□ 周辺環境 □ 車輪のロック	□ 周辺環境 □ 車輪のロック
	電源コード	□ 破損の有無 □ 固定状況 □ 非常電源への接続	□ 破損の有無 □ 固定状況 □ 非常電源への接続	□ 破損の有無 □ 固定状況 □ 非常電源への接続	□ 破損の有無 □ 固定状況 □ 非常電源への接続
	血液ポンプの外観	□ 破損の有無（メンブレンを含む）	□ 破損の有無（メンブレンを含む）	□ 破損の有無（メンブレンを含む）	□ 破損の有無（メンブレンを含む）
	ドライビングチューブ	□ 本体との接続状況 □ 破損の有無	□ 本体との接続状況 □ 破損の有無	□ 本体との接続状況 □ 破損の有無	□ 本体との接続状況 □ 破損の有無
	Ikus 本体の外観	□ 破損の有無	□ 破損の有無	□ 破損の有無	□ 破損の有無
	バッテリー残量ランプ	□ バッテリー残量ランプの点灯状況	□ バッテリー残量ランプの点灯状況	□ バッテリー残量ランプの点灯状況	□ バッテリー残量ランプの点灯状況
	キーボードのロック	□ ロックの確認	□ ロックの確認	□ ロックの確認	□ ロックの確認
	付属品	□ 手動ポンプ □ 鉗子（2本）	□ 手動ポンプ □ 鉗子（2本）	□ 手動ポンプ □ 鉗子（2本）	□ 手動ポンプ □ 鉗子（2本）
	血液ポンプ ダイアフラムの動き Fill/Empty	/	/	/	/
備考					
		確認者：	確認者：	確認者：	確認者：

図4 チェックリスト（東京大学医学部附属病院）

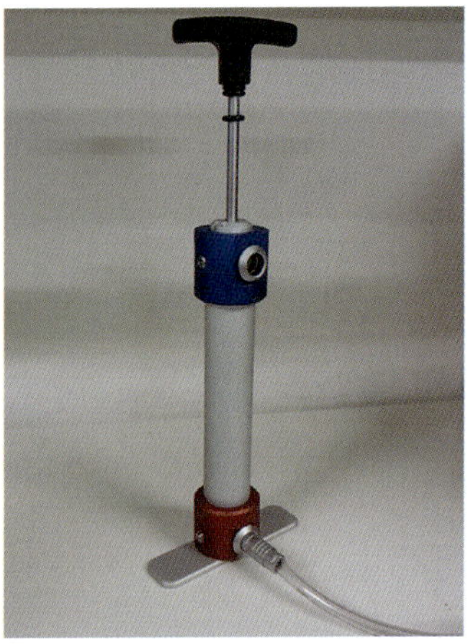

Ⅲ 補助人工心臓の特徴と各セットアップ・管理のポイント！

4 EVAHEART®・EVAHEART®2
①システムの特徴

概要

①EVAHEART®[1,2]は体内植込型補助人工心臓である 図1 。システムの基本構成は体内構成品と体外構成品からなり、体内に植え込まれる部分には左心室心尖部に挿入し血液ポンプを接続するインフローカニューレ、遠心式血液ポンプ、血液ポンプから上行大動脈に血液を送るアウトフローグラフトと、体外部分に位置する血液ポンプ等を制御するコントローラ、電源（AC/DCアダプタ、バッテリ）により構成される。体内に植込まれる血液ポンプと体外にあるコントローラを結ぶ血液ポンプケーブルには、血液ポンプに電源供給する駆動ケーブルと滅菌水を循環させるクールシールチューブが組み込まれている。

②付属品として、システムの動作を監視する外部モニタ、バッテリ充電器、血液ポンプケーブルが体外に出る部分の固定・保護をするチューブアタッチメント、ケーブルを固定するアウターストラップ、コントローラを保護・持ち運ぶ際に使用するキャリングバッグ、その他必要に応じてホイールアウェイ・カート、シャワーバッグが用意されている。手術時に使用する専用器械（パンチャ、トンネラ、レンチ、ディセクタ）がある。

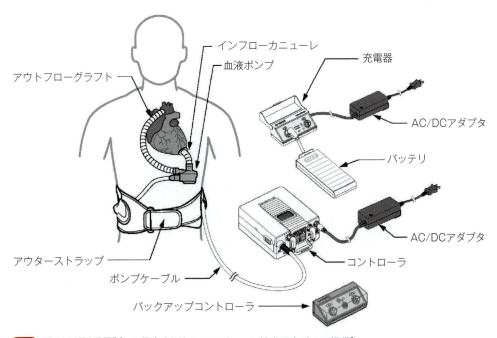

図1 EVAHEART®システム［(株)サンメディカル技術研究所より提供］

血液ポンプ 図2, 表1

①EVAHEART®は血液ポンプの羽根車と回転軸が一体したダイレクトドライブの遠心ポンプである。EVAHEART 1（BP201）からEVAHEART2（BP310）に改良が加えられ，血液ポンプ容積は132 mLから97 mLへ26.5％減，重量は420 gから262 gへ37.6％減と小型化され，体格の小さい患者へも対応できるようになった。一方，血液ポンプの性能は最大トルク，最大消費電力ともに向上しており，流量特性は同等の性能を維持している。

②血液ポンプ内は血液接触面に抗血栓性のMPCコーティング（2-methacryloyloxyetheyl phosphorylcholine）[3]が施されている。

③遠心ポンプの課題である回転軸の血液シール部には，滅菌水（クールシール液）を循環させ回転軸部の熱の発生を抑えるとともに，シール部より極少量のクールシール液が拡散することにより軸部に付着した血漿タンパクを洗浄・除去するシステム（クールシールシステム）[4]が採用されている。このシステムでは，軸受部分は回転軸がクールシール

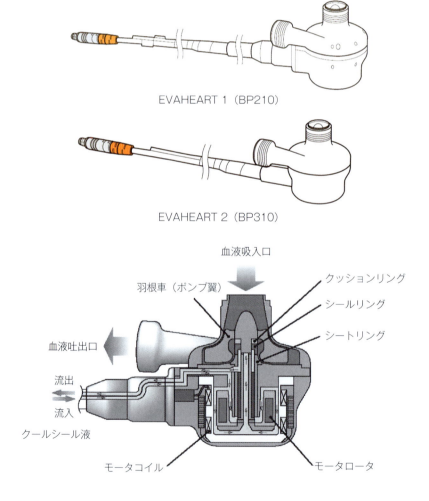

図2 EVAHEART®血液ポンプの構造［㈱サンメディカル技術研究所より提供］

①システムの特徴

表1 血液ポンプEVAHEART1とEVAHEART2の比較

項目	EVAHEART1 (BP210)	EVAHEART2 (BP310)	対比率
容積(mL)	132	97	▲26.5%
重量(g)	420	262	▲37.6%
モーター効率	−	−	20%
最大トルク(mNm)	41	64	56%
最大消費電力(W)	28.5	37.7	32%
ドライブライン直径(mm)	9.8	7.8	▲20.4%
ファブリック長(cm)	30	25	▲16.6%
電源ケーブル径(mm)	4.3(4芯)	3.55(3芯)	▲17.4%
CS内径(mm)	2.5	2.5	
CS外径(mm)	3.5	3.2	▲9%
ケーブル内樹脂	塩化ビニル 非鉛	アーネストン 高性能熱 可塑性エラストマ	

液の中で周囲の構造物と非接触状態となり，長期耐久性が維持されている。

④EVAHEART®の課題であったドライブラインの太さにおいてもEVAHEART®2では細径化がなされた。その太さは9.8mmから7.8mmへ20.4%減となり，さらにケーブル内装樹脂の変更により柔軟性も獲得した。一方，ドライブラインが柔軟になったことにより捻じれが生じやすくなり，屈曲によるクールシール内径の圧迫が懸念される。

コントローラ 図3〜5

①コントローラの外装には，ポンプの作動状況が分かるようにディスプレイが見えるような小窓がある。また，表示パネルにはアラーム表示，電源表示，アラーム消音・イルミネーションボタンが装備されている。また，本体にはバッテリ2個が装着できる。コントローラ外装はマグネシウム合金により頑丈さと軽量を実現している。コントローラの内部には，血液ポンプ，クールシールシステムを制御する電気回路と操作部，クールシールユニット，非常用バッテリを内蔵する。

②クールシールユニットは，リザーバ，フィルタ，循環ポンプより構成する。クールシール液には滅菌水を用いる。

③電源供給はAC/DC電源もしくはバッテリにより駆動する。基本的にはAC/DC電源が優先され，それが遮断されると自動的にバッテリ駆動に切り替わる。バッテリは2個接続（バッテリ1個当たり4〜5時間で連続駆動可能）できる。電源管理の安全機構として，通常使用される電源供給システムが完全に遮断されてもコントローラに設置されている非常用バッテリにより血液ポンプは駆動停止に陥ることを回避できる。これは他の植込型補助人工心臓にはない安全機構である。

Ⅲ 補助人工心臓の特徴と各セットアップ・管理のポイント！

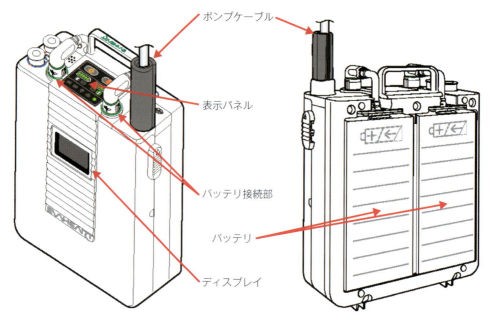

図3 EVAHEART® CO2コントローラ[(株)サンメディカル技術研究所より提供]

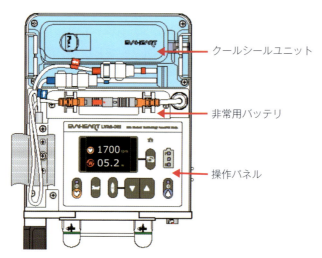

図4 コントローラ内部（操作パネル，クールシールユニット，非常用バッテリ）
[(株)サンメディカル技術研究所より提供]

①システムの特徴

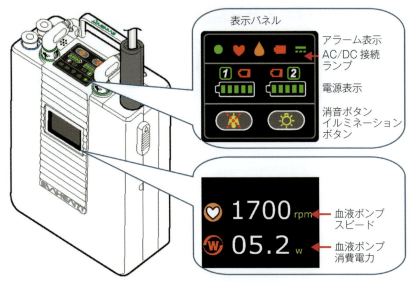

図5 コントローラ表示部(表示パネルとディスプレイ)
[(株)サンメディカル技術研究所より提供]

文献

1) Yamazaki K, Litwak P, Tagusari O, et al: An implantable centrifugal blood pump with a recirculating purge system (Cool-Seal system). Artif Organs 22: 466-474, 1998.
2) Yamazaki K, Saito S, Kihara S, et al: Completely pulsatile high flow circulatory support with a constant-speed centrifugal blood pump: mechanisms and early clinical obsavation. Gen Thorac Cardiovasc Surg 55: 158-162, 2007.
3) Ishihara K, Tanaka S, Fukukawa N, et al: Improved blood compatibility of segmented polyurethanes by polymeric additives having a phospholipid polar group. I. Molecular design of polymeric additives and their functions. J Biomed Mater Res 32: 391-399, 1996.
4) 山嵜健二:体内植込型遠心ポンプEVAHEART:循環冷却システムを用いた低温メカニカルシール(Cool-Seal system)の考案. 人工臓器 35: 168-169, 2006.

(南　茂)

Ⅲ 補助人工心臓の特徴と各セットアップ・管理のポイント!

4 EVAHEART® ・ EVAHEART®2
②植え込み手術時のデバイスセットアップ

　EVAHEART®システムの植え込み手術に際してはその部材点数は多数に渡る。植え込み手術前日から部材収集,装置チェック用バッテリの充電などの準備を始める必要がある。また,当日においても手術前からコントローラやバッテリなどに異常がないか点検する必要がある。準備物品の不足や装置の不良,点検項目の順番に間違いがあってはならない。そこでこれらの準備・点検にはそれぞれチェックリストを用いて確実に行うことが大切である 図1, 2 。

準備物品

EVAHEART®システムおよび付属品

①血液ポンプ
②インフローカニューレ
③アウトフローグラフト
④クールシールユニット(充填に必要な注射用水および輸液セット含)
⑤コントローラ
⑥バッテリ
⑦非常用バッテリ
⑧バックアップコントローラ(コントローラ故障時に使用:血液ポンプ回転数2,000 RPM一定)
⑨AC/DCアダプタ(AC電源からコントローラおよび充電器に電力供給する)
⑩充電器(バッテリの充電に使用する)
⑪コントローラ接続キット(ポンプケーブルをコントローラに接続する際に使用する)

外部モニタ

①外部モニタ本体(専用ソフトウエアによりEVAHEART®・EVAHEART®2システムをモニタする)
②外部モニタ接続ケーブル(コントローラと外部モニタを接続する)
③カート

②植え込み手術時のデバイスセットアップ

図1 EVAHEART®植え込み手術時の準備チェックリストおよび導入時記録表

Ⅲ 補助人工心臓の特徴と各セットアップ・管理のポイント！

手術用特殊器械

①トンネラ
②パンチャ
③レンチ
④ディセクタ

〇〇大学病院　臨床工学部

EVAHEART-C02 植込み手術時　準備物品・機能点検チェックリスト

日付　　　.　　　.

- **準備物品**（シール添付）
  - □ コントローラ
  - □ バッテリ×4
    ※conversion 時は 6 本
  - □ AC/DC アダプタ×2
    ※conversion 時は 3 本
  - □ 充電器×1
    ※conversion 時は 2 本
  - □ 非常用 BT
  - □ バックアップコントローラ
  - □ 外部モニタ
  - □ 外部モニタ接続ケーブル
  - □ トレーニング用機一式
  - □ 水の入った水槽

- **機能点検**（㊔=新品、ⓣ=トレーニング用）

＜充電器＞
- □ ㊔充電器にⓣAC/DC を接続し全てのランプ一時的に点灯
- □ A、B 各々ⓣBT を接続すると充電中点灯
- □ 上記点検を充電器×1 全て完了(もしくは×2)

＜AC/DC アダプタ＞
- □ ㊔AC 電源に接続し通電ランプ緑点灯
- □ ⓣコントローラに接続し AC/DC 接続ランプ緑点灯
- □ 上記点検を AC/DC×2 全て完了(もしくは×3)

＜コントローラ・モニタ＞
- □ ㊔コントローラに満充電(必須)のⓣBT を接続部 1 より 2 本接続し、コネクタグリップのロックと接続音
- □ 表示パネルの BT アラームランプ赤点滅、E-13(非常用 BT 未接続)
- □ BT 使用ランプ 1 と、BT1･2 残量ランプ緑点灯
- □ コントローラにⓣAC/DC アダプタを接続し、コネクタグリップのロックと接続音
- □ AC/DC 接続ランプ緑点灯
- □ BT1 使用ランプ消灯
- □ 外部モニタの電源を入れ接続し、Blood Pump Graph:0rpm・0W 表示確認
- □ 設定モードに変わりディスプレイ黒→青へ
- □ コントローラを開け、ⓣCS とⓣ血液ポンプ駆動ケーブル接続
- □ 血液ポンプを水に入れ CS 起動し、CS ボタランプ緑点灯と接続音
- □ 血液ポンプ駆動し、接続音と血液ポンプボタンランプ緑点灯
- □ 消費電力 1～6W となっている
- □ 設定画面で 1600rpm にし、実際±50rpm に収まっている
- □ テストボタン確認
- □ AC/DC→BT1 の順に外し、切り替え確認音・ランプ確認
- □ ⓣ非常用 BT(残量あり)接続し、残量ランプ点灯、E-13 解消
- □ BT2 を外すとランプ消灯･確認音がし、E-12(非常用 BT 駆動警告)
- □ BT2 装着しランプ確認
- □ 非常用 BT 外す→ポンプと CS 共に停止・外す→外部モニタ OFF→ケーブル外す→BT2 外す

＜バックアップコントローラ＞
- □ ㊔バックアップの A に満充電のⓣBT を接続
  (A:緑点灯、B:赤点滅、P:緑点滅)
- □ ⓣ血液ポンプを水に入れ接続
- □ P ランプ緑点灯、駆動状態目視確認
- □ B に満充電のⓣBT を接続し A の BT 外す
  (A:赤点滅、B:緑点灯、P:緑点灯)

＜非常用バッテリ＞
- □ ⓣAC/DC をⓣコントローラに接続し、㊔非常用 BT 接続で E-13 解消
- □ AC/DC を外し E-12 確認し非常用 BT 外す

＜バッテリ＞
- □ ⓣコントローラに満充電の㊔BT を接続部 1 より 2 本接続し、コネクタグリップのロックと接続音
- □ 表示パネルの BT アラームランプ赤点滅、E-13 確認
- □ BT 使用ランプ 1 と、BT1･2 残量ランプ緑点灯
- □ 上記点検を BT×4 全て完了(もしくは×6)

点検者：

〇〇大学病院　臨床工学部

図2 EVAHEART®機能点検チェックリスト

植え込み時のデバイスセットアップ

手術前の準備

①機能点検（充電器，AC/DCアダプタ，コントローラ・モニタ，バックアップコントローラ，非常用バッテリ，バッテリ）**図2**

②バッテリの充電（満充電までの所要時間は4～6時間）

③クールシールユニットへの滅菌水充填

④非常用バッテリを装着後，AC/DCアダプタ接続時の警報確認

⑤バッテリの接続
⑥ランプ点灯確認
⑦クールシールユニットをセットし，起動させる
⑧クールシール液循環ラインの流路洗浄準備

⚠ 手術中の準備（植え込み直前）

●血液ポンプケーブルを体外に出す
①トンネラパイプの抜去確認
②クールシールカプラの接続（術野操作）
③術野から血液ポンプケーブルをコントローラ側に受け取る
④クールシール液循環ラインの流路洗浄実施
⑤クールシールユニットを起動（設定圧30kPa）

●血液ポンプの準備
①800RPMに設定
②血液ポンプをベースン内の水中に位置していることを確認
③血液ポンプを起動
④電源供給の切り替えによる動作ならびに警報確認（AC/DCアダプタ→バッテリ→非常用バッテリ動作）
⑤1,500RPMで動作確認

　上記のすべてのチェック項目が完了したのちに体外循環下にアウトフローグラフトおよびインフローカニューレを患者に装着し，EVAHEART®血液ポンプの植え込みが行われる。

（南　茂）

III 補助人工心臓の特徴と各セットアップ・管理のポイント！

4 EVAHEART®・EVAHEART®2
③植え込み手術のポイント

本項では，EVAHEART®2の植え込み手術ポイントについて記す．小型化されたEVAHEART®2は，新規に開発されたリジットのダブルカフチップレスインフロー（DCT）カニューレと組合せた形で植え込みされる 図1 。

ポンプポケットの作成と駆動ケーブルの取回し

EVAHEART®2はEVAHEART®1と比較し約40％の小型軽量化がなされており，チップレスインフローカニューレの導入も併せて比較的小型なポンプポケットで植え込み可能である．手術は胸骨正中切開で剣状突起下約10 cm程度切開する．左季肋部に小拳大のポケットを作成する．次に専用トネラーを用いて駆動ケーブルを体外へ誘導する．EVAHEART®2ではケーブルが細径化・フレキシブル化されており，ケーブルのキンクを避けるため，ストレートに右側腹部より皮膚を貫通することが推奨されている．どうしても左側腹部へ誘導したい場合は，クールシールラインのキンクを避けるため，駆動ケーブルの最小半径を4 cm以上となるよう埋設する．駆動ケーブルをコントローラに接続し，生理食塩水を満たした水槽の中で試運転を行う．徐々に回転数を上げバッテリーなどのチェックを行い回転数1,500 rpmに設定してポンプを停止する．ポンプ装着は人工心肺下に行うが，左房ベントはエア巻込みのリスクがあるので避け，肺動脈ベントを置く．

アウトフローグラフトの吻合

人工心肺を確立した後，上行大動脈に大きめのサイドクランプを掛けアウトフローグラ

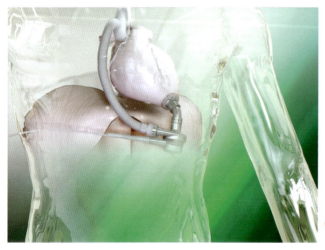

図1 EVAHEART®2とDCTカニューレの植え込みシェーマ

フトを吻合する．ePTFEグラフトを斜切断，補強リングを3～4cm程剥離し，縦切開した上行大動脈に対し，約60度時計方向に回転させて（グラフトヒール→8時，グラフトトー→2時方向に）吻合するとグラフトがキンクせず良い形で吻合できる．ePTFEグラフトは針孔から出血しやすいのでタコシールを帯状に巻付けて吻合すると良い．グラフトに関しては，通常のポリエステルグラフトもバリエーション追加予定となっている．吻合が完了したらグラフトに鉗子を掛けサイドクランプを外し，止血処置を確実に行う．

DCTカニューレの縫着

新たに開発されたDCTカニューレは左室内腔にカニューレが突出せず，血栓形成のリスクを大幅に軽減することが期待されている．補助人工心臓において血栓形成リスクの最も高い部位はインフローカニューレ先端部である．カニューレ周囲と左室壁との間隙は血流がうっ滞しいわゆる wedge thrombus が形成されやすい．このwedge thrombus の問題を完全に解決するためDCTカニューレが開発された 図2 ．この性能を発揮するためには適切な縫着手技を行うことが極めて重要である．

①左室心尖部を専用のコアリングナイフを用い，バルーンカテーテルを心尖部に挿入し牽引しながらコアリングする 図3 ．左室内腔に余剰な肉柱や血栓があれば切除する．

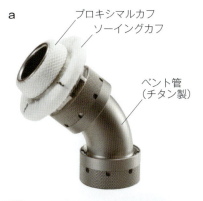
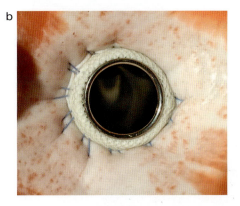

図2 a：DCTカニューレの構造
　　 b：適切な手技により縫着されたDCTカニューレ所見（左室内面）

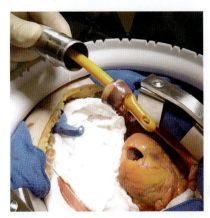

図3 専用のコアリングナイフとバルーンカテーテルを用いてのコアリング

②肥大型心筋症のように心筋肥厚がある場合は，図4 に示すように切開孔周囲の外膜側心筋にウェッジ切除を加える．心筋肥厚が無い場合はウェッジ切除は不要である．
③固定用のプレジェット付スーチャーの針（2-0エチボンドMH 36 mm，2-0タイクロンCV-300 35 mm推奨）を心外膜から心内膜側へ全層性に刺入しコアリング孔より出す．その際，心筋断面へ針を折返したり，心筋断面から針を出さないことが重要である 図5 ．
④計12針のエバーティングマットレス縫合を置く 図6 ．12針掛けることで，心筋断面がドックイヤー状に血流に剥きださないように縫着できる．

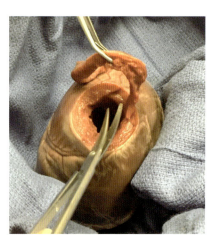
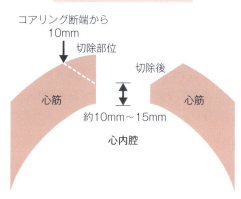

図4 肥厚心筋の場合に行うウェッジ切除の方法

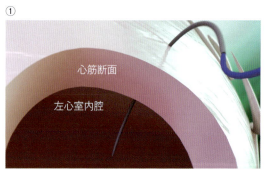
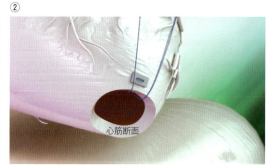

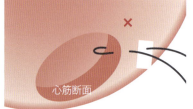
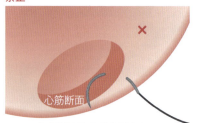

図5 プレジェット付マットレススーチャー
①心外膜から心内膜側へ全層性に刺入し，②コアリング孔より出す．その際，心筋断面へ針を折返したり，心筋断面から針を出さない．

⑤各エバーティングマットレス縫合針を，DCTカニューレのプロキシマルカフ，ソーイングカフに　図7　に示す通り刺入する。その際，プロキシマルカフのみ，またはソーイングカフのみに刺入してはならない。

⑥固定糸を結紮した後，止血を確実にするため全周性に連続縫合を追加する（図8，4-0プロリンSH 26mm推奨）。生体糊の塗布を追加する。

　この術式を用いればカニューレ先端部の左室内腔への突出は最小限に抑えられ，かつ左室壁内膜とファーストカフが密着する形で固定できる。正常〜肥厚した心筋壁厚の各場合でも　図9　に示すごとく左室内腔への先端部の突出は一定になる。またインフローが位置異常を起こしても片当たりやサッキングを起こしにくく流路が確保される　図10　。

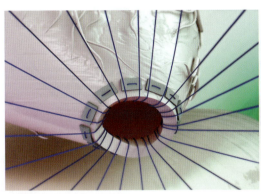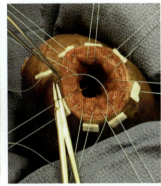

図6　全12針のエバーティングマットレススーチャーを置く
コアリングした心筋断面がドックイヤー状に血流サイドに晒されないように縫着できる。

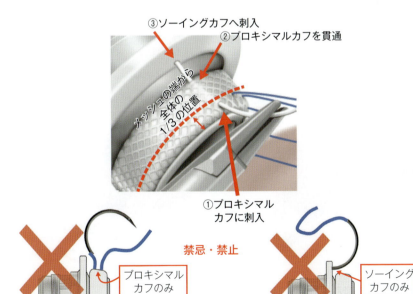

図7　エバーティングマットレス縫合針刺入方法
エバーティングマットレス縫合針のDCTカニューレのプロキシマルカフ，ソーイングカフへの刺入方法。プロキシマルカフのみ，またはソーイングカフのみに刺入してはならない。

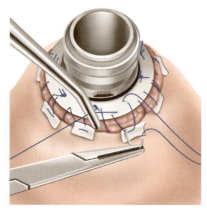

図8 止血を確実にするため，連続縫合・生体糊の塗布を追加する

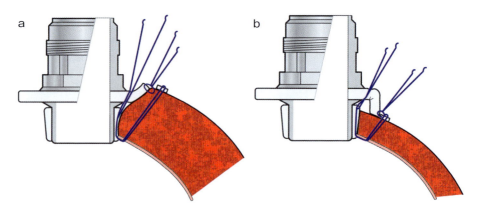

図9 心筋厚さの違いによる固定様式
DCTカニューレは，心筋が肥厚している場合(a)，薄い場合(b)でも吸入口が左室内膜面と一致するように縫着できる。

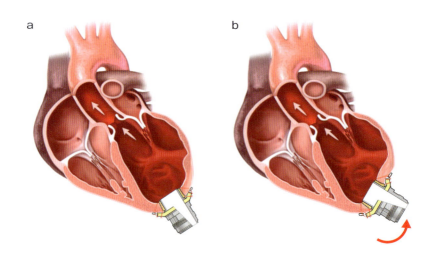

図10 位置異常を起こした際の流路
DCTカニューレでは，理想的なインフロー位置(a)だけでなく，位置異常を起こしても(b)流路を確保することが可能である。

インフローカニューレ，アウトフローグラフトのポンプへの接続

インフローカニューレを縫着した後ポンプと接続するが，エア抜き作業は心室細動下に行うと容易である。湾曲したリジットインフローカニューレの角度を最適にしレンチで固定した後アウトフローグラフトを接続する。その際，コネクタねじを緩めに半固定した状態で同部位を最上位置に保持してエアを集め，肺を加圧し，アウトフローグラフトの鉗子を緩めて脱気を確実にしながらレンチで固定する。接続が完了しエアタイトになったところで除細動を行い心拍動を再開する。

ポンプ駆動のポイント

▲ 人工心肺の離脱とEVAHEART®の始動

ポンプをポケットへ埋設し，出血やグラフトのキンクが無いことを確認する。右室補助のため，強心剤の点滴と一酸化窒素の吸入を開始する。徐々に人工心肺の補助流量を減量し，人工心肺流量が1L／min以下になったところでEVAHEART®を1,500rpmで始動する。始動の際，残留エアの塞栓を回避するため両頚動脈を30秒程圧迫する。経食道心エコーで心機能，血液ボリューム，残留エア，脱血管の位置，大動脈弁の開閉などをモニタリングしながら，人工心肺を離脱しEVAHEART®の回転数を徐々に上げていく。回転数は必要以上に上げず，自己大動脈弁が間欠的に開閉する程度で維持する。通常1,700～1,900rpm程度で良好な補助が可能である。

▲ 術後管理

駆動ケーブルの皮膚貫通部はストレスがかからないよう，アタッチメントを用いて確実に固定する。駆動ケーブルの過度の捻じれはクールシールラインのキンクを起こすので注意する。抗凝固療法に関しては，ワルファリンは術後急性期3カ月ではPT-INR 2.5～3.5（目標値3.0），慢性期3カ月以降ではPT-INR 2.0～3.0（目標値2.5）で維持する。抗血小板薬はアスピリン（100mg）1錠を併用する。

文献

1) Yamazaki K, Saito S, Kihara S, et al: Completely pulsatile high flow circulatory support with a constant speed centrifugal blood pump: mechanisms and early clinical observation. Gen Thorac Cardiovasc Surg 55: 158-162, 2007.
2) Bartoli C, Kang J, Zhang D, et al: Left ventricular assist device design reduces von Willebrand factor degradation: A comparative study between the HeartMate II and the EVAHEART left ventricular assist system. Ann Thorac Surg 103: 1239-1245, 2017.
3) Ichihara Y, Nishinaka T, Komagamine M, et al. Preservation of von Willebrand factor multimers and function in patients with an EVAHEART centrifugal-type, continuous-flow left ventricular assist device. J Heart Lung Transplant 36: 814-817, 2017.
4) Saito S, Yamazaki K, Nishinaka T, et al: Post-approval study of a highly pulsed, low-shear-rate, continuous-flow, left ventricular assist device, EVAHEART: A Japanese multicenter study using J-MACS. J Heart Lung Transplant 33: 599-608, 2014.

（山崎健二）

Ⅲ 補助人工心臓の特徴と各セットアップ・管理のポイント！

4 EVAHEART® ・ EVAHEART®2
④機器管理のポイント（チェックリスト）

　わが国における補助人工心臓管理の治療期間はきわめて長期にわたり，医師をはじめとした多職種の医療者(看護師，理学療法士，作業療法士，臨床工学技士など)が機器操作を含めた機器管理に関与することから，マニュアルやチェックリストの整備は人為的なミスを防止する観点から必要不可欠である．また，医師の指示や設定変更の記録も共有情報として一元管理する必要がある．それぞれの施設にあったチェックリストを整備しておくことが大切である　図1，2，3　．

> **Point**　①EVAHEART®システムのコントローラやクールシールなどの構成部品は性能維持と安全確保から定期的な点検・交換が求められる．　図4　に点検項目と点検間隔ならびに定期交換部品などのスケジュールを示す．
> ②点検・交換のスケジュールは一定の目安であり，必要に応じて医師の判断のもと，適時対応できるチーム体制を整備しておくことも重要である．

（南　茂）

a

EVAHEART 日常点検記録

＿＿＿年　ID:＿＿＿＿＿＿＿＿　名前:＿＿＿＿＿＿＿＿　機種：C01 / C02　No.＿＿＿＿

	月日	／	／	／	／	／	／	／	／	／	／	／	／	／	／
	時間	:	:	:	:	:	:	:	:	:	:	:	:	:	:
パラメーター	消費電力(W)														
	回転数(rpm)														
	FP in (kPa)														
	FP out (kPa)														
	変更指示者サイン														
機器状態・安全確認	AC/DCアダプタ接続														
	BT動作・切替え音														
	アラーム表示														
	バックアップCT														
	装備外観														
	血液ポンプ音聴診														
	コントローラ駆動音														
	予備バッテリ満充電														
	クールシール液色														
	クールシール液量														
	流路洗浄実施	有・無	有・無	有・無	有・無	有・無	有・無	有・無	有・無	有・無	有・無	有・無	有・無	有・無	有・無
	エア抜き (ml)														
	補液(ml)														
	払出し物品														
	イベントコード アイコン表示														
	備考														
	施行者サイン														

○○大学病院　臨床工学部

b

EVAHEART観察用紙　No.(　　)　　　　○○大学医学部附属病院

患者氏名＿＿＿＿＿＿　＿＿ベッド　　　　集中治療部

日付	時間	電源確認 無停電への接続確認	モニター			コントローラー				バッテリー	経皮ケーブル			特記事項	点検者	
			設定回転数	消費電流	充電中バッテリー数	電源表示 (A/C or バッテリー)	非常用コントローラーの有無	冷却水の汚染の有無	バッテリーとの接続確認	残量確認	コントローラーの接続確認	ケーブルの固定	刺入部トラブル		Ns	ME
/	:															
/	:															
/	:															
/	:															
/	:															
/	:															
/	:															
/	:															
/	:															
/	:															
/	:															
/	:															
/	:															
/	:															
/	:															
/	:															
/	:															

図1 EVAHEART®日常点検記録

a

H496-022-v2
EVAHEART 点検 02

　　○外来点検　○病棟点検
　点検時間：[時刻]　～　[時刻]

　・コントローラ・血液ポンプケーブル外観：　○異常なし　○所見あり
　　==>所見あり
　　内容：[全角 25x2 行　　　　　　　　　　]
　・パラメータ確認
　　回転数　　：[半角 4]rpm
　　消費電力：[半角 3]W
　　推定流量：[半角 3]l/min
　　設定 FPout：[半角 3]kPa
　　FPin　：[半角 3]kPa
　　FPout：[半角 3]kPa
　　CSU speed：[半角 3]krpm
　・イベントデータ確認：　○イベント無　○イベント有
　　==>イベント有
　　内容：[全角 25x4 行　　　　　　　　　　]
　・トレンドデータ確認：　○異常なし　○所見あり
　　==>所見あり
　　内容：[全角 25x4 行　　　　　　　　　　]
　・血液ポンプ動作音：　○異音なし　○異音有
　　==>異音有
　　内容：[全角 30　　　　　　　　　]
　・コントローラ内部（ケーブルねじれ・キンク）：　○異常なし　○所見あり
　　==>所見あり
　　内容：[全角 25x4 行　　　　　　　　　　]
　・非常用バッテリ残量：　○緑　○黄または赤
　　　充電実施：　○実施　○未実施
　・クールシール液色：　○透明　○着色（淡黄、赤褐色）
　・CSU リザーバ内エア：　○問題無　○エア抜き実施
　　==>エア抜き実施
　　　除去量：[数字 2]ml
　・クールシール液補液：　○実施せず　○実施
　　==>実施
　　補充液量：[数字 3]ml
　　補充後 FPin　：[半角 3]kPa

　　　　　　　　　　　　　　　　　　　　　　Copyright (C) 2004 MKS Inc.

図2 EVAHEART®外来点検記録

b

```
H496-022-v2
    補充後 FPout : ［半角 3］kPa
    補充後 CSU speed : ［半角 3］krpm
・交換物品 :　○無　○有
  ==>有
    □CSU　□コントローラ　□非常用バッテリ　□その他
      ==>その他
    その他 : ［全角 40                              ］
・点検終了前チェック : 　□パイロットランプの緑色点灯　□コントローラカバーのロック
・その他実施事項 : 　○クールシール流路洗浄　○クールシール液採液　○その他
  ==>その他
    その他 : ［全角 40                              ］

＜CSU＞
    定期交換 最終交換日 : ［半角 4 : 前回値］年　［半角 2 : 前回値］月　［半角 2 : 前回値］日
    次回交換予定 : /2015/2016/2017/2018/2019/2020/2021 年　 /1/2/3/4/5/6/7/8/9/10/11/12 月　※定期交
換 最終交換日より 3 か月後
＜非常用バッテリ＞
    定期交換 最終交換日 : ［半角 4 : 前回値］年　［半角 2 : 前回値］月　［半角 2 : 前回値］日
    次回交換予定 : /2015/2016/2017/2018/2019/2020/2021 年　 /1/2/3/4/5/6/7/8/9/10/11/12 月　※定期交
換 最終交換日より 6 か月後
＜コントローラ＞
    定期交換 最終交換日 : ［半角 4 : 前回値］年　［半角 2 : 前回値］月　［半角 2 : 前回値］日
    次回交換予定 : /2015/2016/2017/2018/2019/2020/2021 年　 /1/2/3/4/5/6/7/8/9/10/11/12 月　※定期交
換 最終交換日より 2 年後

その他コメント :
 ［全角 25x4 行                 ］

【最終パラメータ】
    回転数　　: ［半角 4］rpm
    消費電力　: ［半角 3］W
    推定流量　: ［半角 3］l/min
    設定 FPout : ［半角 3］kPa
    FPin : ［半角 3］kPa
    FPout : ［半角 3］kPa
    CSU speed : ［半角 3］krpm


                                              Copyright (C) 2004 MKS Inc.
```

図2 EVAHEART®外来点検記録

確認事項	手順および内容
消費電力 [W]	外部モニタもしくはLCDに表示された"消費電力(Pump Power) [W]"を記録する。必要に応じトレンドデータを取得して特異な波形がないことを確認し、主治医に報告する。
回転数 [rpm]	外部モニタもしくはLCDに表示された"回転数(Pump Speed) [rpm]"を記録する。設定した回転数±500[rpm]以内にあることを確認・記録する。
FP in [kPa]	外部モニタを接続し、クールシールFPin圧力[kPa]を確認、記録する。85[kPa]以上の場合には主治医に報告して交換等の指示を仰ぐ。
FP out [kPa]	外部モニタを接続し、クールシールFPout圧力[kPa]を確認、記録する。20[kPa]以下または50[kPa]以上の場合には主治医に報告して補液、交換等の指示を仰ぐ。
AC/DCアダプタ接続	床上安静時、移動の必要がない場合、AC/DCアダプタが接続されAC電源から電力が確保されていることを確認する。AC/DC-INランプ(緑)点灯
電源切り替え音発生	AC/DCアダプタをコントローラから取り外し、AC/DC-INランプ(緑)が消灯し、"ピー"という音が1回鳴ることを確認する。AC/DCアダプタをコントローラに接続して、AC/DC-INランプ(緑)が点灯し、"ピー"という音が1回鳴ることを確認する。
バックアップCT (バックアップコントローラ)	所定の位置にバックアップコントローラが常に携帯されていることを確認する。全ての接続部にはキャップが装着されていることを確認する。
装置外観	コントローラ、LCD部、表示部/アラームランプ、ポンプケーブル、ストレインリリーフ、バッテリ、キャリングバッグ、バックアップコントローラ等の外装に破損、亀裂および汚れがないことを確認する。また、キャップが備えられている接続部にはキャップが装着されていることを確認する。
血液ポンプ音聴診	血液ポンプ音を聴診し、異音、変化のないことを確認する。
コントローラ駆動音	コントローラ駆動音に異音、変化がないことを確認する。
予備バッテリ満充電	満充電の予備バッテリが所定数、身近に備えられていることを確認する。
クールシール液色	コントローラのクールシール窓から、リザーバのクールシール液色を観察する。クールシール液の変色がないことを確認する。
REFILLマーク	コントローラのクールシール窓から、リザーバのクールシール液量を観察し、"REFILLサイン"が表示されていないことを確認する。
エア抜き 実施	クールシールのリザーバ内に発生したエア抜き実施の有無を記録する。
流路洗浄実施	定期的および不定期(医師の指示の下)に、流路洗浄を実施した場合には実施の有無を記録する
補液 [mL]	必要に応じてクールシール液を所定量まで補充し、補液量を記録する
払出し物品	消耗物品、定期交換物品を払出した際には物品名、個数を記録する。トラッキングが必要な物品はS/Nを記録する。
発生イベント	アラーム発生の有無を患者様に確認する。必要に応じ外部モニタを接続してイベントデータをダウンロードし、主治医に報告する。

図3 EVAHEART®日常点検における確認項目と手順

④機器管理のポイント(チェックリスト)

点検項目	スケジュール				
	毎日	毎月	3カ月ごと	6カ月ごと	2年ごと
AC/DCアダプタとバッテリからの電力供給	●				
コントローラの表示確認	●				
バックアップコントローラの確保 予備バッテリ（満充電）の確保	●				
目視確認 ・コントローラとストレインリリーフ ・ポンプケーブル ・バッテリ ・バックアップコントローラ	●				
外観チェック ・ディスプレイ ・電源関連（AC/DCアダプタ，バッテリ，充電器） ・キャリングバッグ		●			
非常用バッテリの点検		●			
イベントデータのダウンロードと確認		●			
トレンドデータのダウンロードと確認		●			
クールシールユニットの点検		●			
クールシール液の補液		●			
クールシール液の流路洗浄			●		
クールシールユニットの定期交換			●		
非常用バッテリの定期交換				●	
バックアップコントローラの点検				●	
コントローラの定期交換					●

図4 EVAHEART®点検項目とスケジュール
［(株)サンメディカル技術研究所 EVAHEART C02シリーズ 取扱説明書より一部改変転載］

Ⅲ 補助人工心臓の特徴と各セットアップ・管理のポイント！

5 HeartMate Ⅱ®
①システムの特徴

Check it!
- HeartMate Ⅱ®の血液ポンプは軸流ポンプである。
- 新生内膜の形成を促進させ，血栓形成を抑制するために送血グラフト，脱血コンデュイットの金属部分にはテキスチャード加工が施されている。

　HeartMate Ⅱ®の血液ポンプは軸流式で，大きさは直径43mm，長さ81mm，重量は281gである 図1 。最大ポンプ流量は10L/minであり，十分な流量補助を行うことができる。可動する部分はチタン製の回転子（インペラー）1つである。このインペラーには永久磁石が内蔵されており，ハウジングのモータコイルが発生する磁力によって回転する。回転数は毎分6,000～15,000回転まで設定することが可能である（臨床上は毎分8,000～10,000回転で使用されることが多い）。送血グラフトは直径16mmの人工血管によって形成されており，近位部はねじれ防止のためベンドリリーフでカバーされている。通常は上行大動脈近位部のやや右側壁に吻合される。脱血コンデュイットは直径20mmで，左室心尖部に縫着されたカフを通して左室内に挿入される。送血グラフト，脱血コンデュイットの内面および心室内に露出する外面にはテキスチャード加工が施されており，血栓形成を抑制している。

　HeartMate Ⅱ®の体内構成品は脱血コンデュイット，血液ポンプ，送血グラフトから構成される。体外構成品はシステムコントローラ，リチウムイオンバッテリー，パワーモ

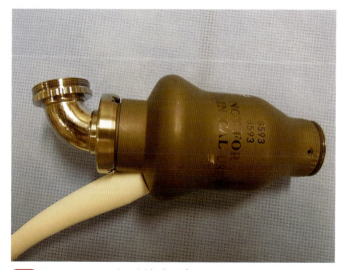

図1 HeartMate Ⅱ®の血液ポンプ

①システムの特徴

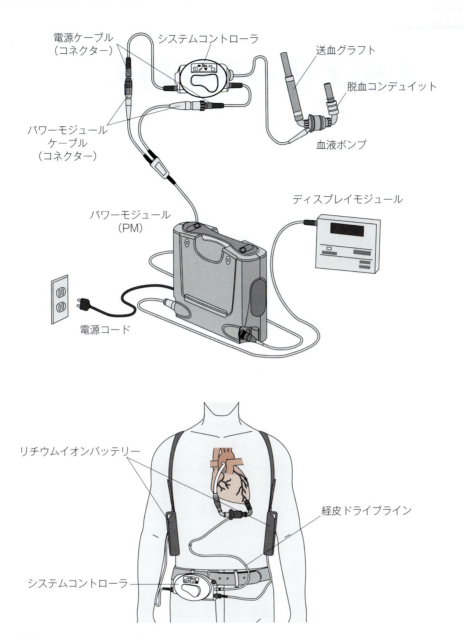

図2 HeartMate Ⅱ®の構成品

ジュール（PM）から構成されている。その他の付属品としては，システムモニタ，ディスプレイモジュール，バッテリーチャージャー，携帯バッグ，シャワーキットがある。パワーモジュールをコントローラに接続することによって，商用電源からの電力をシステムに供給することも可能である 図2 。

（柏　公一）

Ⅲ 補助人工心臓の特徴と各セットアップ・管理のポイント！

5 HeartMate Ⅱ®
②植え込み手術時のデバイスセットアップ

Check it!
- 少なくとも5分間以上，血液ポンプの駆動テストを行う。
- システムコントローラの電源ケーブル（滅菌）とPMケーブル（未滅菌）のコネクターを接続するためには工夫が必要である。

システムコントローラ

　清潔野でシステムコントローラを滅菌包装から取り出し，バッテリーモジュール（バッテリーや商用電源からの電力の供給が途絶えたときにアラーム音を鳴らすために用いられるバッテリー）をシステムコントローラの取り付け口に挿入する。システムコントローラの2本の電源ケーブルのコネクターをPMケーブルのコネクターに接続し，システムモニタ上で日時の設定が正しいことを確認する。

　システムコントローラの電源ケーブル（滅菌）は短いため，PMケーブル（未滅菌）のコネクターと接続するには，コントローラを長い滅菌ドレープに入れ，電源ケーブルとPMケーブルを接続した後でPMケーブルを滅菌ドレープで覆うといった工夫が必要である 図1 。

血液ポンプ

　2〜3Lの生理食塩水を入れた滅菌ベースンに血液ポンプを完全に沈め，6,000rpmのポンプ速度で少なくとも5分間駆動させる。その後，システムコントローラから経皮ドライブラインを外し，血液ポンプの脱血側に脱血コンデュイット，送血側にねじプロテクター（ポンプキャップ，p.113 Ⅱ-5「補助人工心臓装着・交換手術における体外循環のポイント」 図1 も参照）を取り付ける。ねじプロテクターのルアーキャップを外し，血液ポンプを生理食塩水で満たす 図2 。血液ポンプが満たされたら，ねじプロテクターのルアーキャップを閉め，パウダーフリーの滅菌手袋から切り取った指先部分で脱血コンデュイットをカバーする。

（柏　公一）

②植え込み手術時のデバイスセットアップ

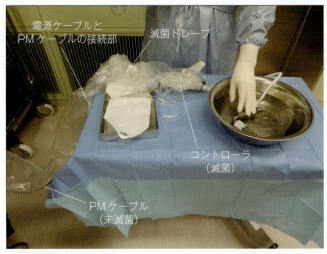

図1 滅菌ドレープで覆ったコントローラとPMケーブル

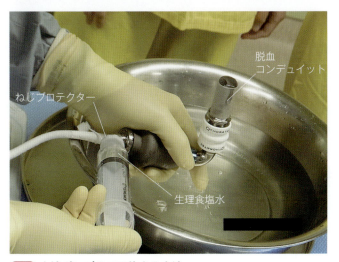

図2 血液ポンプのエア抜きの方法

Ⅲ 補助人工心臓の特徴と各セットアップ・管理のポイント！

Ⅲ 補助人工心臓の特徴と各セットアップ・管理のポイント！

5 HeartMate Ⅱ®
③植え込み手術のポイント

　胸骨正中切開を行い，皮切は剣状突起より4〜5cm下方まで行う。心膜を縦切開し，さらに横隔膜付着部に沿って心尖部を越える程度に左方に切開を進める。腹膜前あるいは腹直筋後鞘前に十分な大きさのポンプポケットを作成する **図1** 。ポケットの大きさは専用のサイザで確認する。ドライブラインは，ポケット内で一度ループを作成して，triple tunnel法に従って左側腹部から体外へ導出するとファブリック部分をすべて体内に埋設できる。

　上行大動脈送血，上下大静脈脱血で人工心肺を確立する。弁の操作がないVAD装着のみの場合には1本脱血で行うことも可能であるが，術中に卵円孔開存が発見された場合に備えて2本脱血の方が安全である。軽度低体温（直腸温34℃）とする。心囊内に二酸化炭素を流す。VADによる空気引き込みを予防するために右上肺静脈からベントは入れないで，心尖脱血カニューレ縫着予定部位を穿刺してベントチューブを挿入する。僧帽弁閉鎖不全症や三尖弁閉鎖不全症に手技が必要な場合にはまず行っておく。卵円孔開存は忘れずに閉鎖する。弁輪形成などの操作は，心拍動下で施行可能である。大動脈弁置換が必要な場合のみ，心筋保護液を投与して心停止を得る。

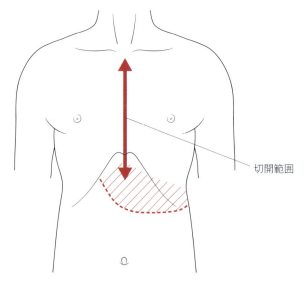

図1 ポンプポケット作成のイメージ
左側および足側へ十分な拡大を行うことが重要である。

上下大静脈をスネアして，心拍動下あるいは心室細動下に心臓を脱転して心尖カフを縫着する．縫着部位は形態的心尖部の前方2cmでLADの左方2cm付近が多い．ベント孔から挿入した14～16FrのForleyバルンカテーテルをガイドにして牽引しながら，僧帽弁方向に向かってコアリングする．左室内に血栓や余分な肉柱がないかをよく観察する．カフの固定は10×15mm大のプレジェットを付けた2-0または3-0糸8～12針を使用する．HeartMate II®の心尖カフ縫着部フェルトは薄くて心許ないが，出血することはない．脱血管を心尖カフ内に十分に深く挿入して先端が僧帽弁方向を向くように微調整した後に，2本の2号絹糸でしっかりと固定する．心臓を心嚢内に戻し，VADをポケット内に収容して脱血カニューレの位置を確認する 図2 ．角度が不適切と判断される場合には結紮を解いて修正する．

　ここでbicaval occlusionを解除する．心室細動の場合には除細動する．血液を患者側に送って左室を張らせて，VADポンプの流出キャップから持続ベンティングを行う．送血人工血管は非常によく伸びるので，屈曲しないように適切な長さにトリミングする．サイドクランプ下に上行大動脈近位部右前側壁に5-0糸で縫合する．吻合中も左室に血液を戻し（肺動脈収縮期圧30mmHgを目安にする），左心系の脱気に努める．十分な脱気の後に送血人工血管をポンプに接続する．人工心肺の補助をhalfに下げてVADの駆動を開始し補助を移行していく 図3 ．

（小野　稔）

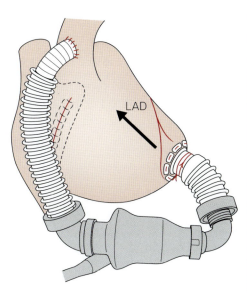

図2 脱血カニューレの位置
脱血カニューレは僧帽弁へ向くように配置・挿入する．

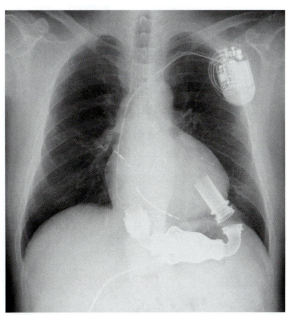

図3 理想的なHeartMate II®の配置

III 補助人工心臓の特徴と各セットアップ・管理のポイント！

5 HeartMate II®
④ポンプ駆動のポイント

　人工心肺からVADへ移行する時には，経食道心エコー（TEE）による左右心室の大きさや遺残空気の観察が必須である。理想的には補助流量係数2.5 L/min/m^{2}以上で，左室は十分に大きく，右室の大きさは正常であるのが好ましい。左室の大きさが極端に小さくなるとサッキングを起こしやすく非常に危険である。左室内腔が小さい場合に，右心不全によるものか，肺高血圧によるものか，循環血液量が不足しているためか，補助が過剰なのかを鑑別しなければならない。右室の大きさが正常程度で，中心静脈圧が12mmHg以下，肺動脈圧が低ければ，循環血液量不足や補助過剰の可能性が高く，輸液または輸血や，回転数の調整を行う。右室が大きく，中心静脈圧が15mmHg以上で，肺動脈圧が低い場合には右心不全を疑い，カテコラミン・PDE-III阻害薬の投与量を増加させるが，反応が十分でなければ一酸化窒素を追加する。心拍数がゆっくりの場合には（心房）ペーシング90～100/minを始める。右冠状動脈への空気塞栓が右心不全を引き起こすこともあるため，右心不全が見られた場合には，人工心肺による補助循環に一時的に戻したうえで右心不全が改善するかどうかを見極める。これでも十分に改善しない場合には，右心VADが必要になり得る。

　左室の大きさが十分であるにもかかわらず補助流量が得られない場合には，脱血カニューレの位置不良をまず疑う。TEEでカニューレ位置を観察する，左室表面から触診するなどの方法で確かめる。位置不良の場合には，ポケットを拡大するなどしてポンプ本体の位置を変更してカニューレの向きを変えることを試みる。次に，送血人工血管の屈曲あるいは吻合部の狭窄を考慮する。人工血管が長すぎると屈曲が起こるので長さには十分に注意する。吻合部狭窄の場合には再吻合が必要となる。

　体表面積1.6m^{2}未満の場合には，ポンプスピードは8,400rpm程度で十分なことが多い。体表面積2.0m^{2}を超えると9,000rpm以上を目安にする。

（小野　稔）

Ⅲ 補助人工心臓の特徴と各セットアップ・管理のポイント！

5 HeartMate Ⅱ®
⑤機器管理のポイント（チェックリスト）

Check it!
- ▶ 機器の点検はチェックリストに基づいて行う。
- ▶ 血液ポンプの駆動状態，システム構成品の外観などについて確認を行う。
- ▶ PMとバッテリーチャージャーは定期点検を行う。
- ▶ 定期的に交換が必要な構成品は交換時期に達したら交換を行う。

　システムコントローラをPMに接続し，システムモニタでアラーム履歴やPump Speed（ポンプ速度），Pump Flow（ポンプ流量），Pump Power（ポンプ出力），Pulse Index（拍動指数）の値を確認する 図1 。拍動指数とは心臓の拍動性を示す値であり，（最大流量−最少流量）／平均流量で計算される。この値は通常，1〜10の範囲内にあり，拍動指数の値が高いほど心臓の拍動性が高く，拍動指数の値が低いほど心臓の拍動性が低いことを示す。その他，システムコントローラや経皮ドライブラインなど，システムの構成品の外観が破損していないかについても確認する。また，システムコントローラとPMにはセルフテスト機能が備わっているので，セルフテストで異常がないかについても確認を行う。
　バッテリーは残量確認ボタンを押し，残量インジケーターが点灯することを確認する。バッテリーの金属端子とバッテリークリップ，充電ポケット内の金属接触部 図2 は，1週間に1回程度，アルコール綿で清掃する。金属部分の清掃を行わないと，接触不良が発

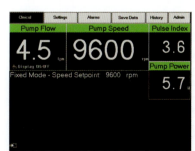

図1 システムモニタの画面
（クリニカルスクリーン画面）

a：バッテリーの金属端子　　b：バッテリークリップ　　c：充電ポケット内の金属接触部

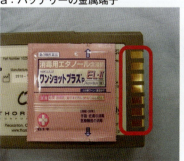 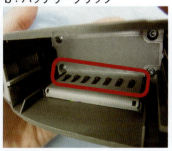 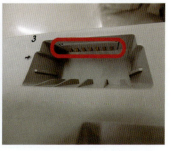

図2 週1回程度の手入れを要する金属接触部

生する可能性が高くなる（Low Voltage AdvisoryもしくはPower Cable Disconnectedのアラームが頻発する原因となる）。PMとバッテリーチャージャーは1年に1回を目安に定期点検を行う。PMケーブルや電源コードは1年に1回を目安に交換を行う。バッテリーは充放電サイクル360回，もしくは製造年月日から3年を目安に交換を行う。図3 に東京大学医学部附属病院で使用しているチェックリストを示す。

（柏　公一）

HeartMate Ⅱ®点検チェックリスト

1. パラメータの確認

ポンプ流量（lpm）		
ポンプ速度（rpm）	指示	
	表示	
拍動指数PI		
ポンプ出力（W）		
最低ポンプ速度（rpm）		

2. 外観点検

・システムコントローラ
- □ 異常なし
- □ 異常あり （詳細　　　）

・経皮ドライブライン
- □ 異常なし
- □ 異常あり （詳細　　　）
- □ コントローラとドライブライン接続部のロック

・電源ケーブル
- □ 異常なし
- □ 異常あり （詳細　　　）
- □ 接続部のロック機構

・予備コントローラ
- □ 異常なし
- □ 異常あり （詳細　　　）

・付属品確認
- □ バッテリ
- □ バッテリクリップ
- □ その他（　　　）

3. セルフテスト
- □ 異常なし
- □ 異常あり （詳細　　　）

4. 血液ポンプ動作音
- □ 異常なし
- □ 異常あり （詳細　　　）

交換部品
- □ なし　□あり
  - □バッテリモジュール（SN　　　）
  - □バッテリ（SN　　　）
  - □その他（　　　）

5. アラーム、イベント（Historyスクリーン）の確認
- □ 異常なし
- □ 異常あり
  - （アラームの詳細　　　）

6. 患者日誌の確認

・在宅療養中のパラメータの推移
- □ 異常なし
- □ 異常あり （詳細　　　）

7. 点検終了前のチェック

・設定変更の有無
- □ なし
- □ あり

設定変更後のパラメータ		
ポンプ流量（lpm）		
ポンプ速度（rpm）	指示	
	表示	
拍動指数PI		
ポンプ出力（W）		
最低ポンプ速度（rpm）		

・予備コントローラの設定変更
- □ ポンプ速度
- □ 最低ポンプ速度

・帰宅までのバッテリ残量
- □ 問題なし
- □ 充電が必要

備考

図3 チェックリスト（東京大学医学部附属病院）

Ⅲ 補助人工心臓の特徴と各セットアップ・管理のポイント！

6 HeartMate 3™
①システムの特徴

　HeartMate 3™の最大の特徴は，磁気により回転子（インペラ）を完全に浮遊させた遠心ポンプを駆動源としているところである．モーター内にベアリング（軸受け）を必要としないことから，従来の軸流ポンプで起こる血液との接触・摩擦による熱の発生や血液の損傷を最小限に抑えることが可能となった 図1 ．また，血液の通り道自体が広くなったことでより優れた循環サポートが期待できる．さらに，血栓形成予防として，循環動態に影響しないレベルで定期的（2秒ごと）にポンプスピードを自動的に上下させ，心拍動と同期しない人工的な脈圧を作り出しポンプ内の静的環境を極限まで減らす機能などを有している．

　上述した特徴により，HeartMate 3™はleft ventricular assist device（LVAD）関連の重要な合併症の1つであるポンプ内血栓症の発症を減少できると期待されている．現在，アメリカにおいて行われているHeartMate3™の多施設共同ランダム化比較試験の中間報告によると，HeartMate Ⅱ®との比較において，植え込み2年後の脳梗塞あるいはポンプ機能不全に対する再手術の回避率が，HeartMate 3™で有意に高いことが示唆されている[1] 図2 ．また，同論文内でHeartMate 3™の植え込み2年後のポンプ内血栓症の発症は1.1％で，うち再手術が必要となった症例は0例［HeartMate Ⅱ® 21例（12.2％）］と報告されている．

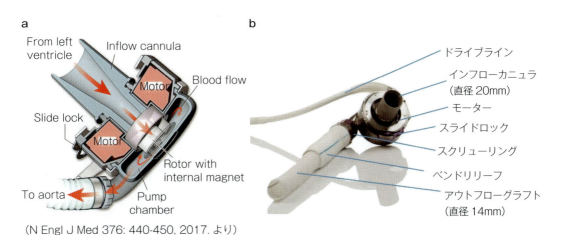

(N Engl J Med 376: 440-450, 2017. より)

図1 HeartMate 3™のモーター内部（a）と各部位の名称（b）
デバイス本体の重さは200g，直径50mm，高さ56mm（うちインフローカニュラ高22mm）

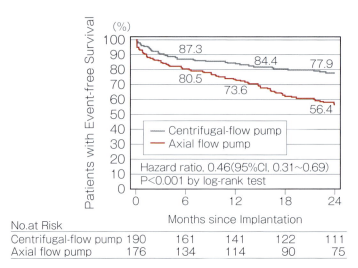

図2 脳梗塞およびポンプ機能不全に対する再手術の回避率のカプランマイヤー曲線
黒線：HeartMate 3™，赤線：HeartMate Ⅱ®

文献

1) Mehra MR, Goldstein DJ, Uriel N, et al: Two-Year Outcomes with a Magnetically Levitated Cardiac Pump in Heart Failure. N Engl J Med 378: 1386-1395, 2018.

（北原大翔，太田壮美）

Ⅲ 補助人工心臓の特徴と各セットアップ・管理のポイント！

6 HeartMate 3™
②植え込み手術時のデバイスセットアップ

　清潔野内でドライブラインをコントローラーと接続する。1L以上の生理食塩水を満たした容器内にデバイス本体を入れ，3,000 rpmの設定で最低5分間駆動し，モーター内の空気抜きと駆動の最終確認を行う 図1 。

　駆動確認後，ドライブラインとコントローラーとの接続を外し，ドライブラインの端には手術時に使用するトンネラーアダプターを装着しておく 図2 。インフローカニュラには手袋の指部分を切ったものを被せ，インプラントまでの保管中にデバイスの中の水が外に漏れるのを防ぐ。

　スクリューリングを介しデバイス本体とアウトフローグラフトを接続する。グラフトにねじれがないことを確認後，ベンドリリーフ（グラフトの屈曲や圧迫を防ぐカバー）をカチッと音がするまで押し込み固定する 図3 。デバイスと心尖部カフを固定するスライ

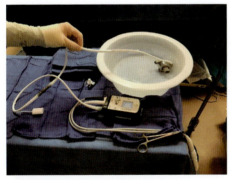

図1 ドライブラインのコントローラーへの接続，デバイスの駆動確認

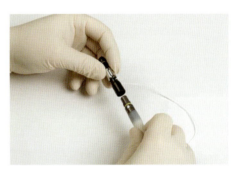

図2 ドライブラインとトンネラーアダプターとの接続

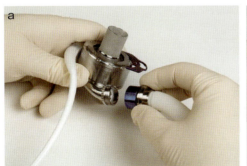
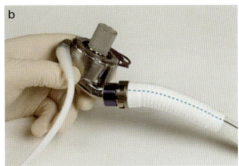

図3 アウトフローグラフトとデバイス本体との接続(a)，ベンドリリーフの接続(b)

ドロックが完全にアンロックされていることを確認する。

　再手術に備え，皮下組織内を走行するドライブラインのvelour（ベロア）部分の皮下組織との過剰な癒着を防ぐため，ベロア部分にあらかじめGORE® PRECLUDE® Pericardial Membraneを被覆しておく 図4 。

（北原大翔，太田壮美）

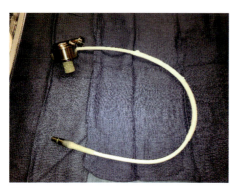

図4 GORE® PRECLUDE® Pericardial Membraneによるドライブラインベロア部分の被覆

Ⅲ 補助人工心臓の特徴と各セットアップ・管理のポイント！

6 HeartMate 3™
③植え込み手術のポイント

▲ 皮膚切開から人工心肺の確立

　正中切開にてアプローチし，心膜は逆T字型に切開し，切開線を心尖部に至るまで大きく左側に延長する。アウトフローグラフトの縫着予定部位は大動脈の10時から11時方向とし，人工心肺開始前（右房が虚脱する前）に縫着予定部をマーキングしておく。

　大動脈部分遮断鉗子をアウトフローグラフト縫着時に使用することを念頭に置き，人工心肺用のカニュレーションを行う。心房内操作が必要な場合（僧帽弁，三尖弁手術など）は上下大静脈2本脱血にて人工心肺を確立し，その他は右房1本脱血にて行う。心停止が必要な症例においては，心筋保護液ラインをアウトフローグラフト縫着予定部の中心に立てるようにしている。

> **Point** 将来の移植手術や再手術を考慮し，無駄な剝離はできるだけさける（無名静脈の露出など）。また，アウトフローグラフトを可能な限り低い位置（大動脈基部側）に縫着することで，心移植時の大動脈の十分な縫い代を確保することができる。

▲ 心尖部カフの縫着

　人工心肺開始後，リフティングスティッチを心臓後部の心膜にかけて心臓を脱転し，心尖部を展開する。心尖部，心室中隔，冠動脈左前下行枝の位置などに注意しインフローカニュラ挿入部位をマーキングする。基本的には可能な限り解剖学的心尖部を挿入部位としている。大きめのテフロンフェルトプレジェット付き2-0タイクロン糸を用いて心尖部カフの縫着を行う **図1** 。カフを縫着予定部に置き，心臓下壁方向から運針を開始する。心筋からカフにかけてマットレス運針をかけ，1運針ごとに結紮をしていく。次の運針は前のプレジェットの端をかけるようにして行い，反時計周りに続けて全周性に固定する。

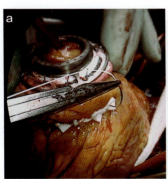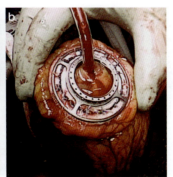

図1 心尖部カフの縫着

途中でカフがマーキング位置からずれないように注意する。心尖部下壁側は脂肪が多いため、十分に深く運針することで確実に心筋組織をとらえるようにする。デバイス本体との接合時に糸の断端が絡まるのを防ぐため、結紮後の糸は短めに切る。

> **Point** 心臓脱転時は心臓の収縮障害やジオメトリーの変化による弁逆流の増大などにより心臓が拡張し、左室拡張期末期圧の上昇により肺水腫を起こす危険性がある。肺動脈平均圧をモニターし、20mmHg以上が続く場合や左室が過剰に伸展拡大する場合などには心尖部に12Frのサクションチューブを挿入し左室をベントする。また、術前に心尖部血栓などを認めていた場合は、先に心尖部をコアリングし血栓を除去してからカフの縫着を行う。

インフローカニュラの装着

付属のコアリングナイフで心尖部に穴を開ける。心尖部心筋の左室内への落下、迷入を防ぐため、コアリング予定の中心部の心筋に糸をかけ、コアリングナイフの中を通し保持しておく。コアリング後は左室内を入念に観察し、血栓があれば除去し、カニュラの邪魔になりそうな肉柱などを切除する **図2**。

デバイスのインフローカニュラを心尖部に挿入する。心臓を心嚢内に戻したときのポンプの位置、アウトフローグラフトの角度を想定し、適切な角度にデバイスの向きを調整する。スライドロックを黄色いラインが見えなくなるまで確実にスライドさせ、デバイス本体を心尖部カフに固定する **図3**。デバイスは固定後も回転させることが可能なので必要に応じて微調節を行う。

止血を確認し、必要に応じて追加針をかける。心尖部が挙上しているこの時点で心臓内に血液を充填し、アウトフローグラフトを開放して左室内の空気抜きを十分に行う。心臓を心嚢内に戻し、デバイスの最終的な位置確認を行う **図4**。

> **Point** HeartMate 3™は心膜内に納まるようにデザインされているが、スペースが限られている症例や左室腔が小さい症例などでは、左側心膜切開を大きく延長しそのまま左開胸し、デバイス本体を胸腔内に置く場合もある。その場合、肺との癒着を防ぐ目的でGORE® PRECLUDE® Pericardial Membraneを心尖部カフ縫着完了後に心尖部のプレジェットに縫着し、デバイス装着後にそれを被覆するようにしている **図5**。

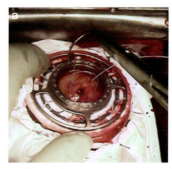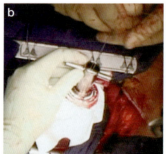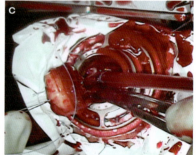

図2 心尖部のコアリング（a, b）と肉柱の切除（c）

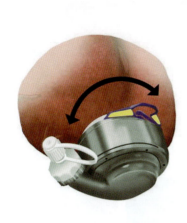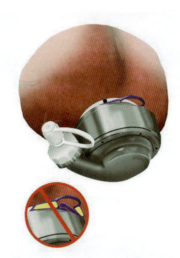

図3 インフローカニュラの挿入(a),スライドロックによるデバイスの固定(b)

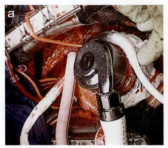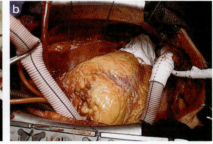

図4 心臓脱転時(a)と通常時(b)の術者からみたデバイスの位置

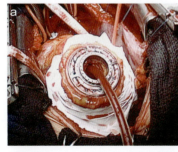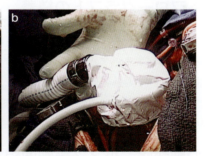

図5 ポンプ本体をGORE® PRECLUDE® Pericardial Membraneにて被覆した状態

ドライブラインの導出

　鎖骨中線上の左肋骨弓より2横指足側をドライブラインの出口として術前にマーキングしておく。付属のスキンコアリングパンチで皮膚切開を行い,そこからトンネラーを挿入する。トンネラーをドライブラインと術野内で接続し,筋層下より体外へ誘導する。再手術時のドライブライン損傷を防ぐため,胸骨正中の直下をドライブラインが通らないように工夫する。

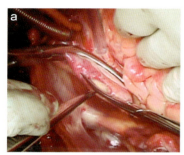
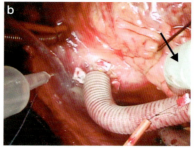

図6 アウトフローグラフトの縫着(黒矢印 空気抜き用ベント)

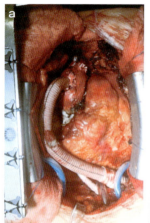
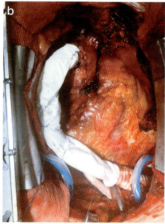
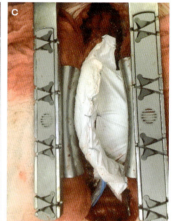

図7 GORE® PRECLUDE® Pericardial Membraneによるアウトフローグラフトと心膜閉鎖

アウトフローグラフトの縫着

アウトフローグラフトが心臓の横隔膜面,右房の右側を走行し大動脈の縫着予定部位に届くよう長さを調整する。アウトフローグラフトがねじれていないことを再度確認する。部分遮断鉗子を用いて大動脈側壁をクランプし,4-0プロリン糸を用いて連続縫合を行う。縫着後,アウトフローグラフトにプレジェット付4-0プロリン糸を用いてマットレス運針を置き,中心を切開して空気抜き用のベントとして使用する **図6** 。

人工心肺離脱,ポンプ駆動開始

HeartMate 3™の駆動を開始し,人工心肺を離脱する(次項「④ポンプ駆動のポイント」参照)。

閉胸

再手術を考慮し,GORE® PRECLUDE® Pericardial Membraneを使用して胸骨と右室,大動脈の間を隔離する。また,アウトフローグラフトも個別に被覆し,右房との癒着を予防する **図7** 。心尖部に置かれたデバイスにより術後左胸腔へのアクセスが難しくなるため,必要に応じて左胸腔ドレーンをあらかじめ留置しておく。

(北原大翔,太田壮美)

Ⅲ 補助人工心臓の特徴と各セットアップ・管理のポイント！

6 HeartMate 3™
④ポンプ駆動のポイント

ポンプ駆動開始（術中）

　人工心肺離脱時および術後は右室機能に対するサポートが必要になる場合がほとんどであり，人工心肺離脱前よりカテコラミンを開始しておくと良い。また，右室機能が極端に悪い場合や，著明な肺高血圧のある場合などは一酸化窒素ガスの使用を考慮する。

　人工心肺の流量を下げてきた段階，あるいは完全に人工心肺から離脱した段階でHeartMate 3™を3,000 rpmから開始する。駆動開始時は経食道心エコーで大動脈基部に流れてくる空気を観察し，アウトフローグラフト上に開けた穴から適宜空気抜きをする。十分に空気抜きを終えたら，四腔像で左室，右室のバランスを観察し，各循環パラメータ（体血圧，中心静脈圧，肺動脈圧）をモニタリングしながら回転数の調整を行う。右心不全に至らないよう十分注意しながら（直視下による右室の拍動能の低下，肺動脈平均圧と中心静脈圧の比が2以下への継時的低下，三尖弁逆流の新規出現・悪化などは右心不全の初期徴候として重要である），徐々に回転数を上げていく。

　慢性期においては回転数上昇により左室を虚脱させることで，左室拡張期圧の減少，肺動脈圧の減少により右室の負荷を軽減できる場合がある。しかしながら，経験上術中および術直後は，手術侵襲による右室機能の低下や肺血管抵抗の上昇などにより，回転数上昇に伴う右心系への静脈還流の増加，すなわち右室の前負荷の上昇が右心不全を惹起することが多い印象がある。ゆえに右心機能の著明な低下症例では術中および術直後は回転数を低めに設定している。HeartMate 3™のポンプは3,000～9,000 rpmで調整可能だが，実際には手術終了時は4,600～5,600 rpmで駆動させる場合が多い。最終的な左室，心室中隔，および右室のバランス，大動脈弁の開閉の有無などを経食道心エコーで確認する。

ポンプサポート調整（術後急性期）

　心機能が比較的保たれている症例などによく見られるが，体血圧の上昇，すなわち後負荷の増大によってHeartMate 3™の流量が低下する場合がある（駆動源が遠心ポンプであるため）。適宜，体血圧の適切な調整を行う。右室機能の経時的な回復に伴いカテコラミンを漸減していく。不整脈やサクションイベントが生じた場合は，右心不全の兆候の有無，循環血液量の減少の有無などを確認する。

ポンプサポート調整（術後慢性期）

　術後急性期を過ぎ，カテコラミンサポートから離脱した段階でRamp study*により適切な回転数への調整を行う。慢性期においては右室機能の改善，肺血管抵抗の低下などか

ら左室前負荷が増える傾向にあるため，回転数をベースラインより上昇させることができる場合が多い．

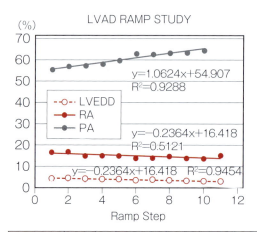

Ramp Step	Speed	RA	PA	PCWP	MAP	LVEDD
Baseline	5200	14	34/20/25	19	72	4.2
1	4600	17	42/26/33	23	n/a	4.61
2	4800	17	39/25/29	23	93	4.71
3	5000	15	33/24/28	22	76	4.3
4	5100	15	37/22/27	22	90	4.3
5	5200	15	36/21/27	22	91	4.4
6	5300	14	37/22/24	20	103	4
7	5400	14	34/22/26	20	82	3.9
8	5500	15	37/23/28	16	96	3.6
9	5600	14	35/22/26	18	91	3.4
10	5700	14	33/19/23	15	86	3.4
11	5800	15	34/20/28	14	88	3.2
12	5900	13	33/20/23	14	87	2.9
13	6000	12	33/18/21	14	98	3.1
Final	5400	13	33/21/25	19	76	3.6

図1 Ramp Studyの一例

＊用語解説：Ramp study

ポンプの回転数を4,600 rpmから100 rpmずつ6,200 rpmまで上昇させ，各回転数における心エコー所見（左室拡張末期径，心室中隔の偏り，大動脈弁の開閉の有無，大動脈弁・僧帽弁逆流），デバイスのパラメーター（Pulsatility Index, Pump Power），循環パラメーター（体動脈圧，中心静脈圧，肺動脈圧，肺動脈楔入圧）をモニターし適切な回転数への調整を行う検査．平均動脈圧65 mmHg以上，偏りのない心室中隔（右室機能の保護），大動脈弁の開閉所見（大動脈弁閉鎖不全症・血栓の予防）を認めるよう回転数を調整する．また，ポンプ内血栓症を疑う症例に対しての最終的な診断ツールとしても用いられる[1]．ポンプ内血栓症の少ないHeartMate 3™においても，Ramp studyにより中心静脈圧，肺動脈楔入圧を可能な限り正常化させ，血行動態の適正化が可能であると報告されている[2]．**図1**．

文献

1) Uriel N, Morrison KA, Garan AR, et al: Development of a novel echocardiography ramp test for speed optimization and diagnosis of device thrombosis in continuous-flow left ventricular assist devices: the Columbia ramp study. J Am Coll Cardiol 60: 1764-1775, 2012.
2) Uriel N, Adatya S, Maly J, et al: Clinical hemodynamic evaluation of patients implanted with a fully magnetically levitated left ventricular assist device (HeartMate 3). J Heart Lung Transplant 36: 28-35, 2017.

（北原大翔，太田壮美）

III 補助人工心臓の特徴と各セットアップ・管理のポイント！

6 HeartMate 3™

⑤植え込み後患者のチェック（外来）

　一般的なバイタルサイン，体重，心電図，血液検査（ヘモグロビン，クレアチニン，LDH，PT-INRなど）のチェックを行う。体血圧はDoppler計と通常のカフ圧計の両方を用いて計測し，脈圧の有無の評価も同時に行う。続いてデバイスのパラメーター（RPM，Pulsatility Index，Pump Power，Flow）の記録と過去のイベントのチェックを行う。

　外来で最も多く確認される過去のイベントはPulsatility Index（PI）event である。Pulsatility Indexとは心臓が血液を拍出する程度を示す値であり，（最大流量—最小流量）/平均流量で計算され，1〜10の範囲で推移する。PI値が高い場合は心室の血液充填が多く心臓による拍動性が高い，つまりデバイスによるサポートが総循環血液量に対し占める割合が少ない傾向にあることを示す。PI値が低い場合はその逆で心臓の血液充填が少なく拍動性が低い，つまりデバイスのサポートが総循環血液量に対し多い状態を示す。PI eventとはPI値の有意で急激な変化の総称で，循環血液量の急変，不整脈，デバイスパワーの急変，ポンプスピードの急変などと相関することが多い。

　アラームで最も頻繁なのがLow flow alarm（2.5L/min以下）であり，そのほとんどが循環血液量の減少に起因する場合が多い。また，HeartMate 3™は左室のサクションイベントが起きた際に自動的にスピードをLow speed limit（患者個別の通常回転数より400rpm低く設定している）まで一時的に下げ回復を図る機能を搭載しており，その記録からサクションイベントの有無を知ることができる。Pulsatility Indexの著しい低下は循環血液量の減少が原因となっている場合がほとんどである。循環血液量を適正化するよう服薬指導，生活指導を行う。

　注意しなければいけないのは，これらの所見（Low flow，サクションイベント，Low Pulsatility Index）は右心不全の悪化により左室の前負荷が減少した際にも認められるということである。過去のイベント，臨床的な評価（疲労感，呼吸苦，浮腫などの心不全症状），血液検査所見などを総合的に判断し患者の状態を評価するよう努める。Power Spikeはほとんどがサクションイベントと同期して起こっているが，持続的なPowerの上昇を認める症例などではポンプ内血栓症を疑い，ほかの所見にも注意する（心不全兆候，溶血の有無，LDH，Plasma free Hgb，PT-INRなど）。心不全症状，血栓症などが疑われた場合，入院させ心エコー，右心カテーテル，Ramp studyなどさらなる精査を行う。

　コントローラー，バッテリーなど機器のチェックも外来にて行う。HeartMate 3™はコントローラー内にEmergency Backup Battery（EBB，非常時に15分間使用できる内蔵バッテリー）を有している。このEBBは36カ月に1度交換する必要があり，1カ月前にアラームが鳴るように設計されている。突然のアラームによる患者の混乱を防ぐため，当施設では植え込み後30カ月の時点でEBBの交換をするようにしている。

（北原大翔，太田壮美）

Ⅲ 補助人工心臓の特徴と各セットアップ・管理のポイント！

7 Jarvik 2000®
①システムの特徴

　Jarvik 2000®は第2世代植込型軸流ポンプである。単1電池程度の大きさで容積は25mL, 重量は約90gとこれまでのLVASのなかで最も小型, 軽量なものの1つである 図1 。流入側コンデイットがなく, ポンプそのものが心尖部より挿入され左室内に収まり, デバイスの流出部に縫着された人工血管は下行, または上行大動脈に吻合されるようにデザインされている。

　ダイヤル1〜5の設定により, ポンプ回転数を8,000から12,000回転/分まで1,000回転/分ごとに増加させることができる 図2 。アラームはポンプ停止, ポンプ低回転, バッテリー電力低下, および消費電力の異常高値時に作動する。コントローラーに流量モニターはなく, 消費電力のみが表示される 図3 。

　アラーム作動のためにコントローラー内に電池が装備されているが, ポンプを駆動させる内臓バッテリーは装備されておらず, 外部バッテリーとの接続が外れると直ちにポンプは停止する。外部バッテリーは携帯用と据置型がありY-ケーブルを用いてコントローラーと接続される 図4 。

（松宮護郎）

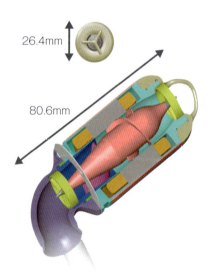

図1 Jarvik 2000®の外観

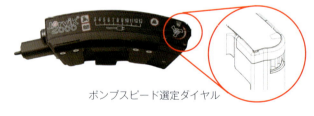

	Speed rpm	Flow L/min	Power Watts
1	8,000	1〜2	3〜4
2	9,000	2〜4	4〜5
3	10,000	3〜5	5〜6〜7
4	11,000	4〜6	7〜8〜9
5	12,000	5〜7	8〜9〜10

5段階設定で, ポンプ回転数を8,000〜12,000にて設定

ポンプスピード選定ダイヤル

図2 ポンプ回転数設定
各ダイヤル設定における回転数と想定ポンプ流量, 消費電力の目安。

①システムの特徴

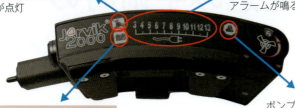

- **ポンプ低回転警報**: 設定のポンプ回転数より500回転以上低回転の場合ランプが点灯
- **消費電力表示パネル**: ポンプ駆動の消費電力を表示。13W以上の電力を検知した場合、アラームが鳴る
- **バッテリー電力低下警報**: 携帯型バッテリーまたは据置型バッテリーの電力が残り少なくなるとアラームが鳴る
- **ポンプ停止警報**: ポンプ停止または5,000回転以下に低下した場合にアラームが鳴る

図3 コントローラーパネルに表示される情報

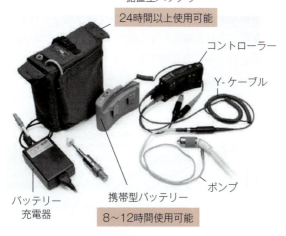

- 据置型バッテリー: 24時間以上使用可能
- コントローラー
- Y-ケーブル
- ポンプ
- バッテリー充電器
- 携帯型バッテリー: 8〜12時間使用可能

図4 システムの構成要素

Ⅲ 補助人工心臓の特徴と各セットアップ・管理のポイント！

Ⅲ 補助人工心臓の特徴と各セットアップ・管理のポイント！

7 Jarvik 2000®
②植え込み手術時のデバイスセットアップ

　清潔野でベイスン内に生理食塩水を満たし，ポンプ全体が完全に浸かるように置く。体内ケーブルと接続した体外ケーブルを不潔野におろし，コントローラー，バッテリーと接続してポンプを試運転し駆動に問題がないことを確認する 図1a 。この際に空気を吸い込まないよう注意する。体外ケーブルを外し，体内ケーブルの端，およびポンプ本体をパウダーフリーの手袋の指部分をカットしたもので覆い，ガーゼで包んで糸で結紮して外れないようにカバーしておく 図1b 。

　植え込み後の送血グラフトの屈曲を予防するため20mmのリング付きPTFEグラフトでカバーする。ポンプ本体との接続部が最も屈曲しやすいので，ポンプ本体の出口の屈曲した部分を一部カバーするところまでしっかりとPTFEグラフトを押し込み，ポンプの出口部分をカバーしている人工血管と3〜4点縫合固定しておく。

（松宮護郎）

a：ポンプ駆動テスト　　　　　　　　　　b：ポンプ本体，ケーブル接続部のカバー

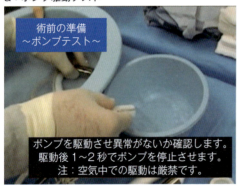 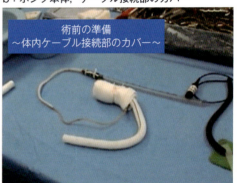

図1 デバイスセットアップ

Ⅲ 補助人工心臓の特徴と各セットアップ・管理のポイント！

7 Jarvik 2000®
③植え込み手術のポイント

　Jarvik 2000®はポンプポケットを作成する必要がない点が大きな特徴であり，その分低侵襲で術後出血を軽減しうる。また体表面積1.2m²以上の体格であれば植え込み可能である。
　流出グラフトの吻合部位（下行大動脈または上行大動脈）によって，それぞれ左開胸または胸骨正中切開でアプローチする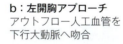。いずれのアプローチにせよポイントは左心室内の正しい位置，方向にデバイスを置くことと，人工血管の長さを正しく決め屈曲しないように走行させることで，グラフトが屈曲すると溶血の原因となりうる。

▲ 胸骨正中切開アプローチ

　グラフトは心尖部から横隔膜上を通り，右心房縁の右側をまわって上行大動脈に至る。この走行に沿って距離を決定し，その長さに合わせて人工血管を離断する。デバイス植え込みに加え三尖弁輪縫縮術や卵円孔閉鎖術などの付加手術手技を必要とする場合には，胸骨正中切開アプローチが必要である。

▲ 左開胸アプローチ

　胸骨正中切開による心臓手術歴がある患者の場合，再開胸を避けることができるという利点がある。右側臥位とし，左第6肋間よりアプローチする。オフポンプでも手術可能であるが，通常は大腿動静脈からの部分体外循環下に手術を行う。

（松宮護郎）

a：胸骨正中切開アプローチ
アウトフロー人工血管を
上行大動脈へ吻合

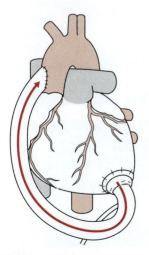

b：左開胸アプローチ
アウトフロー人工血管を
下行大動脈へ吻合

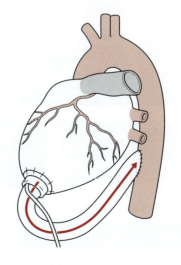

図1 手術方法

Ⅲ 補助人工心臓の特徴と各セットアップ・管理のポイント！

7 Jarvik 2000®
④ポンプ駆動のポイント

　人工心肺からの離脱の際は，経食道心エコーで左室の大きさや大動脈弁の開放などを見ながらダイヤルを徐々に上げる。人工血管に流量計を装着しポンプ流量を測定するか，またはSwan-Ganzカテーテルで心拍出量を測定し，ポンプ回転数を決定する。右心機能に大きな問題がなければダイヤル2～3で4～5L/minの十分な流量が得られることが多い。

　ICU退室後の至適回転数の調整は，流量モニターがないため，尿量や血圧，臨床症状などを参考に行う。心エコーによる大動脈弁開放の観察も重要な情報となる。可及的に大動脈弁が開放するようダイヤル設定を下げて管理するのが理想ではあるが，臓器障害の程度，労作による症状の有無などとの兼ね合いによりダイヤルを上げざるを得ない場合もある。軸流ポンプは高速回転を要するため溶血が生じやすいので，高回転の設定（ダイヤル4～5）はなるべく一時的にするように努める。

　64秒中8秒間7,000回転/分に自動的に回転数が下がる設定（Intermittent low speed：ILS controller）が装備されている。これによって左室から上行大動脈への血液拍出を促して大動脈弁を開放させ，左室内や大動脈基部の血栓形成を予防することを目的としている。下行大動脈に送血グラフトを吻合した場合には，少なくともILS modeの間には大動脈弁が開放し，大動脈基部の血流うっ滞が解除されていることを確認する必要がある　図1　。大動脈基部が血栓化して冠動脈が閉塞し心筋梗塞を発症した事例が報告されているためである。

（松宮護郎）

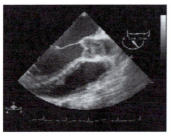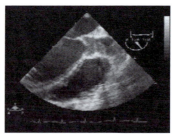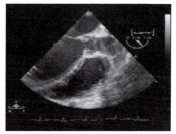
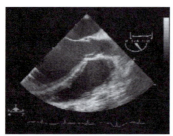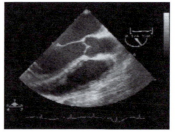

図1　ILS mode時に大動脈基部の血流うっ滞が解除されていることを示す心エコー図

Ⅲ 補助人工心臓の特徴と各セットアップ・管理のポイント！

7 Jarvik 2000®

⑤機器管理のポイント（チェックリスト）

外来診察は2～4週間に1度のペースで行い，機器の設定作動状況，創部の状態観察，抗凝固療法のチェックなどを行う．千葉大学医学部附属病院で使用しているチェック表を示す　図1　．

バッテリー，コントローラーの作動状況を定期的にチェックする．コントローラーのアラーム作動用の電池がコントローラー内に備えられているので，容量が残っているか定期的にチェックする．体外部分の断線，故障による作動不良が報告されており，すべての体外のケーブルを6カ月おきに交換する．

（松宮護郎）

図1 千葉大学医学部附属病院で使用している記録表

III 補助人工心臓の特徴と各セットアップ・管理のポイント！

8 HVAD®

①システムの特徴

Check it!
- HVAD®は小型の植込型遠心ポンプである。
- ポンプ内のインペラが回転し，血液を送り出す。
- ポンプ本体を直接心尖部に取り付けるため，ポンプポケットが不要である。
- 成人から小児までの幅広い適応が期待される。

Caution
- コントローラから2つの電源が外れると，ポンプは停止する。
- 両電源喪失時は，直ちにポンプ駆動が停止し，警報音が発生する。

　Medtronic（旧HeartWare）社製HeartWare Ventricular Assist Device（HVAD®）は世界47カ国で13,000例以上使用されている。わが国でも，2014年にbridge to transplantation（BTT）目的で治験が開始されており，今後期待される小型遠心ポンプ植込型補助人工心臓である。

　HVAD®の構成物品は，ポンプ，コントローラ，バッテリ，電源アダプタ（ACアダプタ，DCアダプタ），アラームアダプタ，バッテリチャージャ，モニタ，キャリングバッグ，シャワーバッグがある。

ポンプ

　ポンプ内にはインペラとよばれる回転翼があり，血流により発生する動圧と永久磁石による磁力の両方の力でインペラを浮上させる。このインペラが非接触状態で回転することで，血液を送り出す構造となっている。ポンプ内部にセンサーやベアリングがなく，部品の磨耗や摩擦熱の発生がないため，血液へのダメージを低減し長期補助が可能である **図1**。重量160g，容積50mL，直径約50mmと非常に小型であるため，ポンプポケット作成の必要がなく手術時間の短縮が見込め，出血量も少ないメリットが考えられる。

　回転数設定レンジは，1,800～4,000rpmであり，最大で約10L/minの高流量吐出が可能である。海外では体表面積（BSA）1.0m^2以下の小児症例での使用報告[1]もあり，成人から小児まで幅広い適応が期待される。ポンプの血液流入部を直接左室心尖部に挿入することから専用のインフローカニューラを必要とせず，脱血された血液は，ポンプの流出部に接続された10mmのアウトフローグラフトを介して大動脈に送血される。腹部から出るドライブラインは4.2mmと細くなっている。

①システムの特徴

コントローラ

　腹部から導出されるドライブラインは，コントローラに接続される．ポンプ駆動およびコントローラによる制御に必要な電力は，コントローラの側面にある2カ所の電源接続ポートに接続されたバッテリ，もしくは電源アダプタから供給される．電源はバッテリ交換時を除き常に両電源を接続することで，偶発的な両電源喪失状態を防止している．両電源喪失時は直ちにポンプ駆動が停止し，警報音が発生する．正常駆動時のコントローラ正面の液晶には，回転数，流量，消費電力のパラメータが表示され，異常時は警報の内容と対処法が表示される．緊急度に応じて警報レベルを3段階に分け，警報音，警報ランプの色，点灯方法から緊急度の判別が容易である．

　その他にも，バッテリ接続時にバッテリ残量を表示するランプ，電源アダプタを接続した際に表示するランプがある．ボタンは2つあり，警報音を消音するボタン，警報発生時に液晶表示部の表示を切り替えるスクロールボタンがある 図2 ．

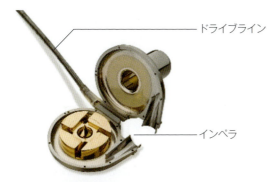

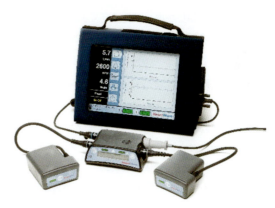

図2 HVAD®の接続の様子

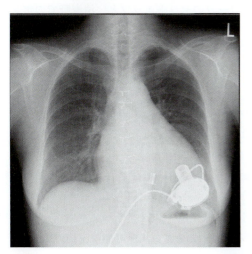

図1 HVAD®のポンプの様子と装着後のX線画像

文献

1) Mustafa Pac: Third Generation Ventricular Assist Device: Mid-Term Outcomes of the HeartWare HVAD in Pediatric Patients. Artificial Organs 42, 141-147, 2018.

〈近藤 智勇，林 輝行〉

Ⅲ 補助人工心臓の特徴と各セットアップ・管理のポイント！

8 HVAD®
②植え込み時のデバイスセットアップ

Check it!
- ポンプの試運転は最低回転数1,800rpmで行う。
- ポンプの試運転時の消費電力が1～3Wであることを確認する。

Caution
- クランプねじがポンプ側に向くように固定し，心嚢内を傷つけないようにする。
- ポンプの試運転は，必ずブドウ糖液に浸かっている状態で行う。

　準備物品は，インプラントキット（ポンプ，アウトフローグラフト，ソーイングリング，ドライブラインキャップ，ストレインリリーフ，インフローキャップ，ドライブライン延長ケーブル）とサージカルツールズ（トンネラー，ソーイングリングレンチ，ドライブラインカバー，コアリングナイフ，六角ドライバー）のほかに，5％ブドウ糖溶液，モニタ，抗生剤が必要である。また，バッテリはバッテリチャージャにて事前に充電しておく必要がある（充電時間4～5時間）。不潔野でのコントローラのセットアップと，清潔野でのポンプのセットアップに分けて解説する。

コントローラのセットアップ

　コントローラに電源を接続すると，ドライブラインが接続されていない認識となり，アラームを発生する。アラームを発生させないようにするためには，コントローラに電源を接続する前に，まずモニタ接続ポートにモニタケーブルを接続する　図1　。モニタの操作で「Disable "VAD Stop" Alarm」の設定を行い　図2　，電源を接続する。その後，モニタで患者情報を入力していく。

　入力は，ポンプシリアル，患者ID，植え込み日，Low Flowアラームの設定，High Wattsアラームの設定を行う。Hct値を入力する項目もあるが，人工心肺離脱後のHctを入力するため，初期設定のままにしておく。Low Flow，High Wattsに関しては，2.0L/min，8.0Wattsに設定しており，必要に応じて設定変更を行う。

　緊急時に使用するために携帯するバックアップコントローラに関しても，同じ設定にしておく必要がある。ポンプセットアップ時，ポンプ駆動時に使用するコントローラの回転数は，最低回転数の1,800rpmに設定する。コントローラから電源を外す際は，両電源喪失のアラームが発生しないように，モニタ接続ポートにアラームアダプタを接続してか

ら，2つの電源を外すようにする。

ポンプのセットアップ

　清潔台を用意し，ベースンの中にピッチャーを置き，そのなかにポンプが十分浸せる量の5％ブドウ糖溶液を入れる。

　インプラントキットを術野に出す。ストレインリリーフにアウトフローグラフトを通し，ポンプの流出部にモスキートなどでアウトフローグラフトを拡げながら奥まで入れ 図3 ，付属の六角ドライバーでストレインリリーフのクランプねじを締め付け，ポンプとアウトフローグラフトを接続する。このとき，クランプねじがポンプ側に向くように固定し，心嚢内を傷つけないように注意する。その後，ポンプをピッチャーのなかに入れ，ドライブラインのコネクタにドライブライン延長ケーブルを接続し，不潔野のスタッフに渡す。ドライブライン延長ケーブルもポンプ駆動時に清潔野にて使用するため，必要以上に不潔にならないように覆布鉗子などで固定しておく。

　ポンプのインフロー側が5％ブドウ糖溶液に浸かっていることを確認し，コントローラにドライブライン延長ケーブルを接続し，1,800 rpmで試運転を開始する 図4 。スター

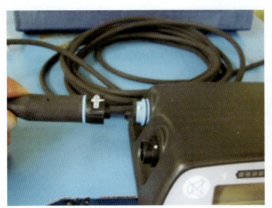

図1　コントローラとモニタケーブルの接続

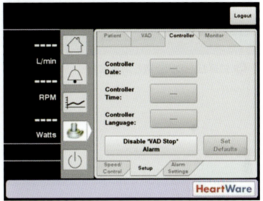

図2　「Disable "VAD Stop" Alarm」の設定

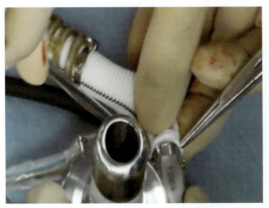

図3　アウトフローグラフトとポンプの接続

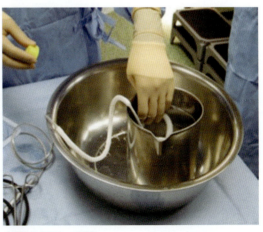

図4　試運転の様子

ト時にポンプからブドウ糖液が勢いよく出るため，必ず清潔野のスタッフにはポンプを押さえておいてもらうようにする．試運転は1分間，消費電力の変動が1〜3Wであることを確認し終了する 図5 ．試運転終了後，ポンプを停止し，いったんドライブライン延長ケーブルを取り外し，ドライブラインキャップを取り付ける．ピッチャーのなかでアウトフローグラフトを鉗子などでクランプし，インフローキャップでインフローカニューラにキャップをし，ピッチャーから取り出す 図6 ．ドライブラインのダクロンに抗生剤を塗布し，不潔にならないようにガーゼなどで巻いておく．

（近藤 智勇・林 輝行）

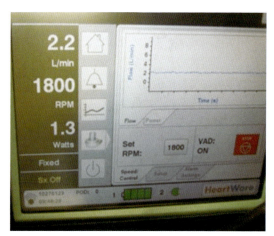

図5 試運転中の回転数と消費電力

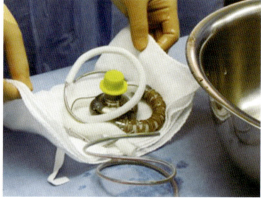

図6 セットアップ後のポンプ

III 補助人工心臓の特徴と各セットアップ・管理のポイント!

8 HVAD®

③植え込み手術のポイント

　手術はポンプポケット作成が不要で，通常の胸骨正中切開で十分である．心膜を心尖部まで切開し，横隔膜面にポンプ本体が乗ることを確認後，ヘパリンを全身投与し人工心肺を確立させる．

　ポンプの装着はまず脱血管の挿入から行う．脱血管の挿入場所は他の植込型LVADではdimplingとして触れる心尖部またはそれよりもやや前壁が推奨されることが多いが，大阪大学医学部附属病院の17例の経験ではこの通常の位置から挿入するとHVAD®の脱血管は心室中隔，下壁を向くことがあった．従ってdimplingの部分より1横指外側，1横指下壁側が良いと考えている．この場所からの挿入では脱血管は僧帽弁の方向を向くように装着される 図1 ．

　脱血管接続カフ固定位置を決定後，実際にカフを心尖部にあててマーキングを行い，ここに3-0 prolene with felt×12針をマットレス縫合で弁置換の要領でかけカフを固定する．カフには脱血管固定のネジがついているので，それが術者側（患者右側）になるように配置する．運針は心筋に十分深くかけるが，下壁は心筋が薄いことが多いので心筋のcuttingに注意が必要である．上行大動脈に空気抜きのベントを立て，心室頻拍ペーシング下に予定の場所をコアリングナイフで心筋切除後，suckerで視野を保ちつつ，脱血管の流入障害

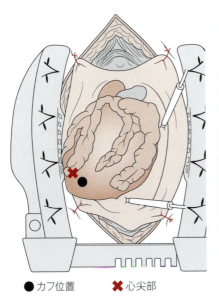

● カフ位置　✖ 心尖部

図1 HVAD®脱血管の位置

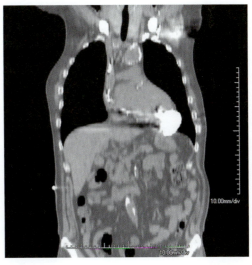

となりそうな肉柱があれば切除し，ポンプ本体と一体となった脱血管を挿入する。

　送血グラフトがacute marginに沿って右房外側を回って上行大動脈に吻合されるように方向を確認し（ 図2 ：赤矢印），専用のネジをクリックがあるまで回し，カフにポンプを固定する。他のVADからの付け替え症例では，先に心尖部心筋をコアリングナイフでくり抜いてからカフを縫着することも可能である。ただし脱血管の太さに比べカフが大きいので，心尖に穴を開けた後にカフを配置し，針の刺出位置の見当を付けておく必要がある。

　CVPを上昇させこの状態で心腔内－ポンプ内の空気除去を概ね終了させ，送血グラフトを血液で充満させ長さを決める。上行大動脈を部分遮断してfat bandの位置に人工血管部分を吻合する。送血グラフトを遮断したまま1,800rpmでポンプの駆動を開始し送血グラフトに針を刺して空気抜きを完了する。閉胸に際しては，肺，胸壁との癒着を防止するため人工血管部分は必ずGore-texシートなどでカバーしている。ドライブライン（DL）に関しては，床に座ることが多い日本人では斜め尾側にDLを出すと座位になるときにその刺入部にストレスがかかるので，DLは横向きに出している。

（戸田宏一）

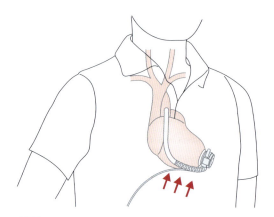

図2 HVAD®送血グラフトの位置

Ⅲ 補助人工心臓の特徴と各セットアップ・管理のポイント！

8 HVAD®

④ポンプ駆動のポイント

　通常の循環管理同様，後負荷，前負荷，収縮能（LVADの駆動設定），拡張能をコントロールする。収縮能に相当するポンプの回転数を上げればポンプ流量は増加するが，それ以外に連続流ポンプの流量は後負荷に大きく影響される。またHVAD®においては術後の高血圧が脳合併症と関連あると最近報告されており，大阪大学医学部附属病院では平均血圧70～80mmHgをめどに血圧管理を行っている。LVAD前負荷のコントロールとしては肺血管抵抗の高い症例では，NO（一酸化窒素）吸入，PDEi［ホスホジエステラーゼ阻害薬：milrinone（経静脈投与），sildenafil（経口投与）］などを用いることによって右心の後負荷を軽減し右心拍出量を増やす。これはLVADの前負荷を増しLVAD拍出量を増加させ得る。また右心に対しても輸液等で適切な前負荷，またカテコラミンによる収縮能の改善が拍出量増加のためには必要である。拡張能として問題になるのは術後急性期の心タンポナーデであり，術後2週間目までは常に念頭におく必要がある。急なポンプ流量の低下を認めたら，まず経胸壁心エコー，わかりにくい場合はCTにて心タンポナーデの有無，左室腔の大きさを確認する必要がある。十分unloadingされておればポンプ回転数を下げ，それでも左室腔が小さいままであれば，輸液，カテコラミンで右心拍出量を改善させる必要がある。回転数を2,400～2,600rpmでポンプ流量4L/minをめどに後負荷，前負荷（右心拍出量）をコントロールする。

（戸田宏一）

Ⅲ 補助人工心臓の特徴と各セットアップ・管理のポイント！

8 HVAD®

⑤機器管理のポイント

Check it!
- ▶ パラメータをチェックする。
- ▶ 定期的に予備コントローラを確認する。
- ▶ 電源接続時の確認を患者にしっかり指導する。
- ▶ ドライブラインの管理を患者にしっかり指導する。

　HVAD®の点検は，外観点検と設定の確認，アラームの確認を行い，定期的に予備物品の点検を行っている。

　外観点検は，コントローラ，ドライブライン，バッテリなどに対して，傷や破損がないかを確認する。コントローラ液晶表示の部分欠損も経験しているため，液晶表示に関しても注意が必要である。キャリングバッグは，1年程度で劣化するため，適宜交換を実施している。

　設定確認およびアラーム履歴の確認は，モニタを接続して行う。モニタケーブルをコントローラのモニタ接続ポートに接続し，データを取得する。トレンドデータは，15分程度でモニタに自動でインポートされる。回転数，流量，消費電力，LowFlowアラーム，HighWattsアラーム，Hct値，アラーム履歴を確認する。

　予備コントローラに関しては，半年に1度，設定の確認と駆動確認，スピーカの確認を行っている。バッテリは，1本の使用可能時間が2時間を切ったら，新しいものと交換するようにしている。

　HVAD®を管理する場合に最も注意すべきポイントは，電源ポートおよびドライブラインの管理である。

　コントローラの電源ポートにはバッテリもしくは電源アダプタを接続するが，このロック機構の特性上，不完全な接続状態が発生し両電源喪失状態となる可能性がある **図1**。DuraHeart®やEVAHEART®も同様のロック機構を採用しているが，DuraHeart®は追加のロック機構により安全を担保している。また，EVAHEART®は非常用バッテリが搭載されているため，HVAD®に比べ両電源喪失の可能性は低い。そこで筆者らの施設では，電源ポートへの接続時に，必ず「カチッ」と音が鳴ることを確認すること，さらに，接続後はラインの引っ張り確認をするよう患者教育を徹底している。

　ドライブラインの管理に関しても，使用摩耗や経年劣化による被膜の亀裂が問題となることが多く，入院および外来における点検時には注意が必要である。日常生活におけるキャリングバッグの取り回しにより，ドライブラインがねじれ，被膜に皺が入り，その部分に亀裂が入ると考えられる。患者教育では，ドライブラインに注意を払い，ねじれがあ

る場合はバッグを回すなどして解消するように指導している。亀裂が入った場合の対処として，正規のトレーニングを受けたスタッフが，シリコンテープにて補強し，シリコン接着剤にて端を固定し修復している 図2 。

（近藤 智勇・林 輝行）

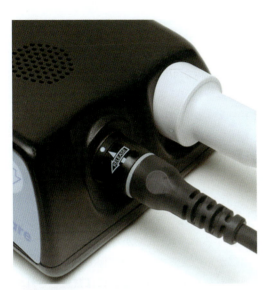

図1 電源のロックの様子

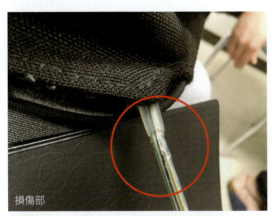
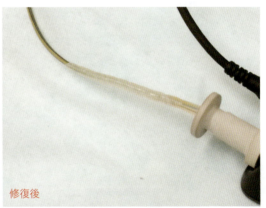

図2 ドライブラインの亀裂と修復後の様子

Ⅲ 補助人工心臓の特徴と各セットアップ・管理のポイント！

9 IMPELLA®
①システムの特徴

　IMPELLA®は小型軸流式ポンプを用い経大腿もしくは腋窩動脈より留置されるカテーテル型左心補助循環装置で，2005年にヨーロッパで認可され，2008年にFDAにより承認された。カテーテル先端に小型軸流ポンプを搭載し，カテーテル内部の羽根車（インペラ）周囲をヘパリン加ブドウ糖液で洗い流すパージシステムを使用することでポンプ内の血栓形成を防止している。IMPELLA 2.5® 図1，2 はモーター部が12Frあり13Frの導入シースを用い，透視下にガイドワイヤーを用いて経皮的に大腿動脈から挿入し，IMPELLA 5.0® 図3 はモーター部の外径が21Frあり外科的に人工血管を立てて大腿もしくは腋窩動脈から挿入される。血液吐出部のガイドワイヤー誘導チューブから先端ピッグテールにガイドワイヤーを挿入し，IMPELLA®をガイドワイヤーに沿って大動脈弁を通過させ左室内に挿入する。透視下で不透過マーカを大動脈弁輪位に留置することでカテーテルの適正な左室内留置位置を確認し，それより3.5cm遠位部に位置する4つの吸入部からの安定した血液の吸引を確保すると同時に，適正な部位での吐出部からの血液の流出を確保する 図4 。

　大動脈弁の石灰化および狭窄症，大動脈弁逆流や左心血栓と伴う症例には禁忌とされていること，下肢の虚血症例は大腿動脈から挿入は困難である。IMPELLA®はハイリスク経皮的冠動脈形成術（PCI）や心室頻拍（VT）のアブレーションなどの手技中の血行動態サポートに使われてきたが，2017年にFDAより心原性ショックに対する短期使用補助循環デバイスとして承認され，IMPELLA 5.0®の導入とともにカテーテル型補助人工心臓として認識され始めた。

（許　俊鋭）

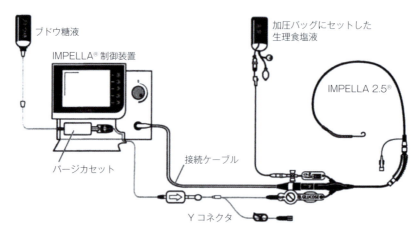

図1 IMPELLA 2.5®のポンプ，付属品，併用品の標準設定
パージ液にはヘパリン加5%ブドウ糖液を用いる（ポンプカテーテル内の金属が電解腐食するため，生食水を用いてはならない）。

①システムの特徴

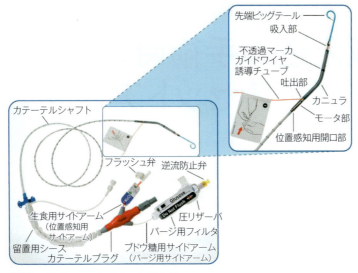

図2 IMPELLA 2.5®の各部名称

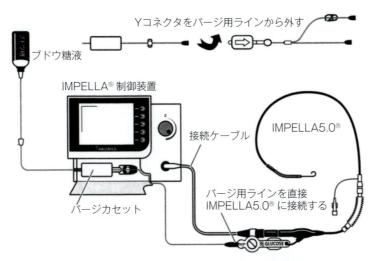

図3 IMPELLA 5.0®のポンプ，付属品，併用品の標準設定
パージ液にはヘパリン加5％ブドウ糖液を用いる（ポンプカテーテル内の金属が電解腐食するため，生食水を用いてはならない）。

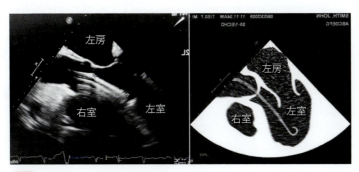

図4 IMPELLA®左室内挿入図
X線透視あるいは経食道心エコー図でIMPELLA®が正しい位置（吸入部が大動脈弁位から3.5cm左室側に挿入された位置）に挿入されていることを確認するのが有効である。また，カラードプラで上行大動脈に位置する吐出口からの血液流出が左室内に逆流していないことを確認することも重要である。

Ⅲ 補助人工心臓の特徴と各セットアップ・管理のポイント！

⑨ IMPELLA®

②植え込み手術時のデバイスセットアップ

　IMPELLA2.5®の構成品はIMPELLA2.5®ポンプカテーテル，パージ用セット，接続ケーブル，イントロデューサキット，留置用ガイドワイヤから成る。これに加えて，IMPELLA®制御装置を準備する。さらに，補助準備物品として，パージ液として用いるブドウ糖液（推奨は5％ブドウ糖液にヘパリン50U/mLを添加したもの），血管アクセスとして5～8Frのシースイントロデューサと10Frダイレータ，左心室アクセスとして0.035inch血管造影用ガイドワイヤ，ワイヤ交換用にピッグテールなどの血管造影用カテーテルを自施設で用意する。

　最初に，IMPELLA®制御装置の電源を入れて起動させ，スタートアップ画面に移行することを確認する。次いで，ソフトメニューボタンで補助準備開始を選択する。術野で開封したパージ用セットのパージカセットとサプライ用ライン，スパイク針を不潔野におろし，ブドウ糖液バッグを穿刺する。パージカセットとパージ圧トランスミッタを制御装置に装着すると，自動的にプライミングが開始される。術野ではIMPELLA2.5®ポンプカテーテルと接続ケーブルを開封し，接続ケーブルの黒プラグとカテーテルプラグを接続する。術野でコネクタクリップを接続ケーブルに装着し，体側の接続ケーブルの白プラグを制御装置に接続すると，駆動装置が自動的にポンプカテーテルを認識する。

　最後に，ポンプカテーテルのプライミングを行う。パージ用ラインの黄および赤ルアコネクタをブドウ糖用サイドアームと生食用サイドアームに接続する。駆動装置がプライミングを開始してプライミングが終了してから，フラッシュ弁をつまんで位置感知用チューブのプライミングを行う。全てのプライミングが終了すると，制御装置が自動的に移行してデバイスセットアップが完了する。

　IMPELLA5.0®では動脈を露出して人工血管を接続して挿入するため，血管アクセス用のシースやダイレータは不要であるが，10mm×20cmの人工血管と付属のシリコンプラグもしくはインサーションキットが必要となる。デバイスセットアップの上で2.5との違いは，パージ用セットのYコネクタは使用しないため破棄してプライミングが不要な点である。

〈西村　隆〉

Ⅲ 補助人工心臓の特徴と各セットアップ・管理のポイント！

9 IMPELLA®

③植え込み手術のポイント

　IMPELLA2.5®を大腿動脈から挿入する際には，事前に造影CTなどで
①重度の蛇行・屈曲がないこと，
②重度の末梢血管閉塞性疾患がないこと，
③挿入可能な血管径があること，
④大動脈弓の幅が52mm（5.0の場合は69mm），左室内腔の長さが7.5cm以上あること
をチェックしておく。

IMPELLA 2.5®

　まず，大腿動脈を穿刺して付属の13Frピールアウェイ式イントロデューサを挿入し，ヘパリン投与してACTが250秒以上となっていることを確認してから内筒を抜去する。血管造影用ガイドワイヤを用いて血管造影用カテーテルを左室内に留置する。この際に，左室内で乳頭筋や僧帽弁腱索に干渉していないことを確認する（ピッグテールで誘導すると干渉していないことを確認しやすく安全である）。ガイドワイヤを先端形状付けした留置用ガイドワイヤに交換し，カテーテルを抜去する。留置用ガイドワイヤをポンプカテーテルの赤色のガイドワイヤ誘導チューブに挿入し，完全に通過したら誘導チューブのラベルを持って引き抜く。透視下に留置用ガイドワイヤの先端が移動しないことを確認しつつ，ポンプカテーテルをイントロデューサの止血弁から挿入する。この際，ポンプカテーテルの吐出口から一気に逆血するために素早く挿入する必要がある。シース先端部をポンプカテーテルが通過する際に抵抗がある場合には，無理に押し込まずにシースを1cm程度引き抜いてから再度挿入を試みると安全に通過させることができる場合がある。

　透視で確認しながらポンプカテーテルを左室内に進めて適正な位置に留置する。透視にて不透過マーカが大動脈弁位にあり，先端ピッグテールや吸入部が僧帽弁尖や乳頭筋に絡んだり接触していないことを確認する。また，制御装置の位置波形に心室圧波形が表示された場合には深く入り過ぎていることを示しており，透視下に引き抜く必要がある。適正な位置が確認できたら留置用ガイドワイヤを抜去して，ポンプの駆動を開始する。ピールアウェイ式イントロデューサを抜去した後に，留置用シースを血管内に挿入する。固定翼を皮膚縫合してから，滅菌スリーブを留置用シースに接続する。最後に固定リングを閉めてカテーテル位置を固定し，動かないことを必ず確認する。

IMPELLA 5.0®

　IMPELLA5.0®は鎖骨下動脈もしくは大腿動脈に人工血管を縫着して，その人工血管を介して挿入する。鎖骨下動脈からの場合は，3～5cm程度の皮膚切開を行い鎖骨下動脈を露出し，挿入部を挟んで中枢側と末梢側に血管テープで2重のループをかける。10mm×20cmの人工血管を用意し，吻合部を斜角（45～60°）をつけて切断し，動脈に吻合する。人工血管にインサーションキットを装着して固定し，ここからIMPELLA2.5®と同様に左心室内に留置用ガイドワイヤを挿入する。その末端をIMPELLA5.0®の先端ピッグテールに挿入し，シャフトの長軸マーカと同一直線状に沿うように吐出部から出す。この際，吸入部・吐出部・センサ部に触れないように注意する。中枢側の人工血管をソフトジョークランプで閉塞し，ポンプカテーテルを人工血管内に進める。クランプを解除して透視下にポンプカテーテルを血管内に進め，左室内の適正部位に留置する。透視では大動脈弁から3.5cm下に吸入部が位置し，制御装置では位置波形がパルス状となる。留置用ガイドワイヤを抜去してから駆動を開始する。

　人工血管近位部をソフトジョークランプで閉塞させてからインサーションキットを除去し，人工血管を約5cm程度に短く切断してから留置用シースを挿入固定する。出血しないように人工血管と留置用シースをしっかりと固定し，固定翼を皮膚に縫合して閉創する。この際にも2.5と同様に固定リングの確認は重要である。

（西村　隆）

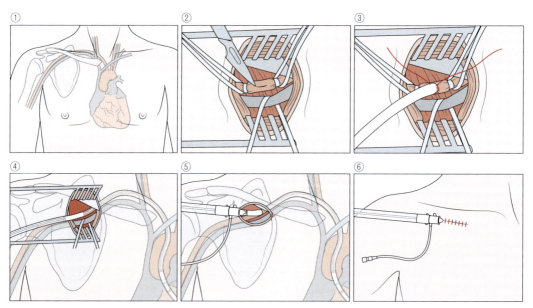

図1 IMPELLA5.0®の挿入

Ⅲ 補助人工心臓の特徴と各セットアップ・管理のポイント！

9 IMPELLA®

④ポンプ駆動のポイント

　ポンプカテーテルが左室内に留置されて，留置用ガイドワイヤが抜去されたらすぐに駆動を開始する。先端が左室内にあり吐出口が大動脈内にある場合には駆動していないとポンプカテーテル内を通って逆流が起こるからである。補助レベルソフトボタンを押して段階的にP-9まで上げてみる。これによって留置位置が動く場合があるので，挿入時に確認しておく。また，透視下で大動脈弓小彎にカテーテルが位置し，シャフトにたわみがないようにしておく。これによって駆動中の位置の移動を減らすことができる。駆動開始直後は，超音波検査にてポンプカテーテルの位置，左室内腔の大きさを確認しながら，適切な補助レベルを決定する。過度の補助は左室壁の吸いつきをきたし，不整脈を誘発するので注意が必要である。

　駆動中のポイントは，適切なポンプカテーテル位置を維持するべく，心エコー検査，胸部X線，必要時にはX線透視にて検査を行うことである。駆動装置の位置表示画面でも情報が得られるが，位置アラーム発生時にはすぐに画像診断を行う必要がある。また，適切な左室容量の維持も重要で，血管内容量や右心機能の維持，肺血管抵抗の適正化なども必要である。

（西村　隆）

Ⅲ 補助人工心臓の特徴と各セットアップ・管理のポイント！

9 IMPELLA®

⑤機器管理のポイント

　手術室やカテーテル室と大きく環境が変わるICU帰室時には，ポンプ位置の変化などが起きやすく，大きな事故につながる可能性がある。そこで，ICU帰室時には特にポイントをおさえたチェックが必要である。

ICU帰室時のポイント

①留置用シースの固定リングが閉まっていることを確認する（固定リングが閉まっていないと，ポンプカテーテルは容易に抜けてしまうことがある）。
②カテーテルシャフトの深度マーカの数字を記録する（浅くなったり，深くなり過ぎた場合にすぐに発見できる可能性がある）。
③心エコー検査でポンプ位置を確認する（大動脈弁から吸入部までの距離を測定する。通常は3.5cm）。
④IMPELLA2.5®では標準設定に移行する（加圧バッグで300〜350mmHgに加圧した生理食塩水をサイドアームに接続する。制御装置が認識していることを確認しておく）。
⑤パージ液にヘパリンが添加されていることを確認する（推奨は，ブドウ糖1mLあたりヘパリン50単位である。出血状態などの患者状態によって増減する）。
⑥挿入部の出血を確認する（創外への出血だけでなく，皮下に拡がる血腫にも注意が必要）。
⑦大腿動脈からの挿入時は穿刺側の下肢血流を確認する。
⑧大腿動脈からの挿入時はベッドの挙上は30°までにする（鎖骨下動脈からの挿入時には，坐位や立位もとることができる）。
⑨ACT（活性化全血凝固時間）をチェックして160〜180秒程度を維持する（静脈血における抗凝固状態を見ている。ポンプカテーテルの内部ではもっと高濃度のパージ液が還流しており，その中での抗血栓性能であることに留意する）。

　日々のラウンド時には，上記のチェックに加えて，溶血の有無にも注意をする必要がある。採血検査でのLDHやASTの推移，ビリルビン値，血中遊離ヘモグロビン値，貧血の進行などをチェックするが，尿色の変化で気が付くこともある。

心停止になった場合

　最後に，心肺蘇生（CPR）が必要となった場合の対応について述べる。IMPELLA®駆動中であっても右心系の補助はできないため，心停止になった場合には急激に左室は虚脱してIMPELLA®も補助できなくなる。そこで，CPR開始時には，まず補助レベルをP-2に下

げて左室への吸いつきを予防しておく．院内手順に従って速やかにCPRを実施するが，CPR中に表示されている流量や位置は全く正確ではないため，これを指標にはしない．蘇生後には心エコー検査を行ってポンプ位置を確認してから元の補助レベルに戻す．

（西村　隆）

第IV章

人工心臓治療の今後の課題について

IV 人工心臓治療の今後の課題について

1 完全埋込型LVAD（fully implantable LVAD）の開発

　長期の人工心臓治療で最大の問題は感染である。Mayo Clinicグループの連続流植込型LVAD 247例の経験では平均1年半の経過観察で47%の症例が血液培養陽性を伴うドライブライン感染を合併した[1]。また，感染が合併した場合，入院日数が長引くのみならず死亡率も高める。特に敗血症は致命的で，Topkaraの報告[2]では2年間の連続流植込型LVAD治療の経過観察で敗血症を合併した場合の死亡率は敗血症を合併しない症例に比較して著しく高かった（61.9% vs 18.0%）。ドライブライン感染の防止に対しては，ドライブラインをなくすことが最も効果的と考えられ，2007年の完全埋込型LVADであるLionHeart® 図1 の経験では，HeartMate II®に比較して敗血症やポンプ本体の感染は少なく完全埋め込みによる感染防止効果があると報告している[3]。

　人工心臓開発の歴史で，完全埋め込みを実現したデバイスは，LionHeart® 図1 と完全置換型人工心臓AbioCor® 図2 のみであるが，長期生存において限界があり，ともに現在臨床治験は中止されている。経皮的エネルギー伝導システム（transcutaneous energy transfer system：TETS）と30分程度のエネルギーが供給可能な体内バッテリーの開発が必須であるが，体内埋め込みパーツが多いため長期耐久性に難点があり，今後解決しなければならない多くの課題がある。

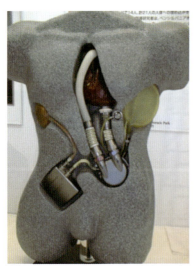

図1　LionHeart®（Arrow社）
第1世代空気駆動型拍動流LVADを用いた完全埋込型LVAD。ペンシルバニア州立大学で開発され，主として欧州で臨床試験が実施された。TETSとバッテリー一体型コントローラ，コンプライアンスチャンバーおよびポンプ本体をすべて体内に埋め込むシステムである。

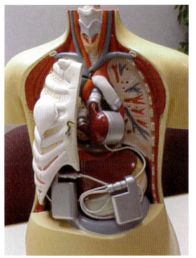

図2　AbioCor® TAH（ABIOMED社）
ポンプ本体，TETS，コントローラ，体内バッテリーの4つのパーツを体内に埋め込む必要がある。サイズが大きく，米国人ですら50%の男性，80%の女性には解剖学的に埋め込めないとされている。30%サイズを小さくしたAbioCor® II も開発されているが，臨床使用は行われていない。

AbioCor®はABIOMED社によって開発された人工心臓である。AbioCor®は2004年9月までに14例に植え込まれ，FDAは2006年9月5日にHumanitarian Use Deviceとして承認した。余命30日以内と想定された症例11例を対象とした臨床試験では最長512日生存し，重篤な感染合併症は1例もなかった[4]。日本でも国立研究開発法人新エネルギー・産業技術総合開発機構(NEDO)プロジェクトで2種類の完全埋込型の人工心臓の開発が行われたが，いずれも臨床までには至らなかった[5]。欧州で実施されたLionHeart®の臨床試験(CUBS trial：Clinical Utility Baseline Study)では最長30カ月生存で，その当時のREMATCH trialと遜色はなかった[3]が，その後臨床試験は継続されなかった。

第2・第3世代植込型LVADの臨床導入により5〜10年程度の人工心臓の耐久性は実現しつつあり，欧米では心臓移植代替治療としてのdestination therapyが2002年より保険償還され，急速に普及しつつある。今後，感染症と感染症に密接に関連した血栓症の合併をいかに減らすかが長期成績向上のための最大の課題である。世界はドライブラインをなくした完全埋込型LVADを第4世代植込型LVADと位置づけ，開発競争が進行している。Thoratec(SJM)社は，コントローラ・バッテリー・TETSが一体となった耐久性の良い小型のintegrated module(FILVAS)を開発しており，数年以内の臨床応用が期待される **図3**。

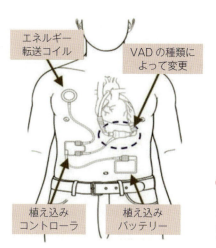

図3 Thoratec(SJM)社で開発中の完全埋込型LVADシステム(FILVAS)

コントローラ・バッテリー・TETSが一体となった耐久性の良い小型のIntegrated moduleを開発することで長期耐久性を実現しようとしている。

文献

1) Nienaber JJ, Kusne S, Riaz T, et al; Mayo Cardiovascular Infections Study Group: Clinical manifestations and management of left ventricular assist device-associated infections. Clin Infect Dis 57: 1438-1448, 2013.
2) Topkara VK, Kondareddy S, Malik F, et al: Infectious complications in patients with left ventricular assist device: etiology and outcomes in the continuous-flow era. Ann Thorac Surg 90: 1270-1277, 2010.
3) Pae WE, Connell JM, Adelowo A, et al; Clinical Utility Baseline Study (CUBS) Group: Does total implantability reduce infection with the use of a left ventricular assist device? The LionHeart experience in Europe. J Heart Lung Transplant 26: 219-229, 2007.
4) Frazier OH, Dowling RD, Gray LA Jr, et al: The total artificial heart: where we stand. Cardiology 101: 117-121, 2004.
5) 独立行政法人新エネルギー・産業技術総合開発機構研究評価委員会：「臨床応用に向けた体内埋込み型人工心臓システム」事後評価報告書(平成18年3月) (http://www.nedo.go.jp/content/100096385.pdf)

（許　俊鋭）

IV 人工心臓治療の今後の課題について

2 Destination Therapyの臨床導入

わが国における植込型補助人工心臓DT適応適正化の考え方

LVAD Destination therapyとは：欧米での歴史と現況

　左心補助人工心臓（LVAD）は，開心術後ショック患者に対する心機能回復までの橋渡し，または心臓移植への橋渡し（BTT）として開発臨床応用が進められた。そのなかで機器の安全性と生命維持効果が向上するにつれ，移植を前提としないLVADの永久使用（destination therapy：DT）に関心が集まった。

　長期LVADサポートの有用性を検討するため，1998～2001年にEF＜25％，NYHA Ⅳの末期的重症心不全だが，心移植適応外の患者129人を無作為に2群に分けて，最大限の内科的治療を継続する群と拍動流植込型LVAD（HeartMate VE，Thoratec社）を植え込んだ群とで比較したREMATCH trialが行われた。結果，LVAD治療は内科的治療に比して心不全症状を改善するのみならず，1年生存率を25％から52％に有意に改善することが示された[1]。この後，小型で機器の不具合の少ない連続流植込型LVADの臨床応用が進められ，HeartMate Ⅱ® LVADとREMATCHで有用性が示されたHeartMate VEの改良版であるHeartMate XVE（拍動流型）の無作為比較試験が，末期的重症心不全患者200人について行われた。結果，HeartMate Ⅱ®により従来のHeartMate XVEに比べて感染，脳梗塞の頻度が半減，LVAD入れ替え手術の必要性は1/8となり，2年生存率も24％から58％に改善した[2]。以上に基づきFDAはHeartMate XVEを2003年より，HeartMate Ⅱ®を2010年よりDTを行うLVADとして認可し，Medicare（政府によって運営される高齢者医療保険制度）も保険償還を行っている。その症例数はHeartMate Ⅱ®が用いられるようになり急激に増加し，現在では年間DT-LVAD植え込み数は1,000例を越え，BTT目的で使われるLVAD植え込み数を凌駕している。

　他機種に関しては，HVAD®（メドトロニック社）についてDT使用に関するHeartMate Ⅱ®との無作為比較試験が米国で行われた（ENDURANCE試験）。HVAD®群では脳合併症が多く（2年間で29.7％ vs. 12.1％），HeartMate群ではポンプ交換手術が多いという違いが見られた（2年間で16.2％ vs. 8.8％）。しかしながら，primary end point（重篤な脳合併症やポンプ交換の無い2年生存率）は両者で差を認めず 図1 ，2018年よりHVADもDT-LVADとしてFDA認可を受けている。また現在米国で治験中のHeartMate 3™では臨床治験はBTT，DTの範疇にこだわらず行われており，ヨーロッパでの植込型LVADの認可（CE mark）においてもBTT，DTの区別はない。

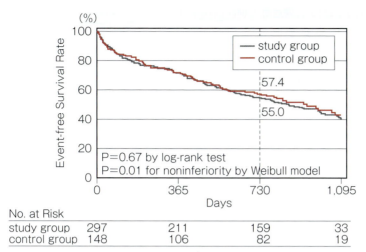

図1 ENDURANCE trial（HVAD® vs. HeartMate II® as DT）

(Rogers JG, et al: N Engl J Med 376: 451-460, 2017.)

わが国における植込型LVAD-DT治療への取り組み

　わが国における植込型LVAD-DT治療への取り組みは，2013年4月に補助人工心臓治療関連学会協議会でのワーキンググループでの検討に始まり，2014年12月には同協議会により"我が国における植込型補助人工心臓適応適正化の考え方：Destination Therapyについて"としてまとめられ，学会ホームページに公開されている（http://www.jacvas.com/view_dt.html）。2016年よりこの指針に沿ったHeartMate II®を用いた企業治験が行われている。ガイドラインの詳細はホームページを参照して頂きたいが，以下の3つに要約される。

▲ 適応

　心臓として2年以上の予後が期待できない症例の内，心臓移植の適応外でかつLVAD植え込み手術に耐術し良好な予後が期待できる症例を適応と考えている。"心臓として2年以上の予後が期待できない症例"の定義は難しいが，大阪大学医学部附属病院では米国政府が公的医療保険Medicareの適応としている条件 **表1** などを参考に，院内心臓移植適応委員会で判定する仕組みとしている。"植え込み手術予後が良好と考えられる症例"の予測には年齢因子も加味したHeartMate risk score（HMRS）が提唱されている。例えば70歳，$alb=3.5g/dL$，$Crn=1.0$，$INR=1.0$の患者がVADの経験豊富な施設で手術を受けられる場合，そのリスクスコアは

$$0.0274 \times 70 - 0.723 \times 3.5 + 0.74 \times 1.0 + 1.136 \times 1.0 + 0.807 \times 0 = 1.2635$$

これよりlow risk群と判断され米国のデータでは1年生存率80％以上が期待される **図2**。

▲ DTにおける終末期医療

　終末期医療はDTに特別なものではないが，DTにおいては治療開始時に治療のend pointである死を意識せざるを得ない。この治療前においてDTにおける終末期医療についても本人，家族らに説明を行い，終末期治療に関して本人の意思を事前指示書として残すことが

表1 米国におけるDTの保険適用（CMS criteria for DT-LVAD）

1. 食事療法，ACE阻害薬，βブロッカーを用いた最大限の内科的治療を少なくとも45日続けたにも関わらずNYHA Ⅳ心不全。またはカテコラミン（14日），IABP（7日）依存状態
2. LVEF＜25％
3. Peak VO$_2$（最大酸素消費量）≦14mL/kg/min.（ただしカテコラミン，IABP依存状態などで身体活動が制限される場合を除く）

以上3つを全て満たす＝2年以上の生命予後が期待できない，且つ心移植適応でない患者

CMS：center for medicare and Medicaid service

（patient selection criteria updated November 9, 2010.）

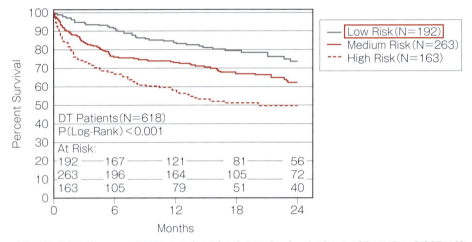

HMRS＝0.0274×age−0.723×alb(g/dL)＋0.74×Crn(mg/dL)＋1.136×INR＋0.807×(0 or 1)
（施設症例数＜15 ならば 1）

Low risk＜1.58＜medium risk＜2.48＜high risk

（Cowger, et al：J Am Coll Cardiol 61：313-321, 2013.）

図2 HeartMate risk score（HMRS）によるDT患者の予後予測

重要であると考えられている。そして終末期に至った場合は，患者本人の意思を重視した患者本人と家族らの緩和医療が重要とされている。当院ではDT，BTTにかかわらず重症心不全治療を始めるにあたり，早期より終末期医療，事前指示書の説明を循環器緩和医療チーム（心和ケアチーム）が行っており，時間をかけた説明と意思聴取を行っている。

DTにおける費用対効果

Gelijns ACほかによると，植込型LVAD治療費も入院期間の短縮，生存期間の延長などにより2006年には2,250万円，2010年には1,300万円へと減少してきている **図3**。国民医療費が増加するなかで，1症例当たりの費用が高額になるLVAD-DTについては国民皆保険であるわが国ではその費用対効果も検討し，国民が納得する医療にする必要がある。慢性維持透析にかかる費用（年間：600万円）が医療費費用対効果の1つの目安とされるが，LVAD治療では植え込み機器，手術費用などの初期費用が高額になっているので，さらなる生命予後の改善により年間当たりの費用対効果の改善は期待される。米国での2010年度におけるDTに対するMedicareの支払いは200億円と概算され，これは米国のMedicareで支払われる慢性維持透析の予算2兆円と比較しても1％に過ぎないと解析されている。

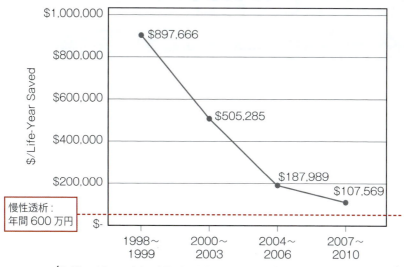

図3 植込型LVADの費用対効果の年次推移

今後の展望

　DT, BTTいずれにせよ長期間の植込型LVAD治療が中心となるわが国では，これに関与する医師，medicalスタッフ，学会，企業，行政の協力が不可欠である。そのなかで長期植込型LVAD治療とともに内科治療，外科治療，再生治療，心臓リハビリテーションなどを行うことで自己心の回復を目指すことも重要であろう。このような長期植込型LVAD治療を継続させるうえで人工心臓管理技術認定士による患者教育が大切となる。平成28年度の保険改正により，人工心臓管理技術認定士あるいは所定の教育セミナーと人工心臓トレーニングコースを受講した体外循環技術認定士，心臓血管外科専門医または循環器専門医がいれば，小規模の病院であっても植込型LVAD管理施設として月1回以上の外来管理をすることで管理料：1カ月45,000点を植え込み実施施設と折半することが可能になった。従って植込型LVAD患者は，植え込み実施施設から離れても地域の病院でより細かく管理されることが期待されており，人工心臓管理技術認定士のさらなる拡充と植込型LVAD管理施設の普及が植込型LVADを用いた心不全治療を進めるうえで今後とも重要と考えられる。

文献

1) Rose EA, Gelijns AC, Moskowitz AJ, et al: Long-term use of a left ventricular assist device for end-stage heart failure. N Engl J Med 345: 1435-1443, 2001.
2) Slaughter MS, Rogers JG, Milano CA, et al; HeartMate II Investigators: Advanced heart failure treated with continuous-flow left ventricular assist device. N Engl J Med 361: 2241-2251, 2009.

〈戸田宏一〉

IV 人工心臓治療の今後の課題について

3 植込型LVAD：終末期医療・緩和医療

Check it!
- 左室補助人工心臓（left ventricular assist device：LVAD）は延命治療であり，その診療にかかわる医療者全員が，治療期間全体を通して緩和医療を意識する必要がある。
- 術前から終末期に至るまで，患者の人生観，価値観を共有する会話が必要であり，終末期にはそれを基にした治療ゴールの設定を行う。
- 終末期におけるLVAD治療，ひいては終末期における医療のあり方を社会全体で考える必要がある。

　緩和医療とは「生命を脅かす疾患による問題に直面している患者とその家族に対して，痛みやその他の身体的，心理的，社会的，スピリチュアルな問題を早期に発見し，的確な評価と処置を行うことによって，苦痛の予防と緩和を行うことでQOLを改善するアプローチ」である。実際には症状のコントロール，患者−医師間のコミュニケーション，患者や家族への心理的サポートなどが行われる。従来，緩和医療は終末期医療と混同され，**図1a** のように，根治的治療が奏功しなくなって始めて提供されるもの，と誤解されてきた。実際には **図1b** のように，診断と同時に提供されなければならない。特にLVADの適応になる患者はすでに心不全は重症である訳なので，その診療に携わる医療者全員がそのスキルを持つ必要がある。

延命治療としてのLVAD

　患者が術後に普通に近い生活を送るために忘れられがちではあるが，LVADは心不全を治癒させる訳ではなく，人工呼吸器と同じ延命治療であり，合併症やデバイスの不具合は

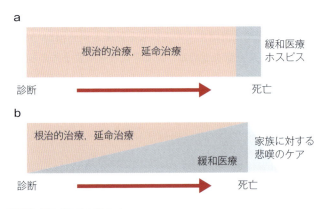

図1 緩和医療の考え方
（Lynn J, Adamson DM: Living Well at the End of Life. Adapting Health Care to Serious Chronic Illness in Old Age. Rand; 2003（http://www.rand.org/pubs/white_papers/WP137.html）から許可を得て改変）

生死に直結することを医療者も患者も忘れてはならない。また生死よりも更に重要なのは合併症によって引き起こされる重大なQOLの低下である。寝たきりで意識もない状態，またはICUで人工呼吸器や透析に回復の見込みのないまま数週〜数カ月つながれた状態になった場合，LVADは「重症心不全における画期的な治療」から「苦しみを引き延ばすだけのポンプ」に変わってしまう可能性がある。そのためLVAD診療では，先に述べた緩和医療の幾つかのプラクティスのなかでも，特にコミュニケーションの側面が非常に重要になってくる。

術前からのコミュニケーション

LVAD術前のコミュニケーションに関しては，①重篤なLVAD特有の合併症，②デバイスの不具合，③それ以外の併発疾患による状態の悪化，④不十分なQOL，といった4つの側面をカバーするpreparedness planningというアプローチがメイヨークリニックから提唱されている[1]。ただし，各々の治療についての細かい議論はかえって混乱を招きやすいという筆者の経験から，コロンビア大学ではこれを基に独自の台本を作成し 表1，LVAD患者は全症例が術前に緩和医療科にコンサルトされ，できるだけ家族が同席した上でこの会話を行うようにしている[2]。LVAD手術を含めて，たいていの医療行為は 図2 のように将来のよりよい状態を得るために現在を犠牲にする行為といえる。LVADによって何を目標とするのか，不幸にしてその目標を達成できない場合，どこまでのレベルなら許容できるのか。特に重要なのは3と5の質問で，これに対する答えによって 図2 の患者それぞれのカーブの形がある程度決まってくるので，それを家族，医療者を含めた三者間でしっかり共有しておかなくてはならない。特に終末期にLVAD治療の中止という選択肢が一般的でない日本では，術前におけるこの会話は，それが可能な米国よりも比較にならないくらい重要な意味を持つと言っていい。さらにこの作業は1度きりのイベントではなくプロセスであり，LVAD手術後も病状の良し悪しにかかわらず折に触れて繰り返される必要がある。

終末期

米国ではここ数年でdestination therapy (DT) の症例数が飛躍的に増加しており，今後日本でのDTの導入も進むであろう。ただ特にDTの場合，LVADによる合併症，LVAD以外の併発疾患，そしてそのどちらも起こらなければ老衰により，必ず終末期に対峙することになる。適応をどれだけ工夫してもこの事実は変わらない。米国ではそれが治療の目的を果たさないと患者や家族が判断すれば，延命治療の中止は法的かつ倫理的に認められているので[3]，LVAD治療を中止して苦しみから解放する（死を受け容れる）という選択肢を取ることができる。しかし，それがいまだ一般的ではない日本ではLVADをどう扱うかを十分に注意しなくてはならない。

表1　LVAD手術前のコミュニケーション

1　症状に関する質問

2　LVADに関する患者，家族の理解
- a　LVADのことを最初に治療のオプションとして聞いたのはいつですか？　そのときどのように感じましたか？
- b　DTとBTTの違いを理解していますか？

3　患者のLVADに関する期待
- a　あなたの人生に意味を与えるものは何ですか？　何が生きがいですか？
- b　LVADで元気になったときに何か楽しみにしていることはありますか？

4　宗教，スピリチュアリティーについて
- a　特定の宗教を信仰していますか？　それはどのくらい重要ですか？
- b　その信仰はあなたの健康の治療にどのような意味を持っていますか？
- c　医療者に特に気をつけてもらいたいことはありますか？

5　起こりうる合併症と，許容できる最低ラインのQOLについて
- a　LVADにはさまざまな合併症の危険性があり，それによってあなたの生活が望んでいたものとは全く違うものになる可能性もあるわけですが，そういったことを考えたことがありますか？
- b　DTであればこのLVADでずっと生涯生きていく事になります。BTTでも合併症のせいで移植の適応から外れると，DTと同じことになりますが，それを理解していますか？
- c　「こうなったら死んだほうがマシ」という，許容できる最低限の状況というのはありますか？
- d　将来，仮にLVADがあなたにとって何の役にも立っていないと感じる状況になった場合は，あなたやご家族にはLVADを止めて死を受け容れるという選択肢があることは知っていますか？

6　人生観，価値観の共有
- a　あなたの信頼する人は誰ですか？　その人はあなたのこういった思いを理解していますか？

LVAD：left ventricular assist device
DT：destination therapy
BTT：bridge to transplant

（文献2）より引用）

治療ゴールの設定

　全身状態が悪化してある程度以上の改善が望めない場合，もしくは死期が近づいている場合は，与えられた状況下で患者にとって何をどれくらい優先，もしくは犠牲にするのかを踏まえた治療ゴールの設定が必要になる。ここに至るまでに密なコミュニケーションを通して 図2 のカーブがきちんと共有されていれば，この作業は大分スムーズになるであろう。基本的には 表1 の台本（特に3と5）に沿った形で会話を進める。この際，医療者サイドは患者の病状，予後を明確に伝えることが重要である。患者家族との関係が長くなるほど，「残された時間が短くなってきている」「これ以上良くならない」といった悪い状況を伝えるのは感情的に難しいが，患者は率直な意見を望んでいるし[4]，真摯に誠意を持って伝えるとむしろ感謝されることの方が多い。この段階では，それぞれの治療行為の期待できるbenefitとその治療を行うためのburdenのバランスを慎重に考える必要がある。仮に「（これまで頑張ってきたので）これ以上はできるだけ苦しませない」という治療ゴールの場合，疼痛や呼吸苦などの症状は積極的にコントロールし，その上で今までルーチン

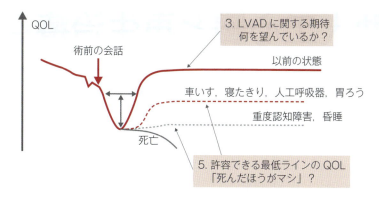

図2 LVAD手術前のコミュニケーション，価値観の共有

で行っていた毎日の採血やX線検査は，ゴールに合致しないために中止を考える必要があろう。

LVAD治療の中止について

今後日本でDTが導入されれば，どんなに最善を尽くしても，必ず一定の割合でLVADが「苦痛を引き延ばすだけのポンプ」になってしまう状況が生じる。法の整備により尊厳死（LVAD治療の中止）が認められることが理想的ではあるが，少なくとも各施設でガイドラインを整備しておく必要があろう。これまでは日本全体が終末期の議論をどこかタブー視してきたきらいがあるが，DT導入の際にはその議論を避けることはできない。逆に日本全体で終末期医療のあり方に関する議論が活発になる大きなチャンスにもなるのではないか，と筆者は期待している。

文献

1) Swetz KM, Kamal AH, Matlock DD, et al: Preparedness planning before mechanical circulatory support: a"how-to"guide for palliative medicine clinicians. Journal of pain and symptom management 47: 926-935 e6, 2014.
2) Nakagawa S, Yuzefpolskaya M, Colombo PC, et al: Palliative Care Interventions before Left Ventricular Assist Device Implantation in Both Bridge to Transplant and Destination Therapy. Journal of palliative medicine 2017.
3) Lampert R, Hayes DL, Annas GJ, et al: HRS Expert Consensus Statement on the Management of Cardiovascular Implantable Electronic Devices(CIEDs)in patients nearing end of life or requesting withdrawal of therapy. Heart rhythm : the official journal of the Heart Rhythm Society 7: 1008-1026, 2010.
4) Caldwell PH, Arthur HM, Demers C: Preferences of patients with heart failure for prognosis communication. The Canadian journal of cardiology 23: 791-796, 2007.

（中川俊一）

Ⅳ 人工心臓治療の今後の課題について
4 補助人工心臓と再生治療

　わが国における心不全による年間死亡数は4万人を超え，高齢化に伴い今後さらなる心不全患者の増加が予想されており，いわゆる心不全pandemicが到来している。末期心不全に対する標準治療では，補助人工心臓（VAD），心臓移植が適応となるが，VADにおいては耐久性や抗凝固療法に伴う出血やデバイス感染など重篤な合併症，心臓移植においてはわが国の深刻なドナー不足の問題や移植後の免疫抑制剤の投与とそれに伴う合併症の問題があり，普遍的治療とは言い難い現状である。このような状況から，重症心不全治療においては，従来の置換型治療を補完する，あるいは代替可能な治療法が求められている。

　本項では，重症心不全における新しい治療法である再生治療に対する大阪大学心臓血管外科での取り組みと，従来の人工心臓と心臓移植を中心とした重症心不全治療に再生治療を組み込んだ新しい治療戦略について紹介する。

筋芽細胞を用いた心臓再生治療への取り組み

　筆者らは，2000年代より細胞治療を心不全治療へ導入すべく細胞源とその供給方法の研究を開始した。ヒト臨床に応用可能な細胞源として自己骨格筋由来の筋芽細胞に着目し，さらに供給法として従来は不全心に細胞を直接的に注入する方法が一般的であったが，温度応答性培養皿[1]を用いて細胞シートを作成。これを心臓へ移植することにより，より大量の細胞を安全に供給しうる新しい方法を開発し，骨格筋由来筋芽細胞シートの作成と評価を行った。

　まず骨格筋由来筋芽細胞シートをラット梗塞心やブタ慢性心筋梗塞モデルに移植し，従来の注入法と比較して心機能の有意な改善が起こること，長期にわたる効果や本治療法の安全性を確認した。元来，筋芽細胞は骨格筋が損傷した際に基底膜に存在する筋芽細胞が活性化され，細胞が増殖・分化し欠損した骨格筋を補うことが知られている。筋芽細胞を心臓に移植した際，筋芽細胞は心筋特有の収縮蛋白やconnexin 43も発現しないため，電気的にレシピエント心と隔絶されて心臓内に存在し，レシピエント心と同期して拍動することはない。筋芽細胞シートの効果のメカニズムは，移植した細胞より遊離されるさまざまなサイトカインによる作用であると考え，筋芽細胞シートを移植されたラット慢性期心筋梗塞モデルの心臓組織において，hepatocyte growth factor（HGF），vascular endothelial growth factor（VEGF），stromal derived factor-1（SDF-1），insulin growth factor-1（IGF-1）の発現が向上していることや，residual stem cellとよばれる心筋幹細胞が多数集積していることを見出した[2]。

　同細胞は，心筋がダメージを受けた際に損傷部位に集積し，分化して心筋細胞特有の骨格蛋白を発現，損失した心筋細胞補填にあたっていることが知られている。このように細胞シートは，移植した細胞から遊離したサイトカインによるパラクライン効果を介して内因性の心筋再生メカニズムを惹起しているものと考えられ，これらが本治療における心機

能改善効果のメカニズムであると考えている。

骨格筋筋芽細胞シートの臨床応用

　これらの基礎的実験をもとに，体外設置型左室補助人工心臓（NIPRO-VAD）を装着している拡張型心筋症患者に対する骨格筋筋芽細胞シート移植の臨床研究を2007年より開始。NIPRO-VADを装着し移植待機中の4例を対象とし，筋芽細胞シートの移植術を行った。
　術後3例において左室収縮能の改善，左室のリバースリモデリングを認め，最終的には2例が人工心臓から離脱[3]，現在離脱後8年と11年が経過しているが心不全徴候を認めず，日常生活に復帰している。また，離脱できなかった2例においても心臓移植に到達し，日常生活に復帰している。本治療の周術期，遠隔期において，致死的不整脈や手術関連合併症を認めず，本治療の安全性が確認された。このような心機能改善効果は，左室補助人工心臓（LVAD）における強力なvolume reductionによるbridge to recovery（BTR）効果と，筋芽細胞シートの持つ心筋賦活効果の両者の作用であると考えられる。
　前述の結果をうけ，筋芽細胞シート単独治療の有効性を検証すべく臨床研究を開始した。本臨床研究は，拡張型心筋症あるいは虚血性心筋症による心不全を呈し，最大限の心不全治療によっても左室駆出率35％以下，NYHA Ⅱ度以上の心不全状態である患者27例（虚血性15例，拡張型12例）を対象とした。その結果，NYHA分類による自覚症状や6分間歩行試験による運動耐用能，BNP値において，術後早期において有意な改善を示し，さらに術後遠隔期においても維持されていた。
　一方，心臓超音波検査における左室拡張末期径や，左室駆出率において16例で改善を認めた。さらに虚血性心筋症においては，心臓カテーテル検査による平均肺動脈圧や肺血管抵抗，心電図同期造影CTによる左室収縮末期壁応力（ESS）は，術後6カ月において有意な改善を示した。術後在院死亡を認めず，周術期での致死的不整脈や手術関連合併症も認めなかった。また，術後3年における全死亡回避率は84.3％であり，心不全入院イベント発生率は0.91→0.38回/年と術後有意な改善を示した[4]。
　以上の結果から，本治療は安全であり，自覚症状，運動耐用能の改善に有効であり，心不全入院イベントの発生を減少させ，生命予後を改善する可能性が示唆された。一方，本治療においては心機能の改善が認められない症例においても自覚症状や運動耐用が改善したことを示している。その機序としては，基礎的研究から明らかとなった筋芽細胞シート移植による血管新生や線維化抑制作用が左室コンプライアンスを改善し，ESSの低下，肺高血圧の改善から左室リバースリモデリングや自覚症状の改善が達成させると推測される。さらに心不全による再入院の回避や遠隔期予後の改善につながると考えられる。
　しかし，あくまで本治療はパラクライン効果によるサイトカイン治療が本態と考えられるため，移植心に十分なviabilityのある心筋が存在しない場合には，本治療の効果が充分発揮しえない可能性がある。今後さらに低心機能患者における本治療の有効性と本治療へのresponder，non-responderとなる因子の検討を行っていく必要がある。

重症心不全に対する新しい治療戦略：再生型治療と置換型治療の融合

　わが国における心不全治療の現状では，status 1の患者は，通常LVADを装着した状態での移植待機となり心臓移植にいたる。status 2の患者は，心機能の低下が進行しVADの装着あるいは強心剤の投与が必要な段階となってstatus 1となる。このような状況において，status 2の患者に対して骨格筋筋芽細胞を用いた再生治療を行うことで，心不全の進行を緩やかにしLVADの装着をより遅らせる，あるいは回避しうる効果が期待される。また現在では，移植適応がない患者や65歳以上の患者は保存的治療しか選択肢がない状況であるが，このような心不全患者にも，骨格筋筋芽細胞シートを用いた再生治療は自己組織を用いた安全で効果の期待できる治療の選択肢となりうる。

　さらにVAD装着後でも再生治療を併用することで，LVADにおけるBTR効果と筋芽細胞シートの持つ心筋賦活効果の両者の相乗効果により，心機能のさらなる改善，LVADからの離脱といった選択肢も期待される。今後わが国でも開始される予定のdestination therapyも含め，患者の病態，ニーズに応えるさまざまな選択肢の1つとなりうると考えられる 図1 。

　現在，虚血性心筋症に対しては，企業治験を経て2016年5月から世界初の心筋再生医療製品として保険診療が開始された[5]。また拡張型心筋症，小児心不全患者に対する医師主導治験も進行中であり，適応の拡大が期待される。

　重症心不全治療におけるVAD，心臓移植といった置換型治療は，依然として心不全治療のgolden standardであることは明らかである。しかし，重症心不全における置換型治療と再生型治療は相反するものではなく，互いに補完しあうことで，さらなる治療成績の向上や対象患者の拡大に寄与すると考えられる。

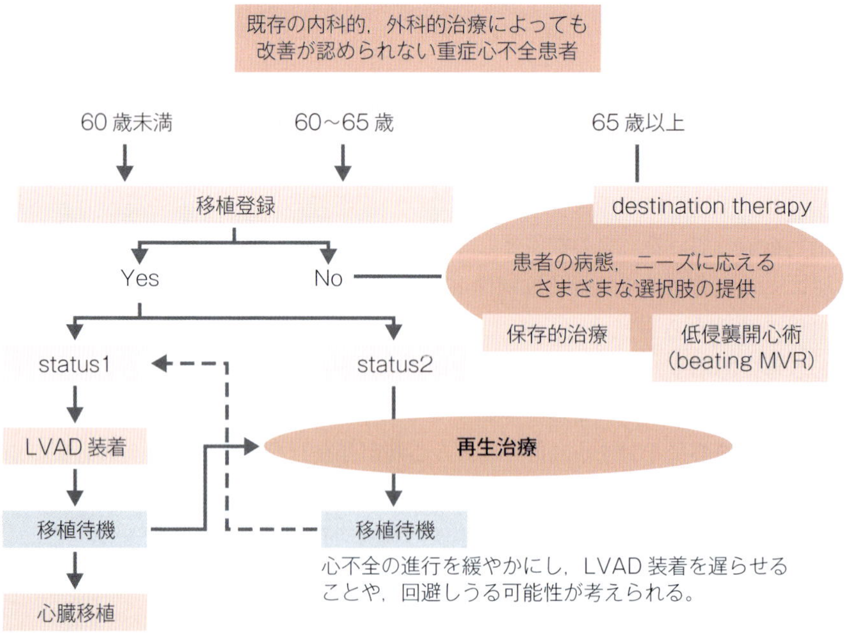

図1 重症心不全に対する新しい治療戦略

文献

1) Shimizu T, Yamato M, Kikuchi A, et al: Two-dimensional manipulation of cardiac myocyte sheets utilizing temperature-responsive culture dishes augments the pulsatile amplitude. Tissue engineering 7: 141-151, 2001.
2) Miyagawa S, Saito A, Sakaguchi T, et al: Impaired Myocardium Regeneration With Skeletal Cell Sheets—A Preclinical Trial for Tissue-Engineered Regeneration Therapy. Transplantation 90: 364-372, 2010.
3) Sawa Y, Miyagawa S, Sakaguchi T, et al: Tissue engineered myoblast sheets improved cardiac function sufficiently to discontinue LVAS in a patient with DCM: report of a case. Surg Today 42: 181-184, 2012.
4) Miyagawa S. Domae K. Sawa Y, et al: Phase I Clinical Trial of Autologous Stem Cell-Sheet Transplantation Therapy for Treating Cardiomyopathy. J Am Heart Assoc 6: e003918, 2017.
5) Sawa Y, Yoshikawa Y, Toda K, et al: Safety and Efficacy of Autologous Skeletal Myoblast Sheets(TCD-51073)for the Treatment of Severe Chronic Heart Failure Due to Ischemic Heart Disease. Circulation journal: official journal of the Japanese Circulation Society 79: 991-999, 2015.

〔堂前圭太郎，澤　芳樹〕

付録

HeartMate Ⅱ® のトレーニング用資料

(東京大学医学部附属病院作成)

1日目　機器の概要，コネクターの抜き差しの方法

1-1
HeartMate Ⅱ®
機器操作のトレーニング 1日目

- HeartMate Ⅱ とはどのような装置か理解しましょう。
- コネクタの抜き差しができるようになりましょう。

1-2
HeartMate Ⅱ の構成品

どのようなもので構成されているのか理解しましょう。
各構成品の名称を言えるようにしましょう。

バッテリー／バッテリークリップ／バッテリーチャージャー／ディスプレイモジュール／血液ポンプ／パワーモジュール（PM）／経皮ドライブライン／システムコントローラ／PMケーブル

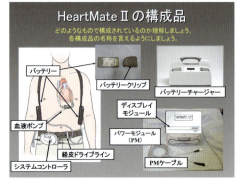

1-3
まず、体内の構成品を見てみましょう

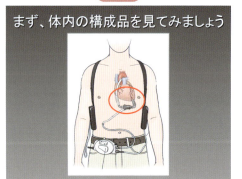

1-4
血液の流れ方と血液ポンプの特徴

血液がどのように全身に送られているか理解しましょう。
血液ポンプの特徴について理解しましょう。

上行大動脈／左心室／送血グラフト／脱血コンデュイット／経皮ドライブライン／血液ポンプ

【血液ポンプの特徴】
- 軸流ポンプ
- 拍動なし（定常流）
- 左心室と大動脈の間に装着すると流量が変化する（拍動流）
⇒ 心臓の拍動よりも弱め（市販されている血圧計で血圧が測りにくい）

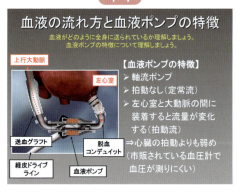

1-5
次に体外の構成品を見ていきましょう

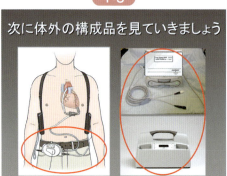

1-6
体外の構成品 ①コントローラ

コントローラ各部の名称とその意味を覚えましょう。
血液ポンプへの電力の供給、血液ポンプの制御、システムの監視を行います。

電源ケーブル／コントロールパネル／バッテリーモジュール※挿入部／経皮ドライブライン接続部

※電力供給が途絶えたときにアラームだけを鳴らすための小型の電池のこと。
システムコントローラの警報器にのみ電力を供給します。

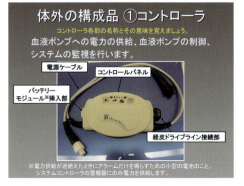

1-7
体外の構成品 ①コントローラ
コントロールパネルの名称とその意味を覚えましょう。

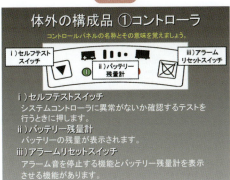

ⅰ）セルフテストスイッチ
システムコントローラに異常がないか確認するテストを行うときに押します。
ⅱ）バッテリー残量計
バッテリーの残量が表示されます。
ⅲ）アラームリセットスイッチ
アラーム音を停止する機能とバッテリー残量計を表示させる機能があります。

1-8
体外の構成品 ①コントローラ
コントロールパネルの名称とその意味を覚えましょう。

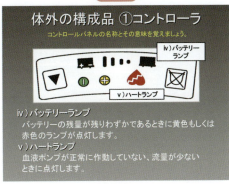

ⅳ）バッテリーランプ
バッテリーの残量が残りわずかであるときに黄色もしくは赤色のランプが点灯します。
ⅴ）ハートランプ
血液ポンプが正常に作動していない、流量が少ないときに点灯します。

1-9
体外の構成品 ①コントローラ
コントロールパネルの名称とその意味を覚えましょう。

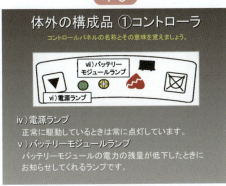

ⅳ）電源ランプ
正常に駆動しているときは常に点灯しています。
ⅴ）バッテリーモジュールランプ
バッテリーモジュールの電力の残量が低下したときにお知らせしてくれるランプです。

1-10
コントローラのセルフテストについて
コントローラのセルフテストについて理解しましょう。

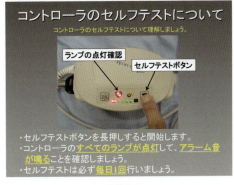

- セルフテストボタンを長押しすると開始します。
- コントローラの<u>すべてのランプが点灯</u>して、<u>アラーム音が鳴る</u>ことを確認しましょう。
- セルフテストは必ず<u>毎日1回</u>行いましょう。

1-11
体外の構成品 ②バッテリー
どの位の時間、バッテリーで駆動させることができるのか理解しましょう。
システムコントローラとの接続方法を理解しましょう。

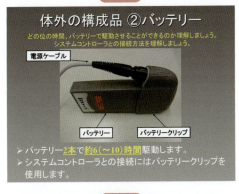

- バッテリー<u>2本</u>で<u>約6(〜10)時間</u>駆動します。
- システムコントローラとの接続にはバッテリークリップを使用します。

1-12
体外の構成品 ②バッテリ
バッテリクリップへの入れ方を覚えましょう。

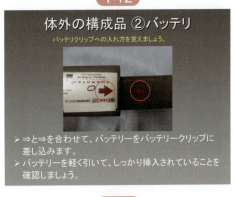

- ⇒と⇒を合わせて、バッテリーをバッテリークリップに差し込みます。
- バッテリーを軽く引いて、しっかり挿入されていることを確認しましょう。

1-13
体外の構成品 ②バッテリ
バッテリの外し方を覚えましょう。

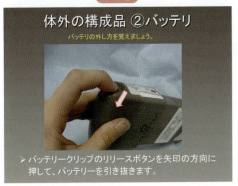

- バッテリークリップのリリースボタンを矢印の方向に押して、バッテリーを引き抜きます。

1-14
体外の構成品 ③パワーモジュール
パワーモジュールとはどのようなものか理解しましょう。

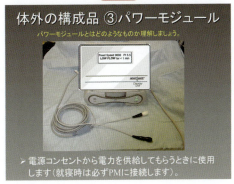

- 電源コンセントから電力を供給してもらうときに使用します（就寝時は必ずPMに接続します）。

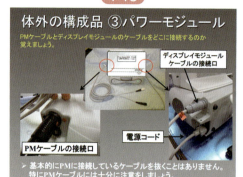
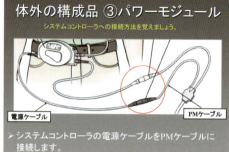
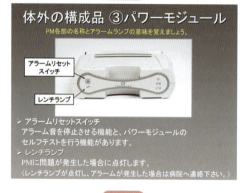
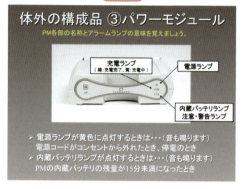
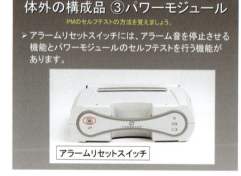

1-21
体外の構成品 ④バッテリチャージャー
バッテリの充電の仕方を覚えましょう。

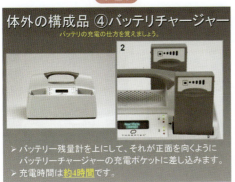

- バッテリー残量計を上にして、それが正面を向くようにバッテリーチャージャーの充電ポケットに差し込みます。
- 充電時間は<u>約4時間</u>です。

1-22
体外の構成品 ④バッテリチャージャー
バッテリの状態の確認方法について覚えましょう。

- バッテリーチャージャーの番号スイッチを押すと
  ①バッテリーの充電の進み具合
  ②充放電が行われた回数
  ③充電後のバッテリー推定容量（mAh）
  が表示されます。

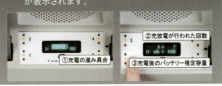

1-23
体外の構成品 ④バッテリチャージャー
バッテリ充電ランプについて覚えましょう。

充電ランプ	説明
緑色	充電済みです。使用可能です。
黄色	テスト、充電またはキャリブレーション中です。
黄色（点滅）	バッテリはキャリブレーションが必要です。
赤色	バッテリまたは充電ポケットが故障しています。バッテリは使用しないでください。

1-24
体外の構成品 ④バッテリチャージャー
バッテリのキャリブレーションについて理解しましょう。

- バッテリー<u>残量計の正確さを維持</u>するため、定期的（約70回の使用ごと）にキャリブレーションが必要になります。
- バッテリーを充電ポケットに入れたときに、黄色の充電ランプが点滅し、2つに分かれたバッテリーと充電ポケット番号がメッセージ画面に表示されたら、そのバッテリーのキャリブレーションを行ってください。

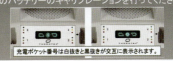

充電ポケット番号は白抜きと黒抜きが交互に表示されます。

1-25
体外の構成品 ⑤ディスプレイモジュール
血液ポンプの駆動状況の確認の仕方を覚えましょう。

```
Fixed Speed 9600   PI 5.5
Flow 4.5   Power 8.2
```
HEART MATE Display Unit

- PMIに接続すると、血液ポンプの回転数、流量、拍動指数、ポンプ出力が表示されます。
- 経時的に見て、それぞれの値に大きな変化がないことが重要です。

1-26
体外の構成品 ⑤ディスプレイモジュール
血液ポンプの駆動状況の確認の仕方を覚えましょう。

```
Fixed Speed 9600   PI 5.5
LOW FLOW for < 1 min
```
HEART MATE Display Unit

- アラームが発生したときは、優先順位の高いアラーム1つが表示されます。

1-27
コネクターを抜き挿しするときは…
- コネクターを押し込むときは、コネクターの内部を見て形が合うようにして押し込みます。
- ネジを回してしっかりとロックしましょう。
- コネクターを抜くときは、ロックを解除してから引っ張ります。
- コネクター部分をしっかりと持って引っ張りましょう（ケーブルを持って引き抜かないで下さい）。

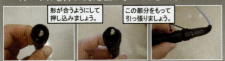

形が合うようにして押し込みましょう。　この部分をもって引っ張りましょう。

1-28
3Pコンセント設置工事のお願い
- 医療機器の電源プラグは「<u>3Pプラグ</u>」です。
- ご家庭で医療機器を使用する場合は、アース線が接続された3Pコンセントを設置する必要があります。
- 3Pコンセントを設置する工事を依頼してください。
- 設置後、<u>アースチェッカー</u>をお貸しします。3Pコンセントにアースチェッカーを差し込み、<u>通電しているか</u>、<u>アースがとれているか</u>を確認して下さい。

アース端子が接続される部分
3Pコンセント

付

2日目　電源管理，トラブルシューティング

2-1
HeartMate Ⅱ®　機器操作のトレーニング 2日目

◆ 電源を適切に管理するために必要な知識を身に付けましょう。
◆ トラブルが発生した時の対処方法を身に付けましょう。
◆ 日常点検の方法を覚えましょう。

2-2　電力供給の方法
電源供給の方法には2種類の方法があることを理解しましょう。

- バッテリーから電力を供給してもらう方法
- PMを介してコンセントから電力を供給してもらう方法

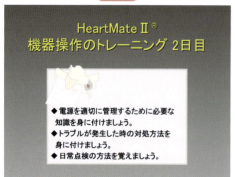
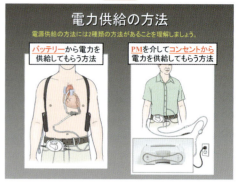

2-3　PMからの電力供給
（復習）システムコントローラへの接続方法を覚えましょう。

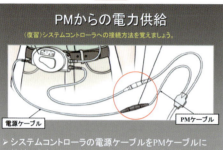

電源ケーブル　　PMケーブル

- システムコントローラの電源ケーブルをPMケーブルに接続します。
- コネクタの色を合わせて接続しましょう（黒と黒、白と白）。

2-4　PMの内蔵バッテリー

- パワーモジュールには、**30分間**だけ電力を供給することが可能なバッテリーが内蔵されています。
- 停電が起きた場合は、停電アラームがなり、内蔵バッテリーからの電力供給に切り替わります。
- バッテリー残量が15分未満でバッテリー注意アラーム、5分未満でバッテリー警告アラームがなります。

充電ランプ
緑色：充電済み
黄色：充電中

バッテリーランプ

- 停電アラーム　電源ランプ黄色＋断続音
- 内蔵バッテリ注意アラーム　バッテリーランプ黄色＋断続音
- 内蔵バッテリ警告アラーム　バッテリーランプ赤色＋連続音

2-5　バッテリーからの電力供給

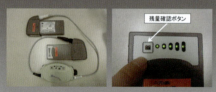

残量確認ボタン

- バッテリークリップに装着したバッテリーをシステムコントローラの電源ケーブルに接続します。
- 使用する前に、バッテリー残量確認ボタンを押して残量の確認を行いましょう。

2-6　バッテリーのバッテリー残量計

バッテリ残量計のランプ	説明
緑色のランプ 5個	バッテリ残量が80～100％であることを示しています。
緑色のランプ 4個	バッテリ残量が60～80％であることを示しています。
緑色のランプ 3個	バッテリ残量が40～60％であることを示しています。
緑色のランプ 2個	バッテリ残量が20～40％であることを示しています。
緑色のランプ 1個（点灯）	バッテリ残量が10～20％であることを示しています。
緑色のランプ 1個（点滅）	バッテリ残量が10％未満であることを示しています。バッテリを使用しないでください。黄色のバッテリーランプのアラームが発生します。
点灯なし	長期の保管によりバッテリが一定の状態にあることを示しています。すぐにバッテリを充電してください。

2-7　コントローラーのバッテリー残量計
コントローラーのバッテリーの残量計の見方を覚えましょう。
アラームリセットスイッチを押すと残量計が表示されます。

残量計の表示	残量レベル	対処方法
ランプ4つ点灯	75～100%	-
ランプ3つ点灯	50～75%	-
ランプ2つ点灯	25～50%	-
ランプ1つ点灯	25%未満	（バッテリーを交換するか、PM駆動に切り替えましょう！）
バッテリーランプ	残り時間	対処方法
黄	15分未満	バッテリーを交換するか、PM駆動に切り替えましょう！
赤	5分未満	バッテリーを交換するか、PM駆動に切り替えましょう！

2-8　バッテリーの充電方法

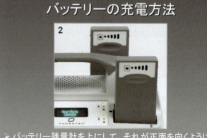

- バッテリー残量計を上にして、それが正面を向くようにバッテリーチャージャーの充電ポケットに差し込みます。
- 充電時間は**約4時間**です。